何书田传世名著

〔清〕何书田　著

李秀珠　点校

天津出版传媒集团

天津科学技术出版社

图书在版编目（CIP）数据

何书田传世名著 / (清) 何书田著；李秀珠点校
. -- 天津：天津科学技术出版社，2023.4
（中华名医传世经典名著大系）

ISBN 978-7-5742-1019-6

Ⅰ.①何… Ⅱ.①何… ②李… Ⅲ.①中医典籍—中
国—清代 Ⅳ.①R2-52

中国国家版本馆CIP数据核字（2023）第055906号

何书田传世名著

HESHUTIAN CHUANSHI MINGZHU

策划编辑：王　冬
责任编辑：梁　旭
责任印制：兰　毅
出　　版：天津出版传媒集团
　　　　　天津科学技术出版社
地　　址：天津市西康路 35 号
邮　　编：300051
电　　话：（022）23332392（发行科）23332377（编辑部）
网　　址：www.tjkjcbs.com.cn
发　　行：新华书店经销
印　　刷：河北环京美印刷有限公司

开本 710×1000　1/16　印张 26.75　字数 323 000
2023 年 4 月第 1 版第 1 次印刷
定　　价：168.00 元

中华名医传世经典名著大系专家组

读名家经典
悟中医之道

扫描本书二维码，获取以下**正版专属资源**

本书音频 畅享听书乐趣，让阅读更高效

走近名医 学习名家医案，提升中医思维

方剂歌诀 牢记常用歌诀，领悟方剂智慧

● **读书记录册**
记录学习心得与体会

● **读者交流群**
与书友探讨中医话题

● **中医参考书**
一步步精进中医技能

扫码添加智能阅读向导
帮你找到学习中医的好方法！

操作步骤指南

① 微信扫描上方二维码，选取所需资源。

② 如需重复使用，可再次扫码或将其添加到微信"收藏"。

总目录

竹竿山人医案

家园入山学竹

目　录

卷　一

平昔嗜饮，湿痰内滞，清窍被蒙，以致手指无力，舌掉不灵，语言滞钝，脉来弦大而数，此中风之候。关乎心脾两脏者，最难全愈。

真茅山术　陈皮　石菖蒲　栝蒌仁　钩藤　远志　姜制半夏　茯神　制南星　霞天曲　竹沥　姜汁

接服方以泻心豁痰为主治

姜汁炒川连　姜制半夏　真茅山术　远志　茯神　陈皮　制附子　霞天曲　栝蒌仁　石菖蒲　姜汁

中年下元虚损，浮阳上扰，不时足软肢麻，肩背憎寒，头眩多汗，六脉沉微不振，防有猝中之患，极须温补肝肾，兼养脉为治。

熟地　枸杞子　鹿角霜　菟丝子　黄芪　紫石英　茯神　五味子　制附子　柏子仁　炒淮膝

先天不足，右手麻木不仁，指甲欲脱，六脉虚弱，大虚之候也。非易愈。

制首乌　西党参　白蒺藜　女贞子　炙黄芪　枸杞子　秦艽肉　归身　川断　黑芝麻

湿痰之体，营分必亏，兼以年高气血两衰，脉空弦而神不摄，舌不便利，间遗溺，此心、脾、肾三经之病，防其猝中，不可忽视。

生於术　法半夏　茯神　秦艽　生茅术　化州红　远志　白蒺藜　制南星　栝蒌仁　菖蒲　竹茹

气亏痰盛，肝阳内扰，六脉弦大，久防中疾，以节饮不过劳为要，此方可恒服。

炙黄芪　西党参　制于术　炙甘草　法半夏　新会皮　制首乌　白芍药　茯神　枣仁　五味子　秦艽
研末以姜枣汤法丸

气亏阳弱、血不周流，右偏麻而不仁，久防痪疾，以温补为主治
炙黄芪　西党参　炒熟地　枸杞子　归身　制于术　秦艽　制附子　法半夏　五味子　菟丝子　陈皮　白茯神

肝风入络，耳鸣口歪，脉形沉细而弦，中疾之根，不浅矣。
羚角片　秦艽　甘菊花　法半夏　石决明　橘红　栝蒌仁　钩藤　白蒺藜　石菖蒲

素体肥盛，气阴两亏，顽痰挟风，袭于足太阴之络，左偏麻痹不仁，神呆善悲，脉形空软而数，心脾俱损矣，交春防猝然之变。
真于术　制南星　炒归身　秦艽　真茅术　化州红　法半夏　炒远志　制附子　茯神　加姜汁一瓢冲

年高气血两衰，右手足麻楚不仁，脉象弦紧，而舌不利掉，偏痪已成，难愈也。
生白术　制南星　法半夏　炒归身　制南附子　川桂枝　栝蒌仁　橘红　秦艽　薏仁　加石菖蒲　嫩桑枝

素体湿痰，痰火生风，不时耳鸣头晕，其原由心营内亏、君火易动，而木火即随而上炎，脉象弦弱，此中风之怔忡也，用金水六君丸，佐以柔肝熄风之味。

炒松熟地　广皮　石决明　池菊　法半夏　茯神　制首乌　杞子　归身　冬桑叶　黑芝麻

痰体血燥生风，久防猝中。

制首乌　秦艽　半夏　茯神　石决明　白蒺藜　羚羊角　甘菊　钩藤　陈皮　桑枝

肝风行络，左偏发麻，防眩晕猝中。

羚羊角　秦艽　甘菊　茯神　石决明　蒺藜　炒归身　枣仁　法半夏　橘红　菖蒲

偏风头痛，肝阳内扰也、久必损目，且远延及右边，以养肝熄风主之。

制首乌　白蒺藜　冬桑叶　钩藤　羚羊角　甘菊花　石决明　蔓荆子　丹皮　白芍　荷叶一角

虚风头痛，连及脑骨，非外因浅症也，治在肝阴。

制首乌　白芍药　甘菊花　冬桑叶　炙龟板　枸杞子　丹皮　炒阿胶　穞豆皮　干荷叶一角

症本液虚风动，舍滋水涵肝，别无良策。

青盐汁炒熟地　炙龟板　五味子　柏子霜　大麦门冬　茯神　真西党参　甘菊　穞豆皮　远志　黑芝麻

产后营虚，肝火所养则来痛眩晕，一时不能霍愈，滋养营虚为治。

炒阿胶　炙鳖甲　炒白芍　甘菊花　制首乌　秦艽肉　白蒺藜　稽豆皮　炒归身

虚风头非痛，非易脱根，防目光损坏，心跳头晕。

羚羊角　制首乌　炒白芍　炙龟板　白蒺藜　石决明　稽豆皮　甘菊花　桑叶　白茯苓　粉丹皮

头痛乃少阳风动为患，防损右目。

羚羊角　白蒺藜　石决明　橘红　炒山栀　荆芥穗　甘菊花　老桑叶　蔓荆子　秦艽　加钩藤

少阳偏风头痛，防损目光，治以清中兼散为主。

羚羊角　刺蒺藜　天花粉　冬桑叶　石决明　甘菊花　荆芥　广红　钩藤　蔓荆子　加荷叶一角

肝风挟痰，流入于络，两手屈曲不舒，骨节酸楚，纳时间欲呕吐，脉弦大不摄。此有根之疾，殊难奏效。拟平肝舒络法

制首乌　羚角片　白蒺藜　秦艽肉　当归须　石决明　甘菊　钩藤　广红　加桑枝

真水枯耗，虚阳上浮，则不时眩晕欲倒，六脉空豁，殊可惧也。（嘉定人，年三旬，此方服数十帖大效）

大熟地　山萸肉　盐水炒知母　炙龟板　茯神　柏子霜　稽豆皮　大麦门冬　枣仁　加大贡菜

复诊：

去知母加西党　女贞子

肝胆火郁成痰，头晕作吐，脉弦而细，当用温胆法加减。

姜汁炒川连　陈皮　石决明　白蒺藜　姜汁炒山栀　炒枳实　甘菊　竹茹　栝蒌仁　姜制半夏

真阴不足，肝阳内扰，时欲晕眩不省，脉沉细而神萎顿，此关本元之候，未易霍然，以静养勿烦劳为要。

制首乌　茯神　女贞子　天麻　龟板心　枣仁　炒白芍　甘菊　生地黄　稽豆皮　冬桑叶　丹皮

上为末，以蜜水法丸。

水不涵木，则肝风煽动，水不制火，则心阳独亢，以致晕眩，经云：诸风掉眩，皆属于肝；然病既称肝与心，则病本在肾，先宜平肝宁心，继当滋养真阴。

羚羊角　麦门冬　茯神　枣仁　远志　柏子霜　龟板　池菊　生地

向患遗泄，阴亏则水不制火，火升则肝阳引之而动，晕眩气冲，势所必至，按脉沉弦中豁，其为真阴枯竭，已属显然，舍滋补一法别无良策，仍照前方加减。

青盐汁炒熟地　远志　茯神　枣仁　炙龟板　龙眼肉　金箔　麦门冬　五味子　柏子霜

肝风挟痰，头眩欲倒，甚则呕吐，脉弦而迟，未宜进补，以平

11

肝阳兼化痰治。

羚羊角　白蒺藜　新会皮　甘菊花　石决明　法半夏　栝蒌皮炒山栀　煨天麻　姜汁炒竹茹

肝阴内亏，头晕身不自主，治以滋肝熄风为主。

制首乌　石决明　女贞子　天麻　炙龟板　甘菊花　丹皮　白芍　茯神　钩藤

积劳营虚，头晕时作，治宜滋养肝阴。

制首乌　秦艽　归身　稽豆皮　炙鳖甲　白芍　丹皮　甘菊花云白茯神　煨天麻

肝阳上升，不时头晕，舌苔黄色，只宜清降木火。

炒川黄连　石决明　甘菊花　丹皮　女贞子　炒黑山栀　冬桑叶　白蒺藜　橘红　龙胆草　钩藤

肝阳犯胃，头眩呕吐，兼之骨节酸疼，六脉弦细而数，不宜进补，只可清降木火。

羚羊角　法半夏　白蒺藜　川断　石决明　白芍药　广藿香　陈皮　炒山栀　秦艽　竹茹

湿体痰盛，血虚头晕，肢麻，目光不明，防风疾。

制首乌　法半夏　白蒺藜　甘菊花　真茅术　陈皮　石决明　白茯苓　生于术　秦艽
复诊：

生于术　白蒺藜　石决明　炒苏子　法半夏　陈皮　栝蒌

仁　茯苓　甘菊花

阴亏水不治火，耳鸣头晕，间发鼻衄，治在肝肾。
　　生地　麦门冬　制首乌　稽豆皮　龟板　五味子　女贞子　丹皮甘菊花

肝阴内亏，虚风煽扰，夹晕神倦，脉来弦大，交春防其猝中，法当滋养营阴，兼熄内风为治。
　　制首乌　枸杞子　炒白芍　女贞子　生黄芪　炙龟板　煨天麻甘菊花　稽豆皮　白茯神　加钩藤
　　复诊：
　　去首乌　天麻　生黄芪　钩藤　加党参　熟地　炙黄芪
　　丸方：
　　大熟地　炙黄芪　山萸肉　炒白芍　西党参　杞子　五味子　茯神　炙龟板　甘菊花　枣仁　女贞子
　　煎汁，以阿胶　白蜜烊化收膏。

水不涵肝，肝风上煽，以致头晕作胀，六脉沉细，全孚虚弱之象，非易痊愈，慎勿过劳是嘱。（此方服十帖有效）
　　大熟地　山萸肉　炒白芍　柏子霜　制附子　五味子　枸杞子白茯神　炙龟板　炙黄芪　甘菊花　加鹿角霜

阴虚于下，火炎于上，当滋养肝肾，使浮阳下潜。
　　原生地　白茯神　石决明　甘菊花　炙龟板　酸枣仁　煨天麻炒白芍　冬桑叶　加钩藤

13

向有肝风之患，现当木令，阳升虚风内扰，头晕耳鸣、目光闪影，左关及寸俱弦，均属痰火与肝阳交炽之象，只宜清凉平息为治。

鲜首乌　石决明　白归身　栝蒌皮　羚角片　白蒺藜　料豆皮　白茯神　广橘红　加石菖蒲　白池菊

肝阳内扰，胃气不开，拟温养营阴，以理阳明之腑。

制首乌　石决明　秦艽　炒白芍　白蒺藜　料豆皮　新会皮　川石斛　云茯苓　加荷叶一角

肝风内煽，头晕耳鸣，不时指麻，口燥发热，治以清降厥阳为主。

羚羊片　制首乌　石决明　炒山栀　煨天麻　刺蒺藜　新会皮　茯苓　稽豆皮　甘菊花

真阴内亏，水不涵肝以致阳虚上脉扰，脉弦大不摄，尤非所宜，夏令火旺防其加剧。

羚羊角　石决明　粉丹皮　甘菊花　白蒺藜　煨天麻　冬桑叶　白茯神　橘红　加钩藤

接服方：以滋水涵肝为主。

制首乌　炙龟板　炒阿胶　冬桑叶　料豆皮　炒白芍　石决明　云茯神　甘黑菊花　加黑芝麻

营液内亏，肝阳扰动，所以头晕时作，肢体酸楚当滋养营阴调理。

制首乌　炒当归身　石决明　女贞子　原生地　生鳖甲　秦艽

麦门冬　粉丹皮　橘红

此方加白芍、归身、料豆皮、茯苓研末，以淡蜜水法丸，每朝开水服。

肝阴内损，头晕眼昏，脉形沉软，此由水不涵肝所致，法当滋养。

制首乌　炒归身　女贞子　料豆皮　秦艽肉　炒白芍　生黄芪　甘菊花　茯苓　煨天麻

此虚风眩晕也，类中之根，当从肝肾调治

制首乌　炒归身　炒阿胶　白池菊　女贞子　炒白芍　刺蒺藜　稽豆皮　秦艽肉　加荔枝　黑芝麻

症本液虚风动，舍滋水涵肝，别无良策，

青盐汁炒熟地　大麦门冬　柏子霜　白茯苓　真西党参　甘菊　五味子　料豆皮　炙龟板　炒远志　加黑芝麻

营卫并亏，外增寒而内恶热，肋痛神倦，六脉沉数不振，非浅恙也，防汗脱。

生黄芪　秦艽　白芍　茯苓　制首乌　归身　牛膝　甘草　炙鳖甲　煨姜　大枣

又

胁痛，痛已止，神色脉象稍有生动之意，然本元大亏，不易收效也。

西党参　茯苓　炒苏子　秦艽　黄芪　半夏　杏霜　白芍　炙甘草　新会红　红大枣

又

壮年劳倦内伤，难许全愈也，天炎终恐汗脱。

炙黄芪　归身　川断　橘红　西党参　白芍　炒牛膝　炒苏子
炙鳖板　大枣

年近七旬，营虚失养，因生内热，脉象有神，寿未艾也，当从血分滋养。

原生地　归身　枣仁　炙龟板　茯神　丹皮　秦艽　柏子霜　女贞子　加阿胶

气血两亏，肢体无力，手颤足软，当用温补之剂。

炙黄芪　炙甘草　制首乌　白芍　西党参　杜仲　归身　茯神
制于术　枸杞子　川断　枣仁

研末以蜜六两为丸。

真阴内亏，舌本滑而干缩，治宜温补。

西党参　山萸肉　山药　茯苓　熟地　龟板　炙草　五味子　附子

气血虚阳弱，恶寒多汗，温补奚疑乎。

炙黄芪　法半夏　新会皮　茯苓　西党参　炙甘草　煨益智　炒白芍　制附子　煨姜　大枣

阳亏阴损，咳嗽多汗，六脉细弱，已近怯门矣，难愈也。

生黄芪　麦门冬肉　天花粉　地骨皮　西党参　橘白　北五味　川石斛　茯苓　炙甘草　加红枣

年高营卫并亏，津液枯耗，晨起舌本干燥，脉弦不摄，此榆年衰象，必须温补。

西党参　制附子　五味子　山药　大熟地　山萸肉　麦门冬　茯苓　鹿角霜　炙龟板

气虚土弱，四肢不温，神委顿而脉沉微，阳亏极矣。暑天防有变端。

丸方：

炙黄芪　炒熟地　补骨脂　陈皮　西党参　制附子　五味子　宣木瓜　制于术　菟丝子　半夏　茯苓

姜枣汤法丸

煎方：

生黄芪　制附子　陈皮　带皮苓　生于术　法半夏　淡干姜　宣木瓜　生薏仁

年少耕作受伤，曾经下血，骨热腹痛，精遗面黄，此脾肾两亏之候也，延久恐其腹满。

炙鳖甲　生冬术　怀山药　生薏仁　地骨皮　香青蒿　炒白芍　茯苓　粉丹皮　陈皮　芡实　红枣

复诊：

去术、芍、陈皮、地骨加生地、秦艽、川断、杜仲

年逾六旬，水亏火炽，耳不听聪而舌绛少津、左脉歇至，非佳兆，极须涵养真阴，乃为要策。

熟地　五味子　肥知母　西洋参　麦门冬　生石膏　丹皮　料豆皮　川石斛　白芦根

童女骨热便红，年十七而天葵未至，终不离乎弱症也。

生鳖甲　新会皮　川郁金　炒黄芩　香青蒿　地骨皮　银柴胡　赤茯苓　山楂炭　红皮枣

气阴两有不足，外畏风而内憎热，全属本元虚弱之象，法当培养阳分，兼化内热。

西党参　生鳖甲　粉丹皮　地骨皮　炙黄芪　炒白芍　广橘红　青蒿　川石斛

体怯骨蒸，盗汗咳嗽，神恍脉软，久恐成虚怯之候。

生黄芪　紫菀蜜炙　真川贝　款冬花　地骨皮　天花粉　甜杏仁　冬桑叶　炙鳖甲　广橘红　加枇杷叶

潮热干咳，经水断而左胁结癖，本元薄弱，干血劳之象，夏令恐其增重。

西洋参　地骨皮　青蒿　真川贝去心，研　炙鳖甲　甜杏仁　炒白芍　天花粉　冬桑叶　橘白

寒热久缠，阴阳并亏，可用补剂。

西党参　炙鳖甲　炒白芍　炙甘草　炙黄芪　炒归身　秦艽　茯苓　制首乌　广皮

病后阴虚，内热，左脉细数无度，防天暑汗脱，不可忽视。

生鳖甲　天花粉　甜杏仁去皮　地骨皮　西洋参　煅牡蛎　肥知母　青蒿　麦门冬　橘红　薏仁

劳力内伤，骨蒸发咳，脉象细数而促，急喘痰多，汗溢不止，已入虚劳一门，盛暑防汗脱。

生黄芪　西洋参　地骨皮　青蒿　紫菀　橘红　款冬花　煅牡蛎　天花粉　甜杏仁　川石斛

病后阳虚，盗汗咳痰，治在手太阴经。

生黄芪　炒桑皮　炙甘草　甜杏仁去皮　川石斛　紫菀　苏子　橘红　白茯苓　加浮小麦

阴虚骨蒸，盗汗滑泄，近怯之候也。

炙鳖甲　炒知母　薏仁　青蒿　煅牡蛎　怀山药　秦艽　加红皮枣　生黄芪　地骨皮

嘉善人姓钱，年七旬，向有哮症，兼之好饮积湿，肺脾两经俱已受病，自前月以来感冒咳嗽，时寒时止热，舌苔白厚，现在寒热已止，舌白渐退，小溲通而大便艰难，咳痰黏腻，彻夜不能安卧，能纳而不甚运化，按脉左寸弦细而右寸独见浮大，此脉家肺家余热未退郁而蒸瘀，瘀多则津无所生，胃不开而更衣艰涩矣，年近七旬，操繁素重，肺金之液，又为君火所烁，娇脏未由滋润之。能无口渴，思饮而下窍祕结乎。鄙意，从手太阴及手阳明两腑，清养滋润之方，可冀其下达而上平耳，肺有余热则清润之品，制其所胜，然后用参以益气生津，乃为妥策。

麦门冬去心, 焙　蜜炙桑皮　天花粉　金石斛　真川贝去心, 研　巴旦杏仁去皮, 打　知母盐水炒　款冬花拣净　广橘白　薏苡仁　加水梨肉　杷叶露冲

服二剂，极妥。加参条　再服之。

据述咳嗽稍减，胃气亦开，入夜亦能安眠，觉则口干，小溲短数，大便艰难时有欲解不解之象。

人参条　生石膏　西洋参　桑白皮　陈阿胶　麦门冬去心　甜杏仁去皮　金石斛　炒知母　冲枇杷叶露二瓢

体怯冬温，燥火烁金为咳，右脉弦大，只宜清润肺金，然须静养勿烦为嘱，否则恐其动血此人干咳而出微热。

桑白皮　地骨皮　甜杏仁去皮　真川贝去心，勿研　款冬花　天花粉　生蛤壳　川石斛　广橘红　加枇杷叶一斤

接服方：

杏酪：以甜杏仁、白糯米半钟同浸，打烂，加白糖，燉热服。

生西洋参　地骨皮　甜杏仁去皮，研　真川贝去心　天花粉　炒知母　川石斛　冬桑叶　款冬花　加甘蔗汁二汤瓢

太阴冒寒，未经透泄咳嗽鼻塞，脉形弦紧，治宜疏泄。

防风　生桑皮　象贝母去心　川石斛　款冬花　杏仁　广红　炒苏子　生甘草

表感咳呛，畏冷多汗，脉弱无神，省力培养为要。

生黄芪　麦门冬去心　款冬花　真川贝去心　金石斛　云茯苓　橘红　生甘草　加冬桑叶

寒热咳呛，脉形沉细，内伤外感并发矣，防失血。

炒柴胡　炒苏子　草郁金　生甘草　炒黄芩　法半夏　栝蒌仁　杏仁　橘红

用清养肺阴之法，咳呛暑稀，饮食如旧，但素体虚弱，脉细而数，终不离乎，怯症之门，宜清静养珍摄，药饵之功，只居其半耳。

蛤粉炒阿胶　西洋参　真川贝去心　地骨皮　北沙参　麦门冬去心　橘白　甜杏仁去皮　肥玉竹　枇杷叶去毛

积劳内伤，感冒咳嗽，脉虚数无力，表补两难之候，姑拟玉屏风添降气法。

生黄芪　杏霜　川贝母去心，勿研　苏子　蜜炙桑皮　青防风　川石斛　橘红　金沸草　加白前

曾患血症，近复咳呛，盗汗，外寒内热，脉象细数，久防成怯。

生黄芪　甜杏仁去皮　款冬花　金石斛　炙桑皮　真川贝去心，勿研地骨皮　橘红　天花粉　加枇杷叶去毛

劳嗽多痰，缘烟酒烁肺，所致岂易奏效耶。

旋覆花绢包　炒苏子　杏仁去皮　川贝母去心，勿研　款冬花　法半夏　栝蒌皮　橘红　炒怀膝　竹茹

素嗜烟酒，以至辛辣伤肺，咳音闷，痰声上壅，殊非浅恙，炎夏防失血嗌痛。

阿胶　马兜铃　杏仁　川贝母去心，勿研　花粉　紫菀　橘白海浮石　蜜桑皮　白前

阴虚内热，咳疮病疮，脉细数如丝，劳怯成矣，难愈。

西洋参　炙龟板　川贝母去心，勿研　甜杏霜去皮　地骨皮　天花粉　广橘红　生蛤粉　冬桑叶　海粉

阴虚痰痨为患，且有遗泄之症，难治也。

西洋参　地骨皮　天花粉　杏霜　川贝母去心　牡蛎　紫菀　橘红　川石斛　枇杷叶

咳呛间作，逢冬而发，现虽渐安而咳终未除，按脉右和平，而左较软弱，此金水两脏失养，用滋补。

熟地　麦门冬　杏仁去皮　蛤壳　西党参　玉竹　橘白　石斛　茯苓　枇杷露

肺家伏热，久嗽不止，防失血成怯，慎之。

西洋参　地骨皮　川贝母去心，勿研　杏仁去皮　桑白皮　肥知母　生蛤粉　天花粉　橘红

胃气不开而咳嗽依然，喉干咽燥，肺家余热未清也，终恐失血，以清燥救肺法主治。

西洋参　麦门冬　石膏　川贝母去心，勿研　炒阿胶　杏仁去皮　知母　天花粉　地骨皮　冬桑叶

素体虚弱，骨热郁蒸，以致多痰咳嗽，甚则欲呕，气急咽痒，腹旁结痞有形，六脉虚软而数，此肝肺同病之象，延久必成怯症，不易平复也。

西洋参　款冬花　地骨皮　真川贝去心，勿研　广红　陈阿胶　丹皮　石决明　冬桑叶　甜杏仁去皮

劳嗽已久，肺阴火伤，现交盛暑，喘咳愈甚，脉沉微而数，神倦腰楚，金水两亏矣，殊难调治获痊。

西党参　炒阿胶　杏仁去皮　麦门冬　款冬花　西洋参　真川贝去心，勿研　炒知母　地骨皮　炒牛膝　枇杷叶

阴虚内热，咳痰肌削，神色委顿，脉形沉而无力，此劳怯已成之象，天气正炎，恐日渐加重。

西洋参　地骨皮　麦门冬　天花粉　真川贝去心，勿研　橘红　生蛤粉　桑白皮　生黄芪　川石斛　枇杷叶

产后阴虚，咳嗽骨热，便溏纳食作胀，脾肺两损矣，不易治。

地骨皮　青蒿　川石斛　贝母去心，勿研　冬桑叶　橘红　款冬花　小郁金　炒薏仁　枣子

烦劳过度，君火内炎，週体发热，纳食无味，略有咳呛，延久即是本元之候，务须静养。

肥知母　生鳖甲　青蒿　丹皮　地骨皮　天花粉　石斛　石决明　橘红　生薏仁

骨热发呛，面黄神倦，脉细而数，近乎劳怯之候，不易愈。

青蒿　地骨皮　天花粉　杏仁去皮　桑皮　款冬花　川石斛　橘红　赤苓　生薏仁

劳伤咳嗽，痰腻如胶，脉沉微而气喘急，肺阴大伤矣，当此盛暑，防其汗脱。

西洋参　麦门冬去心　炒知母　真川贝去心，勿研　天花粉　地

骨皮　甜杏仁去皮　桑白皮　橘红　枇杷叶

　　劳伤骨热，郁蒸多汗，微脱，咳，神倦，脉微，已入本元一门，治之不易见效。
　　生黄芪　麦门冬　天花粉　地骨皮　西党参　五味子　真川贝去心　川石斛　橘白　甜杏仁去皮

　　阴虚骨热咳痰，已及年余，肺津大伤，声音不亮，肺形虚数，已成怯疾矣，不易治。
　　西洋参　玉竹　真川贝去心　杏仁去皮　北沙参　天花粉　生蛤壳　橘白　川石斛　枇杷叶

　　喘嗽根深，金水两有不足，当用滋补之剂。
　　西党参　炒熟地　法半夏　炒苏子　麦门冬去心　五味子　炙甘草　枸杞子　云茯苓　甜杏仁去皮　广红

　　久嗽不止，肺阴内伤，咽干微痛，脉形沉细，且肝脾泄，种种病状，均属虚劳已成之象，不能疗治矣。
　　生黄芪　炒阿胶　麦门冬　川贝母去心　制洋参　人中白　冬桑叶　川石斛　茯苓　地骨皮　怀山药

　　咳人音哑，咽痛欲裂，脉形左弦右细，此虚阳与木火上烁肺金，金液竭斯无声矣，喉痹已成，殊难奏效。
　　蜜水炒川连　麦门冬　杏仁　知母　人中白　川贝母去心　蛤粉炒阿胶　西洋参　花粉　枇杷叶　冲鸡子黄

先患血崩，渐致阴亏骨热，咳呛多痰，气不平而举动汗溢，脉形弦细而数，此从悲伤悒郁所积而成，不易治也。

炒阿胶　川贝母_{去心}　西洋参　橘白　麦门冬_{去心}　炙龟板　杏仁　丹皮　川石斛　枇杷叶

温热入肺，咳嗽身热，六脉弦数，悲非浅恙也。

薄荷　防风　苏子　杏仁　象贝　枳壳　黄芩　甘草　橘红　赤苓

症本劳伤喘嗽，似宜用补，然舌色黄滞，脉来细数，实难措手，姑与清润一法，以图小效。

桑白皮　肥知母　天花粉　赤苓　真川贝　淡黄芩　生薏仁　甜杏仁_{去皮}　广红　加甘蔗汁

年高久嗽气虚，舌苔白裂，脉软胃困，此真津枯耗也，舍补无策。

西党参　山萸肉　款冬花　甜杏仁　淡天门冬　麦门冬　金石斛　茯苓　橘白

产后触脑，肝气上逆，为咳呕也，逆则气不降而浮肿矣。

旋覆花　炒栝蒌皮　小郁金　橘红　款冬花　炙桑皮　炒苏子　茯苓皮　杏霜　加冬瓜皮

木火蒸痰，滞於喉际为咳也，治宜清化。

羚角片　真川贝　甜杏仁　栝蒌皮　旋覆花　广橘红　海浮石　老桑叶　石决明　加茅根

25

童体努力受伤，久咳不已，肋楚痰腻，六脉细数，近怯之候也，不可轻视。

金沸草　地骨皮　粉丹皮　甜杏仁　真川贝　款冬花　广橘红　炒怀膝　冬桑叶　枇杷叶

复诊：

劳伤成怯之候，诸宜节力静摄为要。

生黄芪　天花粉　生蛤粉　青蒿　真川贝　地骨皮　川石斛　生洋参　橘白　老桑叶

丸方：

西洋参　生地　地骨皮　天花粉　西党参　炙鳖甲　麦门冬　白茯苓　橘白　肥知母　粉丹皮　桑白皮

研末，以红枣六两肉打烂为丸。

去秋咳呛，至今未已，近又增重，有声无痰，经阻四月，脉细数而神㿠白，脾溏胃减，诸属童女劳之见症也，暑气炎蒸，恐有难支之势，拟方姑备一说。

制洋参　天花粉　薏苡仁　款冬花　生蛤粉　金石斛　广白　地骨皮　真川贝　枇杷肉一枚去皮核

水亏火旺，不时上炎，面亦，耳鸣，时苦咳呛，脉细数而两尺大，真阴不足以制虚阳也；盛暑宜加意调养，否则防血失咽痛。

西洋参　生蛤粉　人中白　天花粉　北沙参　肥知母　川石斛　龟板　麦门冬　橘红　加枇杷叶肉

久呛伤肺，金不生水，脉数促，而音不清，将有喉痹之虞。

麦门冬肉　北沙参　款冬花　老桑叶　炒阿胶　天花粉　金石

26

斛橘白　西洋参　薏仁　甜杏仁
复诊：
清肺凉阴主之
前方去阿胶、款冬花加生地、地骨皮。

肝脾不和，肺气贲郁，咳呛气逆，兼有肋痛，脉象弦滑，未宜腻补。
焦于术　茯苓　款冬花　炒苏子　法半夏　橘红　川石斛　炒蒌皮　薏仁　加焦谷芽

积劳内伤，咳嗽不止，当用金水两培之法。
西党参　甜杏仁　款冬花　白茯苓　炒熟地　盐水炒牛膝　川石斛　橘白　麦门冬　煅牡蛎　加胡桃肉

水亏而火上炎，积久即是喉痹之患。
炒阿胶　天花粉　甜杏仁　北沙参　制洋参　炒知母　淡秋石　川石斛　麦门冬　加茅根
又
阴虚火无所制，频呛不止，夏令火炎防其加剧。
前方去秋石、阿胶、麦门冬、加生地、人中白、丹皮、蛤粉。

肝络内伤，陡然失血，左脉细数，知木火尚未平也，惟恐复吐发晕。
生地　羚羊角　牛膝　桑叶　石决明　橘红　紫菀　炒清胶　丹皮　杏仁　加茅根

肺络热伤，咳血痰秽，非轻恙也。

阿胶　石膏　西洋参　麦门冬　知母　花粉　杏霜　桑白皮　橘红　加芦根

年十六，闺女年甫及笄，骨蒸痰病，六脉细数，咳呛失血，已成怯疾矣，夏令防其加重。

羚羊角　西洋参　天花粉　地骨皮　青蒿　丹皮　川贝母　老桑叶　橘红　加夏枯草　茅根

又

阴虚内热，热盛则痰蒸成病，唇边发疮，六脉细数，终不能免乎怯疾也。难许奏效。

西洋参　生石膏　知母　橘红　桑白皮　夏枯草　真川贝　地骨皮　花粉　杏仁　鲜石斛　加芦根

肺络内伤，嗽痰带血，久防肺痿及早节力调治。

炒阿胶　紫苑　丹皮　炒黑牛膝　川断　山茶花　羚羊角片　橘红　花粉　冬桑叶　生藕节

痰红渐稀，营络已伤，急切不能全愈。

原生地　西洋参　紫苑　丹皮　炒怀膝　生杜仲　天花粉　橘红　川断　茅根

咳久见血，病由产后而起，脉来细数，此蓐劳之候也，夏令防增重。

款冬花　川贝母　甜杏仁　橘红　天花粉　地骨皮　冬桑叶　川石斛　生蛤壳　枇杷叶

去冬失血后，咳呛不止，时欲见红，骨热脉数，已成怯疾之候，炎夏恐不能支持也。

阿胶　麦门冬　北沙参　丹皮　天花粉　紫菀　杏仁　地骨皮　橘白　枇杷叶

廿三岁，血症有年，逢节辄发，身热神倦，肺弦而芤，此真阴内损所致，夏节尤宜加意调理，否则防衄血，血狂吐。

生地　洋参　麦门冬　丹皮　地骨皮　金石斛　蛤粉　橘白　沙参　川贝去心，勿研　枇杷叶

肝络内伤，连次失血，不戒酒，恐其防狂吐。

小原生地　牡丹皮　冬桑叶　紫菀　川石斛　炒黑牛膝　天花粉　川郁金　橘红　生藕节

血症已越五年，今春连发，真阴大亏，水衰则火益上炎，脉沉微细数，夏至后，天气蒸，恐有音哑喉痹之患，势所必然。

西洋参　川贝母　陈阿胶　天花粉　北沙参　甜杏仁　炒知母　地骨皮　川石斛　橘白　枇杷叶露

喉痹根深，现兼咳血咽痛，何能治也。

紫菀　花粉　橘白　生蛤壳　川贝去心，勿研　地骨皮　北沙参　人中白　杏仁　枇杷叶去毛

失血音哑，喉痛而痹，不可治之症也。

阿胶　京元参　人中白　知母　杏仁去皮　橘白　川连　川贝母　桑白皮　花粉　鸡子黄

29

肺络热伤咳吐脓血，不易治之症也，姑与清燥一法。以冀小效。

西洋参　麦门冬　阿胶　石膏　知母　花粉　北沙参　橘白　桑叶　杏仁　白芨

精瘀吐泻后，营络空虚，久必肿胀。

生地　牛膝炭　川断　归须　白芍　丹皮　炒苏子　橘红　秦艽　生藕

又

瘀去营虚，内热，炎夏恐其增重。

生鳖甲　地骨皮　生地　炒白芍　丹皮　秦艽　青蒿　黄芩　赤苓　薏仁

劳伤吐红、下血，不节力必成怯症。

细生地　旋覆花　川郁金　怀牛膝　归须　炒苏子　橘红　川续断　丹皮　冬瓜子

咳呛，酸痛楚及胁左，肝络内伤也。防血症复发。

旋覆花　杏霜　橘白　丹皮　款冬花　川贝母去心，勿研　阿胶　怀牛膝　冬桑叶

产后阴亏内热，失血咳呛，脉细数而神委顿，蓐劳已成，夏令防增重。

西洋参　女贞子　真川贝去心，勿研　川石斛　地骨皮　天花粉　橘白　杏仁　生蛤壳　枇杷叶

30

失血过多，真阴亏损，神色㿠白，兼有遗泄之患，下元空竭矣，难许全愈，舍滋补别无他策。

熟地　萸肉　五味子　麦门冬　山药　龟板　丹皮　橘白　茯苓　川斛

肺络内伤，火升咳呛，不时见血。按脉右关尺细数，约有七至，此娇脏内损之验。久防肺痿，节力静养为要。

西洋参　羚角片　天花粉　知母　真川贝　桑白皮　橘红　北沙参　生蛤壳　枇杷叶

努力络伤，胁楚气滞。

金福花　川郁金　炒归须　川断　炒苏子　炒白芍　秦芃　栝蒌皮　橘红　冬瓜子

络瘀吐后，营虚内亏，不节力恐其复吐，且防腹滞。

细生地　川断　苏子　郁金　炒牛膝　橘红　归须　丹皮　杏仁

积劳内伤，兼挟肝郁，营阴大亏，脉形芤弦，防其肿满，舍温补无策。

炒熟地　制附子　炒牛膝　山萸肉　五味子　茯苓皮　归身　丹皮　泽泻

肝肾络伤，血症复发，左尺脉动而不静，恐火炎于上，又欲见红，静养勿烦为要。

小生地　麦门冬　蛤壳　北沙参　丹皮　知母　牛膝　橘

31

红　川石斛　生藕

吐血后肺伤音铄，将有喉痹之虞矣，难许全愈。
紫菀茸　川贝母　天花粉　杏仁　橘红　生蛤壳粉　北沙参　知母　川石斛　冬桑叶

多劳伤气，咳久失血，脉来细数，此肺络内伤也，最易成怯，须节力调理为妙。
西洋参饭蒸　生蛤壳　杏仁　款冬花　真川贝　天花粉　橘白　桑叶　川石斛
上复诊：
肺络内伤，曾经失血，现患咳呛不止，胁痛胃减，脉形虚弦，已近怯疾之门矣，炎令恐其加重。
真川贝　款冬花　炒苏子　丹皮　旋覆花　怀牛膝　杏仁　橘红　川石斛　冬桑叶

骨蒸肺热，久咳不止，痰中带血，怯疾之渐也。
地骨皮　桑白皮　真川贝　紫菀　天花粉　橘红　杏霜　川石斛　生薏仁　冬桑叶

劳伤吐血，渐至火烁肺金，多咳咽痛，已成喉痹矣，难治。
炒阿胶　麦门冬　蛤壳　人中白　北沙参　真川贝　川石斛　冬桑叶　橘白　枇杷叶　加橄榄　甘蔗

卅岁，血症有年，阴虚骨蒸，气喘不平，六脉沉细濡数，此怯疾之最重者，炎夏恐难过去。

炒熟地　麦门冬　丹皮　淮山药　炙龟板　山萸肉　五味子　橘白　知母　真川贝

肝络内伤，咳呛少痰，人迎脉弦大有力，暑天恐血症大作。
炒阿胶　羚羊角　石决明　川贝母　冬桑叶　丹皮　川郁金　川石斛　杏仁　枇杷叶

肺络内伤，多痰气秒，脉形滑数，天炎暑火烁金，恐不能支持也。
西洋参　麦门冬　生石膏　马兜铃　炒阿胶　知母　天花粉　杏霜　冬桑叶　芦根

产后阴亏络热，咳嗽见红，积久便成劳怯，节力为要。
小生地　羚羊角　石决明　怀牛膝　天花粉　地骨皮　丹皮　紫菀　杏霜　橘红　茅根

木火烁金，金液被伤，咳呛失血，旬日未止，按脉沉细微数，骨热口燥，知烦郁之火尚未熄也，延久即是本元之候，天气炎蒸，诸宜静息调摄为要。
小原生地　生蛤粉　紫菀　天花粉　真川贝　北沙参　羚羊角片　老桑叶　广橘红　牡丹皮　枇杷叶
又
四、五日来，木火渐熄，咳呛亦稀，脉虽细弱而不甚数，惟晨起痰红未净，此属肺络内损，急切不能霍然，惟在善自珍摄而已。
原生地　真川贝　麦门冬　生蛤壳　西洋参　北沙参　冬虫夏草　天花粉　橘白　冬桑叶　枇杷叶露

33

又

五、六月，两月血症不发，饮啖如常，唯自近日来，晨起咳呛多痰，口鼻中觉有火气，脉象两尺俱弦，气口为甚，此由君火上炎，太阴肺经蕴热未清，以故叠投参剂，而终不减，鄙意秋暑尚盛，未宜进补，暂用清润肺金法，以冀咳止。

西洋参　煨石膏　肥知母　真川贝　北沙参　甜杏仁　桑白皮橘红　薏苡仁　天花粉

春间发失血，至今不发，现患咳呛有痰纳食为胀，按脉象沉细而不数，不宜用偏阴之剂，拟清泄肝木，兼润肺金为治。

羚角片　石决明　川贝母　杏仁　冬桑叶　牡丹皮　橘红　知母　川郁金　枇杷叶露

又

数日前暑火烁金，血症又发，幸脉象静细而不甚数，虽有微咳，肺阴未必大伤，扶过火令，可冀痊矣。

前方去知母，郁金加西洋参、花粉、石斛。

又

盛暑中血症不作，略有咳呛，六脉静细，微觉少神。肺脏娇弱之象，法宜滋养。

二原生地　生蛤粉　麦门冬　天花粉　西洋参　北沙参　川贝母　橘白　川石斛　冲枇杷叶露

又丸方：

熟地黄　生地黄　西党参　西洋参　炙龟板　大麦门冬　怀山药北沙参　女贞子　川贝母　甜杏仁　枇杷叶

白蜜八两为丸

肺络受伤，咳痰带血，怯病之根也，以节劳调理为嘱。

紫菀　细生地　丹皮　桑叶　川贝　花粉　石决明　杏霜　橘白　加茅根

连次失血，声音不清，咳呛不止，木火烁金也，当此盛暑，恐复吐红。

羚羊角　西洋参　生蛤壳　川贝母　杏霜　橘白　桑叶　丹皮天花粉　枇杷叶

血症根深，真阴久耗，夏至前又复吐红，喘急痰多，骨蒸肌削，脉细而数，当此盛暑，恐喘汗欲脱，甚可虞也。

炒熟地_{沉香拌}　炙龟板　西党参　麦门冬　五味子　川贝母　山药　杏仁　橘白　牡丹皮　胡桃肉

吐血过多，阴虚内热，喘咳不已，脉虚数无力，重候也，夏令恐难支持矣，如何！如何！

原生地　西洋参　炙龟板　川石斛　麦门冬　北沙参　川贝母　地骨皮　肥知母　枇杷叶

肝肾络伤，血症大作，连日不止，身灼热而脉数促，危险之候也，盛暑防虚脱。

犀角　肥知母　紫菀　小元生地　元参　生藕　广橘红　麦门冬　丹皮　怀牛膝　茅根

劳伤吐瘀后，阴虚骨热，咳嗽多痰，肌削形枯，脉来虚数无根，不易治也，姑与一方，以副来意。

炒阿胶　真川贝　紫菀　甜杏仁　橘白　炒牛膝　牡蛎　地骨皮　川石斛

连次失血，咳痰带红色，左脉数且促，金水两伤矣。当此盛暑，思复见红，暂用清燥救肺法。

炒阿胶　西洋参　冬桑叶　生石膏　麦门冬　肥知母　天花粉　甜杏仁　地骨皮　枇杷叶　冬虫夏草

接服方

原生地　麦门冬　西洋参　北沙参　川贝母　生蛤粉　肥知母　肥玉竹　金石斛　枇杷叶

肺肝胃络伤，吐血四旬不止，脉沉细微数，神倦火炎，当此盛暑，恐衄血狂吐溢，盖不可支矣。

原生地　肥知母　紫菀　麦门冬　丹皮　橘红　西洋参　天花粉　生蛤壳　枇杷叶

丸方

熟地　党参　麦门冬　炙龟板　生地　西洋参　五味子　女贞子　怀山药　白茯苓　川贝母　丹皮　枇杷叶

上味杵成细末，白蜜为丸

肝肾络伤，连次失血，咳呛不止，火升脉数，现当盛暑，防其狂吐，则有晕脱之虞。可不慎哉。

小原生地　香犀角　粉丹皮　紫菀　石决明　冬桑叶　炒黑牛膝　炒黑山栀　茅根　生藕

肝胃络伤，连次咳吐紫血，现在痰血仍有，或黑或紫，总属络

36

瘀未清为患，须通达营络主治。

紫菀　细条生地　炒苏子　川郁金　炒牛膝　广橘络　丹皮　茜草根　冬桑叶　新绛屑　生藕

又

连服凉营和络之法，咯血已止，唯交秋令又发一、二日，较前减少，现在止血而胁肋不舒，左脉微弦，仍照前方增损用之，金令将旺，木势可制，惟在静息勿烦而已。

二原生地　丹皮　石决明　冬桑叶　天花粉　炒怀牛膝　白芍药　橘红　杏仁　枇杷叶露

阴漏吐红，此劳怯之已成者，乌能全愈耶。

小原生地　麦门冬　橘红　料豆皮　北沙参　粉丹皮　知母　生蛤壳　川石斛　加炒阿胶

复诊：

原生地　炙龟板　麦门冬　淮山药　北沙参　丹皮　牡蛎　知母　橘白　川斛

阴漏新痉，陡然失血，脉形沉细无力，此阴亏之象，诸宜保重是嘱。

小生地　丹皮　麦门冬　肥知母　炙龟板　冬桑叶　元参　泽泻天花粉　茅根

向有血症，今夏连发数次，兼有遗泄，咳呛多痰，咽干微痛，脉象微细而数，形神瘦削，俱属本元虚弱之象，不易全愈，现当暑火烁金，未免有喉辱之虑耳。

西洋参　麦门冬　阿胶　甜杏仁　北沙参　真川贝　人中

白　炙龟板　金石斛　枇杷叶露

金水两亏，不时咳痰血，外增寒而内蕴热，喘急多汗，老怯已成，扶持延岁而已。

炒熟地　麦门冬　五味子　甜杏仁　橘白　西党参　山萸肉　怀山药　炙甘草　胡桃肉　云茯苓

劳伤吐红，肝阳上冒，左脉微数，头空腰楚，此即怯疾之根，及早节力调治。

小生地　丹皮　石决明　冬桑叶　紫菀　炒牛膝　川断　小麦门冬　秦艽　橘红

痰病根深，曾经失血，渐至肺液枯渴，音哑喉痹，六脉沉细无力，已属万难疗治之候，姑与保肺滋阴一法，以副远来之意。

蛤粉炒阿胶　原生地　麦门冬　金石斛　人中白　知母　真川贝母　西洋参　北沙参　干百合　枇杷叶露

年逾古稀，劳心过度，以致火烁肺金，咳痰带红，週体发热，口苦无味，人迎脉独旺，恐水亏不能制火，则有日形憔悴之势，殊可虑也。

西洋参　麦门冬　炙龟板　川石斛　原生地　川贝母　北沙参　肥知母　丹皮　枇杷叶　冬虫夏草

火烁肺金，血症大作，咳呛不止，脉沉而数，防衄血狂吐。

小生地　香犀角　麦门冬　丹皮　紫菀　黑山栀　杏仁　花粉　冬桑叶　蛤壳　生藕

又

痰红已止，脉尚带数，知木火尚未平也，总以静养为妙。

二原生地　石决明　麦门冬　天花粉　肥知母　羚羊角片　粉丹皮　老桑叶　橘红　杏仁

好饮伤络，咳吐紫血，脉细不数，膈以微疼，恐络中尚有积瘀，以通为主治。

细条生地　当归须　黑牛膝　橘红　旋覆花　川郁金　丹皮　桑叶　炒苏子　生藕

咳呛失血，脉象细数无伦，十余一歇为促，此以吐血太多，营卫错乱，三阴枯竭之象，夏至节恐加剧，不治之候，拟养阴润肺兼止呕法。（此人二十余岁，努力络伤，误服伤药，而致吐下黑血不止。）

蛤粉炒阿胶　金沸草　天花粉　麦门冬　广橘白　真川贝　枇杷叶　女贞子　炒怀牛膝　加湖藕

体质素弱，先从右胁下作痛，而致咳呛，手太阴肺络伤也，现患微寒骨热，咳势转甚，时欲带血，咳吐秽痰，接脉右寸关弦大而芤，左见细弱，显然娇脏内损，兼木郁之火，以铄耗其肺金。则咳不止而红痰因之频吐矣，症属内伤而无外感，延久即是肺痿之候，殊难见效也，鄙拟理肺络润燥金一法，候高明酌用。

紫苑茸　桑白皮　款冬花　天花粉　羚羊角　甜杏仁　生蛤粉　地骨皮　金沸草　广橘络　加茅根　枇杷叶

复诊：

去紫菀　金沸草　橘络　茅根加生石膏　炒知母　橘红　鲜石

斛　白前

气郁络伤，脘痛作则吐红痰，非阴虚症出，能节力调理，可以向愈。

金沸草　炒归须　粉丹皮　茜草　川郁金　广橘络　栝蒌皮　炒苏子　炒牛膝　新绛屑　生藕节

经漏半载，兼以木郁络伤，复患失血、干呛、少腹结癖，肝、肺、肾具伤矣，脉象细数，极宜滋养二阴。

蛤粉炒阿胶　女贞子　茯神　广橘白　川郁金　炒枣仁　制西洋参　炒大麦门冬　煅牡蛎　茅草根　加橘叶

平昔好饮，兼之积劳内伤，木火烁金，咳痰带血，渐至喘急不降，脉来弦大不摄，此劳伤成怯之候，夏令火炽，防其加剧。

紫菀　盐水炒怀牛膝　羚羊角　桑叶　川贝母　款冬花　橘白巴旦杏仁　旋覆花　生蛤粉　加茅草根

接服方

西洋参　紫菀茸　广橘白　冬桑叶　甜杏仁　生石膏　麦门冬生蛤粉　阿胶　真川贝　川石斛　枇杷叶露

吐血过多，真水大耗，则阳虚易升，按脉较前稍缓，兹从纳补滋敛之法，调治勿烦为嘱。

炒熟地　麦门冬　淮山药　粉丹皮　炒阿胶　稽豆衣　白茯苓广橘皮　炙龟板　炒知母　加大贡菜

阴虚吐血兼有遗泄之患，诸宜珍重自爱为嘱，以脉数无次，防狂吐、衄血耳。

原生地　粉丹皮　甜杏仁　金石斛　肥知母　天花粉　麦门冬　煅牡蛎　橘白

又

水亏火无制，咳呛不已，兼有遗泄，脉形数促，长夏如何得过耶。

西洋参　炒知母　天花粉　橘红　麦门冬　粉丹皮　川石斛　北沙参　炙龟板　煅牡蛎　枇杷叶

癸水阻滞，胸痞噫嗳，近兼吐红一、二次，色紫而散，脉弦细不柔，此肝郁伤也，通达为主。

旋覆花　川郁金　粉丹皮　广橘红　炒苏子　炒黑牛膝　栝蒌皮　冬瓜子　炒归须　新绛屑

久患哮喘，咳甚见血，肺气不宣，于阴分无阳，非怯症也。治以固表理肺。

生黄芪　紫菀茸　橘红　云茯苓　炒苏子　款冬花　北沙参　真川贝　甜杏仁　川石斛

好饮伤肺，咳久见血，肺阴暗损，腹满胀闷，脉象弦数，虚阳上浮之象，法当气阴培补。

蛤粉炒阿胶　西党参　麦门冬　云茯苓　款冬花　甜杏仁　真川贝母　北沙参　川石斛　橘白　枇杷叶

又

脉象较前略觉有神，数象亦减，胃气稍开，惟血症频发不止，此系肺气衰馁，气不生阴。水源枯竭，法当培土以生金，益金以生水。

西党参　麦门冬　炙甘草　淮山药　款冬花　北沙参　蛤粉炒阿胶　真川贝　炙黄芪　川石斛　加燕屑　枇杷叶

膏滋方

怀熟地　麦门冬　款冬花　干百合　西党参　干河车　真川贝　怀山药　炙黄芪　淡天门冬

煎浓汁去渣，从阿胶烊化，再以河车研末同收。

肺家郁热蒸痰，痰多气秽，防吐脓血，而成肺痿。

小原生地　橘红　杏霜　天花粉　地骨皮　真川贝母　知母　桑白皮　生石膏　白芦根

阴虚火炽，肺金被铄，咳吐脓血已成肺痿之候，高年患此，不易治也。

陈阿胶　马兜铃　北沙参　橘白　中生地　肥知母　天花粉　冬桑叶　麦门冬　枇杷叶　白芨

先曾失血，咳久音哑，纳食咽痛，乃木火烁西金，薄无声之象。肺痿已成矣，难治也。

蜜水炒川连　人中白　真川贝　天花粉　干百合　蛤粉炒阿胶　甜杏仁　粉丹皮　枇杷叶　鸡子黄

木火烁肺，肺液亏则咽痛而声嘶。所谓金破无声也。喉痹成矣，难许全愈。

蜜水炒川连　炒知母　炙龟板　真川贝　人中白　巴旦杏仁　蛤粉炒阿胶　天花粉　川石斛　枇杷叶　鸡子黄

六脉数弦，浮阳烁金，金碎无声，咳呛音闪，肺痿之候，难许全愈。

西洋参　羚角片　炒阿胶　甜杏仁　天花粉　真川贝　粉丹皮
麦门冬　人中白　枇杷叶　水梨肉

劳力内伤，时欲遗泄，间有痰红，此金水两脏病也，节力调理为要。

生地　怀山药　丹皮　白茯苓　生杜仲　五味子　麦门冬　山萸肉　知母　龟板　芡实

离坎不交，滑泄久缠，阴亏火炽，夜卧不安。日间时有精溢，脉散数而不摄，全属阴亏之象，难许调治获痊也。

炒熟地　山萸肉　紫石英　丹皮　炙龟板　五味子　怀山药　枣仁　茯神　龙骨

阴亏不制火，心跳神摇，梦寐遗滑，小溲短数，有时不禁，脉形振宕不定，此手、足少阴两亏之验，非浅恙也，宜静养勿烦为嘱。

元生地　黄柏　枣仁　丹皮　炙龟板　茯神　远志　龙骨　炒川连　灯心

劳伤结瘕，阴虚滑泄，症关肝、肾两经，少年患此，不易愈。

小生地　沙蒺藜　知母　茯苓　龟板　山药　牡蛎　丹皮　黄柏　芡实

气阴两亏，脱肛滑精，舍补无策

西党参　制于术　炒归身　山萸肉　炒熟地　怀山药　炙升麻
五味子　炙甘草　白茯苓

君火过盛，相火引之而动，则不时梦泄矣，至咳痰带红，此下
焦火炎所致，极宜静养勿烦为嘱。
原生地　龟板　怀山药　橘白　麦门冬　丹皮　真川贝　茯
苓　肥知丹　芡实

真水亏，相火炽，精关不固，梦泄频作，脉弦细而数，当从少
阴补纳。
大熟地　怀山药　麦门冬　茯苓　炙龟板　五味子　煅牡
蛎　沙蒺藜　山萸肉　芡实　湘莲子

阴虚于下，火炎于上，不时心悸遗泄，脉来弦细，此关手、足
少阴之症，急切未易霍然。
西党参　原生地　白茯神　柏子霜　炒川连　粉丹皮　酸枣仁
煅牡蛎　炙龟板

少阴君火不静，相火因之而动，则滑泄不止，六脉沉微，头晕
神困，非小恙也，暂拟清泄一法。
元米炒川连　左牡蛎　怀山药　粉丹皮　生沙苑　盐水炒黄柏
盐水炒知母　柏子霜　生薏仁　茯神　加芡实

固阴敛精为主治
炒中生地　炒知母　金樱子　柏子霜　怀山药　炙龟板　真西
党　煅牡蛎　白茯神　粉丹皮　加龙骨

心肾不交，矫阳滑泄，夜不得寐，阴亏极矣，难许全愈。

原生地　炒知母　炙龟板　炒远志　云茯苓　酸枣仁　煅龙齿
煅牡蛎　怀山药　加丝瓜叶　石菖蒲　赤金箔

心悸梦泄，脉细鼻衄，离坎不交，阴亏内热也。

原生地　云茯神　炒远志　柏子霜　炙龟板　酸枣仁　麦门
冬　煅牡蛎　粉丹皮　知母

滑泄龙雷之火，则头晕遗泄可止矣

炒川连　炒山栀　石决明　肥知母　小生地　粉丹皮　料豆皮
橘红　泽泻

卷 二

阴络内伤，溺浊久缠，兼下血块，真水亏竭，急须节劳调治。

炒阿胶 炒知母 远志 茯神 炙龟板 柏子霜 粉丹皮 枣仁 山药 川断 牡蛎 象牙屑

少阴络伤，膀胱气滞，所以小溲作痛，茎中上连少腹苦不通利，终恐尿后带血。青年患此，非旦夕可以奏效，并须节劳慎养是嘱。

原生地 川连 知母 赤苓 黄柏 丹皮 炙龟板 泽泻 车前子 甘草梢 琥珀屑

又

前用滋阴通便法，小便已利，少腹胀满渐松，而下元不固，梦寐中连次遗溺，此气虚不能摄阴也，法当气阴并补。

西党参 炒地黄 煅牡蛎 白茯苓 制于术 怀山药 沙蒺藜 粉丹皮 炙甘草 芡实

淋浊有年，遇劳尤甚，此关阴络内伤而致，在力田者尤难治。

小生地 黄芩 沙蒺藜 泽泻 川黄连 龟板 粉丹皮 牡蛎 怀山药 芡实

溺血便浊，缠绵不已，能无腰脊酸痿耶，惟有滋补而已。

大熟地 山萸肉 杜仲 牡蛎 炙龟板 怀山药 川断 茯苓 炒黄柏 丹皮

阴虚溺痛，以滋肾法　加味治之。

上肉桂　炒黄柏　肥知母　白茯苓　炒熟地　炙龟板　山萸肉
泽泻　西党参　车前子　真血珀

惊劳伤肾，溺血频下，真阴大亏矣。

原生地　炒黄柏　知母　远志　炙龟板　柏子霜　丹皮　泽泻
白茯神　琥珀屑

阴虚湿热下注，遗溺、沙淋并发，君火相火内炽，六脉细弱，
当用知柏八味法。

炒熟地　炒黄柏　丹皮　泽泻　淮山药　肥知母　茯苓　生牡
蛎　龟板　萆薢　白连粉

五、六年前曾患中风，近虽不发，而心、肾两亏，不耐深思，
精疲神倦，小溲临了带血，脉形虚细微数，腰脊间发块成疽，此内
外交迫之象，势非轻漫，拟苏候酌用。

生地　山药　远志　枣仁　龟板　丹皮　茯神　柏子霜　黑归
身　泽泻　加琥珀

溺痛稍缓，小便略通，胃气亦稍开，脉象仍形芤细，少阴水
亏，郁火内炽，致成膏淋，尚未离乎险途也。

盐水炒黄柏　炒知母　原生地　赤肉桂_{磨冲}　炙龟板　粉丹
皮　赤茯神　牡蛎_煅　泽泻　加琥珀_{研细冲}　象牙屑

清利膀胱，湿热为主。

炒黄连　粉丹皮　泽泻　甘草稍　生地　萆薢　赤苓　生薏仁

炒黄柏　加淡竹叶

淋浊阴虚，恶寒气喘，神色暗晦，脉象沉数，病势不浅矣，拟用温补下元法。

炒熟地　制附子　淮山药　煅牡蛎　杜仲　炙龟板　五味子　山萸肉　川断　茯苓

溺血久缠，小溲淋离作痛，真阴亏极，火升气喘，非浅恙也。

沉香末炒熟地　盐水炒怀膝　赤肉桂　车前子　炙龟板　盐水炒黄柏　盐水炒知母　山萸肉　赤茯苓　加象牙屑

回阴以滋水，则溺血可止矣。

炒熟地　柏子霜　远志肉　炙龟板　山萸肉　炒黄柏　煅牡蛎　粉丹皮　炒知母　白茯神

又

叠投滋阴之法，溺血虽稀，而未得止，兹从益气升清法。

西党参　远志肉　炒归身　淮山药　炙龟板　炙升麻　柏子霜　白茯神　制于术　炒枣仁　加桂圆肉

阴络内伤，溺中带血，此由劳动所致，久恐血淋，以清阴凉润为主。

细生地　肥知母　炒车前子　生薏苡仁　炒黄柏　粉丹皮　生杜仲　粉草薢　泽泻　加琥珀屑

便血溺血，阴络伤也。

炒小生地　炒黄柏　粉丹皮　童木通　粉草薢　炒川连　赤茯

苓　泽泻　生甘草　生薏仁

又

少阳、阳明络并伤，溺血止而便血频下，何能速效耶。

炒阿胶　炒黑归身　地榆炭　炒枣仁　白术炭　焦白芍　白茯苓　炒远志　炒薏仁　加血余灰

脾肾两亏，兼侠寒湿为患，舍温补中下元，无良策也。

生茅术　熟地黄　干姜　牡蛎　生于术　制附子　黄柏　苦参　茯苓　冬瓜皮

又

下体肿势稍退，而喘急转甚，纳减腹鸣，便溏溺短，脉虚弦而手渐肿，夜不安卧，全属脾、肾两亏之象，不止积为患矣，夏令殊可惧也。

熟地　五味子　怀牛膝　泽泻　白术　炮姜　车前子　半夏　制附子　茯苓　陈皮　大腹皮

头胀，太阳感风，久肿不退，舍宣泄一法，无他策也。

生白术　羌活　五加皮　桑白皮　生黄芪　防风　茯苓用皮　苦杏仁　橘红　生薏仁　大腹皮　水姜皮

去冬吐血后，阴亏气不归根，喘急日甚，股浮腹肿，六脉虚弦无根，不易治之症，姑与金匮肾气法，未知效否。

炒松熟地　山药　车前子　制附子　泽泻　赤肉桂　带皮茯苓　牛膝　萸肉　炙五味子　大腹皮

脾肾两亏，而致面黄足肿，舍补无策，并泄泻。

真西党　菟丝子　补骨脂　广陈皮　法半夏　炒白芍　白茯苓　制附子　煨姜　砂仁

肝郁伤土，又兼湿郁为患，腹臌、肢肿、气喘、脉沉，不易治也。

生白术　法半夏　汉防己　茯苓皮　制附子　陈皮　五加皮　大腹皮　炒黄柏　冬瓜皮

久痢脾虚，肝木又从而来之，以致作胀，晨泄每日如是，脉弦细而腹微膨，将有鼓症之虞，殊不易治。

元米炒川连　煨木香　焦白芍　薏仁　焦于术　陈皮　茯苓　焦神曲　炮黑姜　砂仁

阴虚湿热为患，面黄而浮，脉来虚数，将有肿满之虞，不可忽视。

生茅术　制附子　茯苓皮　泽泻　生白术　半夏　五加皮　生薏仁　炒黄柏　陈皮

脾土积温兼以阴虚内热，神倦面黄，脉来七至，终恐延为鼓胀，难愈。

生白术　制附子　防己　茯苓　炒川连　法半夏　薏仁　泽泻　炒黄柏　冬瓜皮
复诊：
去半夏　附子　泽泻　加秦艽　鳖甲　萆薢　木瓜

先咳而后腹胀，以肺主皮毛，肺气不力，则皮毛聚水而发肿，脉弱便短，未易即愈，法当治肺，而稍佐以理脾之品，此人先患失血，现在咳呛多痰，腹胀肢浮。

旋覆花　炒牛膝　茯苓皮　杏仁　炒桑白皮　生薏仁　车前子　炒枳壳　炒苏子　广红　大腹皮　冬瓜皮

又

肺热脾温，郁郁而内蒸，咳呛腹胀，脉形细软，殊非易治。

蜜炙桑皮　真川贝　甜杏仁　车前子　地骨皮　茯苓皮　生薏仁　橘红　炒牛膝　红枣子

泻肺化肿主治。

炒葶苈子　光杏仁　五加皮　大腹皮　栝蒌皮　茯苓皮　炒桑白皮　地骨皮　橘红　冬瓜皮　红枣

肺有热而脾不运，腹满之根。

胡黄连　地骨皮　炒楂肉　茯苓皮　生茅术　焦建曲　陈皮　大腹皮　薏苡仁

肺脾同病，腹满所由致也。急难松减。

炒栝蒌皮　川郁金　炒牛膝　泽泻　炒苏子　新会皮　黑猪苓　炒白芍　薏仁　大腹皮

寒湿伤脾，先腹痛而后发胀，坚如覆釜，舍温补中元别无良策。

制附子　炒白芍　炮黑姜　茯苓　焦白术　法半夏　怀牛膝　泽泻　陈皮　薏仁　大腹皮　冬瓜皮

年届七旬，气血两亏，先发黄而后腰痿腹胀，六脉空数，已成虚鼓矣，难许全愈。

熟地　白术　法半夏　牛膝　制附子　枸杞子　陈皮　薏仁　泽泻　带皮苓　大腹皮

又

阴虚腹胀，用都气法而稍松，兹仍用前方加减，以冀再得佳境为妙。

熟地　龟板　萸肉　茯苓　泽泻　附子　五味子　山药　丹皮车前子

叠投都气之法，腹胀已减五、六，今用肾气丸加减，冀收全效。然须保养是嘱，否则防复发。

肉桂　附子　熟地　山萸肉　五味子　怀山药　枸杞子　泽泻粉丹皮　茯苓皮

复诊：

去肉桂　加白术　牛膝。

劳动失血，渐致腹满筋露，此阴虚之候也，不易治。

熟地　山萸肉　丹皮　山药　五味子　炒怀牛膝　车前子　泽泻　带皮苓　大腹皮

复诊：

去腹皮加附子　龟板。

平昔劳烦过度，脾土为肝木所乘，渐致腹膨如釜，脐突便缩，脉形弦细无力，殊难措手，姑与健土抑木法，以视进止。

姜汁炒川连　淡干姜　真厚朴　法半夏　炒白芍　焦神曲　炒

生于术　新会皮　带皮苓　车前子　泽泻

　　劳嗽失血，已逾数年，近兼喘息日甚，腰满肢肿，脉沉微而数，不易治也，姑与肾气法，以冀小效。
　　炒熟地　上肉桂　制附子　炒怀膝　怀山药　胡桃肉　山萸肉
五味子　干橘白　带皮苓　福泽泻　大腹皮

　　劳伤脾胃两亏，而致腹满，六脉沉微，不易治之症。
　　焦于术　菟丝子　茯苓皮　泽泻　赤肉桂　炒白芍　法半
夏　陈皮　制附子　大腹皮
　　又
　　单腹胀之根已深，前用温补而小效，愈期终不敢许，仍依前方
加减
　　熟地　制附子　赤肉桂　枸杞子　白术　炒白芍　炒牛膝　车
前子　泽泻　茯苓皮　大腹皮

　　去冬病后，脾虚失化，渐至腹胀食减，脉弦细，面色痿黄，殊
不易治也。
　　生于术　制附子　川连　炒白芍　炒中朴　泽泻　茯苓皮　生
薏仁　防己　冬瓜皮　大腹皮　陈皮

　　脾虚寒湿下侵，体浮囊肿，非浅恙也，治以温宣为主。
　　生于术　生茅术　制附子　川桂枝　法半夏　陈皮　宣木
瓜　五加皮　赤苓皮　黑猪苓　大腹皮　葫芦巴

　　大泻后脾胃两虚，下体发肿，恐上升腹满，不可不虑也，急投

温补，或可见效。

制于术　炮黑姜　制附子　补骨脂　菟丝子　枸杞子　带皮苓　炒白芍　广陈皮　泽泻

又

肢肿渐退，恶寒筋收，神倦脉弱，此由脾阳亏弱所致，舍温补无策。

黄芪　菟丝子　枸杞子　归身　制附子　桂皮　白术　陈皮　茯苓　煨姜　大枣

六郁内伤，兼之下血后，肝失所养，脾土被克，腹胀不舒，纳少神倦，六脉弦细，延久即是卑鼓之候。难许全愈。

焦于术　法半夏　炒川连　炒白芍　制香附　陈皮　炒厚朴　焦神曲　赤茯苓

腹胀不松兼之溏泄，脾土伤矣，难治。

焦茅术　焦白术　煨木香　川郁金　茯苓皮　陈皮　青皮　焦神曲　麦芽　大腹皮

先患溏泄，后起腹胀，脐平欲突，六脉细弱，脾土内伤，失于运化卑鼓成矣，不易治。

焦于术　川连　炒厚朴　枳实　法半夏　陈皮　青皮　建曲　茯苓　猪苓　大腹皮　砂仁

肾水内亏，命火不能生土，以致腹胀脐突，六脉沉微无力，不易治也，姑与温补下元法，得小效为幸。

炒熟地　上肉桂　制附子　山萸肉　怀山药　五味子　炒牛膝

陈皮　带皮苓　泽泻　大腹皮

劳力内伤，肝脾俱病，以致疟久不止，痞胀腹臌，神色委颓，脉形弦细，鼓症之根不浅矣，舍温补无策。

上肉桂　制附子　焦冬术　枸杞子　菟丝子　炒白芍　法半夏　陈皮　茯苓皮　泽泻　煨姜　大枣

火衰脾困，而致腹脱成鼓，不易治也，姑与真武法加味。

焦白术　制附子　炒白芍　炮黑姜　法半夏　陈皮　菟丝子　茯苓皮　大腹皮

泄泻后暑热交侵，纳食满闷作胀，胸次不舒，脉来弦紧，此气郁为患也，须开怀调理，否则防腹满。

焦于术　法半夏　厚朴　炒白芍　煨木香　陈皮　郁金　焦神曲　炒黄连　砂仁

向有痔漏之患，现今两肋胀懑，右关脉弦，肝木犯胃也，当用培土之剂。

党参　炙甘草　白芍　川郁金　制于术　归身　陈皮　茯苓　煨木香　煨姜　大枣

先吐血而后鼻衄，营阴之伤，已不待言，现患肢肿气喘，六脉空数，虚极成鼓之象也，不易治，姑与都气法。

炒熟地　山萸肉　炒白芍　炒牛膝　制附子　五味子　淮山药　粉丹皮　茯苓皮

积痰吐泻，营虚气无所归，陡然腹大如釜，气喘便闭，何能愈耶。

炒熟地　上肉桂　淮山药　粉丹皮　制附子　炒萸肉　炒牛膝　泽泻　带皮苓　炒车前子

又

营虚鼓胀，前用金匮方，毫无善机，胀势日盛，危险极矣，再与一方，以徇来意，前方去牛膝　萸肉　丹皮加焦白术　炒白芍　大腹皮　川椒目　胡芦巴。

经阻数月，周体肿胀，面黄肢浮，脉沉而微，此脾阳不振也，非浅恙。

制附子　炮姜　炒白芍　广陈皮　生白术　法半夏　秦艽　肉　炒薏仁　带皮苓　冬瓜子　五加皮

复诊：

去秦艽　五加皮　生白术　冬瓜子，加制于术　炒熟地　山萸肉　车前子。

又

肢肿稍退，腹胀未舒，此脾胃两亏所致，症属棘手，安望其通经耶。

上肉桂　炒白芍　茯苓皮　山萸肉　大熟地　炒牛膝　制香附　建泽泻　焦于术　大腹皮　薏苡仁

宿瘀大下，腹胀足疮，络伤积湿所致，立春节恐有吐、下交作之变。

旋覆花　川郁金　花蕊石　赤茯苓　炒归尾　炒牛膝　陈皮　薏仁　加砂仁

久泻脾虚，致成鼓症，便短脉微，难治之候，惟有温补中、下焦一法而已。

制附子　煨肉果　补骨脂　新会皮　炮黑姜　菟丝子　带皮苓　炒薏仁　焦冬术　炒车前子　加大腹皮　川椒目

症属寒湿内伤侵，脾土受伤而致腹胀、足肿，难许速愈。

土炒于术　炮姜　黑猪苓　新会皮　宣木瓜　茯苓皮　焦茅术半夏　福泽泻　薏仁　大腹皮　姜皮

始患湿癣，过服猛剂渐致脾土内损，阴水失养，足肿不温，腹满口燥，已近虚鼓之门，殊难见效。

制于术　炒白芍　五味子　茯苓皮　制附子　炒山药　炒牛膝福泽泻　炒熟地　加大腹皮

泄痢伤脾，腹膨肢肿，六脉沉微，难治之候也。

焦冬术　炮黑姜　炒牛膝　茯苓皮　焦茅术　法半夏　宣木瓜新会皮　制附子　车前子　大腹皮　川椒目

投温通燥湿剂，腹胀稍松，足肿渐退，然脉象尚带沉弦，湿邪未能净也。

焦茅术　炒枳实　炒牛膝　赤茯苓　法半夏　车前子　炒薏仁川郁金　炒川连　大腹皮　冬瓜子

好茶积湿，先肿而后归于腹，难治也。

生白术　法半夏　茯苓皮　大腹皮　制附子　陈皮　生薏仁　加砂仁　炒中朴

疟久肝脾两伤，痞满作胀，渐致肌削肢肿，大小便俱不利，甚则溏泄下痢，脉弦而空，知脏阴内损，及于下元矣，势已棘手，姑拟一方，以副远来之意。

土炒于术　炒白芍　煨木香　黑猪苓　炮黑姜　法半夏　新会皮　带皮苓　泽泻　炒薏仁　大腹皮　焦麦芽

时疾后太阴蕴热未清，积久发鼓，半由用药不合所致，现在喘咳鼻干，腹热如灼，舍清泻一法何以为计耶。

炒川连　地骨皮　栝蒌皮　苦杏仁　炒黄芩　新会皮　茯苓皮　片通草　粉丹皮　米仁　泽泻　大腹皮

复诊：

用清泄法，腹胀稍舒，热势亦缓，然太阴蕴热，尚未清彻。恐湿蒸则腹胀，未可知也，慎之！

气食凝结，兼湿痰内滞，六脉沉弦，腹胀气闭，暂用小温中汤合泻心法。

生茅术　法半夏　淡干姜　川郁金　紫厚朴　广藿香　姜汁炒川连　新会皮　赤茯苓　焦建曲　砂仁末　车前子

劳伤食伤，陡然腹胀，不易治，姑拟健土消食一法，以因小效。

炒枳实　川郁金　陈皮　赤茯苓　炒厚朴　青皮　焦神曲　大麦芽　炒茅术　大腹皮　冬瓜子

向有积痞，复兼劳伤吐血，吐后腹胀，服舟车丸而得松，现在复有腹胀之象，脉形细数，劳伤与鼓胀兼病，难治之候。

姜汁炒川连　川郁金　车前子　炒神曲　炙鳖甲　黑山栀　炒牛膝　生薏仁　炒枳壳　大腹皮　花蕊石

内热腹胀，脉细如丝，不治之症。
姜汁炒川连　真厚朴　茯苓皮　车前子　上肉桂　焦白芍　炒薏仁　川郁金　生于术　大腹皮　砂仁末
每朝服资生丸　金匮肾气丸　合服十日

叠投温补通疏滞之法，胀腹已大松矣，脉象较前稍觉有力，可投补味。
焦于术　炒山萸肉　粉丹皮　车前子　上肉桂　炒白芍　泽泻陈皮　带皮苓　大腹皮　砂仁末
每朝金匮肾气丸，资生丸合服

肝木乘土，少腹作疼，渐至胁楚腹胀，按之颇坚，神委颓而脉细数，近鼓之候也，非易愈，拟健土泄木法，以图小效。
生于术　淡吴茱萸　焦神曲　新会皮　炒厚朴　川郁金　茯苓皮泽泻　炒川连　制香附　大腹皮

产后营虚气郁，致成肿满之候，殊非易治，暂与开郁消肿法。
炒茅术　栝蒌皮　茯苓皮　新会皮　制香附　五加皮　法半夏大腹皮　川郁金　冬瓜子

气郁成鼓，兼以积劳致倦，舍燥土温阳别无计也。
炒茅术　陈皮　五加皮　泽泻　制附子　炒白芍　带皮苓　薏仁　法半夏　大腹皮

积劳内伤，吐瘀腹胀，两尺沉微，虚鼓之候也，余温补无他策。

炒熟地　炒牛膝　白芍药　大腹皮　焦白术　炮姜　五味子　茯苓皮　制附子　泽泻　炒车前子

又

症本营虚，腹胀，用温补而胀势渐松，舍此又奚策耶。

炒熟地　陈皮　枸杞子　炒白芍　制附子　萸肉　菟丝子　炒牛膝　炒白术　车前子　炒山药　茯苓皮

又丸方

熟地　制于术　山萸肉　五味子　制附子　枸杞子　炒白芍　炒牛膝　炮姜　陈皮　泽泻　茯苓　大腹皮

煎汤丸法

劳伤痎缠，而致腹胀恶寒，脉象沉微，不易治之症也。

制附子　青皮　茯苓皮　大腹皮　炮姜　陈皮　炒白芍　生薏仁　茅术　法半夏　大麦芽

先患三消而后腹满，脉细、舌滑，真阴大亏矣，不易治。

炒熟地　山萸肉　怀山药　茯苓皮　制附子　五味子　陈皮　泽泻　车前子　炒牛膝　大腹皮

痫厥之症久愈，近患纳食胀懑，气机窒滞，得运动始安，左关尺沉细无力，精神疲困，此由遗泄阴亏，下元火衰，不能生土所致，延久恐其腹满，治以温补中、下焦为主。

制于术　菟丝子　炒白芍　法半夏　制附子　补骨脂　陈皮　茯苓　炮姜　加砂仁

痞满作胀，肝、脾气滞所致，将成单鼓矣，不易治。

炒川连　焦茅术　青皮　炒中朴　法半夏　制香附　川郁金　陈皮　赤茯苓　大麦芽

偏产后，肝郁气滞，而致痞结脘胀，形如覆碗，脉细神倦，难许消也。

炒黄连　半夏　陈皮　郁金　炒中朴　制香附　炒白芍　炒山栀　焦建曲　砂仁

宿痞作胀，肝郁气滞所致，久必腹满，一时难许奏效，从肝肾调补。

制香附　制于术　炙鳖甲　炒白芍　紫石英　枸杞子　新会皮　川郁金　菟丝子　砂仁

气郁成痞，纳食窒塞不化，久防腹满。

厚朴　法半夏　炒茅术　枳实　制香附　炒山栀　陈皮　焦建曲　砂仁

宿痞作胀，且曾下积瘀，终恐腹满。

香附　郁金　青皮　白芍　炒黄芩　薏仁　赤苓　泽泻　建曲　冬瓜子

疟后阴虚结癖，渐致腹满而坚，不易消去也。

生茅术　生鳖甲　紫厚朴　草果仁　炒柴胡　郁金　青皮　陈皮　焦曲　赤苓　荷叶

疟后肝阴亏损，而致结痞，久防腹满，宜丸子调理。

炙鳖甲　炒川连　炒于术　法半夏　川郁金　炒白芍　青皮　陈皮　牡丹皮　焦神曲　荷叶　红枣

煎汤法丸

劳力内伤，肝脾俱病，以致疟久不止，痞胀腹膨，神色委颓，脉细而弦，鼓症之根也。舍补无策。

制附子　上肉桂　菟丝子　新会皮　冬术　半夏　枸杞子　茯苓皮　炒白芍　泽泻　煨姜　红枣

产后血虚积郁成痞，久痛不止，纳食格滞不舒，脉细神倦，不易治之症也，与清疏一法。

姜汁炒川连　川郁金　焦神曲　官桂　炒白芍　炒山栀　炒中朴　制香附　谷芽　陈皮　橘叶

肝郁气滞，脘次作痛成块，食不下化，大便闭结，此五积中之痞气也，不易治。

姜汁炒川连　淡干姜　全栝蒌　当归尾　赤肉桂　川楝子　炒枳实　瓦楞子　炒白芍　川郁金　梹榔

向有疟母，痞气攻冲，脘间痛及胁肋，右脉软，左脉弦，肝木犯胃也，暂用左泄

姜汁炒川连　炙甘草　煨益智　炒川楝子　川郁金　泡淡吴茱萸　乌梅肉　云茯苓　炒白芍　加橘叶

肝阴伏热，类疟久缠，以致腹痞微胀，久防成鼓，此关七情郁

结，宜开怀调理。

生于术　法半夏　淡干姜　炒山栀　制香附　新会皮　川芎　焦神曲　炒白芍

肝郁成痞，中虚受侮，神色委颓，脉形弦紧而数，此由积劳忧郁所致，交春防腹胀可虞也，不易治。

制香附　真厚朴　法半夏　焦神曲　焦茅术　炒山栀　川郁金　赤茯苓　炒川连　茯神皮　砂仁末

病人脉弱，肌削神困，脘次隆起，形如覆杯，此脾积也，病实脉虚，难治之候。

姜汁炒川连　新会皮　焦建曲　麦芽　炒枳实　姜汁炒厚朴　淡干姜　赤苓　生白术　加砂仁

肝木侮中，痞气塞逆，时欲作胀，脉弦细不柔。此六郁中之气郁也，久防反胃、呃逆。

姜汁炒川连　代赭石　栝蒌皮　川郁金　淡干姜　法半夏　新会皮　炒怀膝　炒白芍　佛手柑

丸方

西党参　代赭石　炒白芍　炒苏子　焦于术　法半复　淡干姜　广藿香　旋覆花　新会皮　煨益智　白茯苓

研末，以橘叶煎汤法丸，每朝开水服四钱。

肝郁营滞，脘痞腹胀，以疏为主。

制香附　炒川楝子　川郁金　陈皮　炒牛膝　炒茺蔚子　栝蒌皮　赤苓　炒归须　加官桂

疟后结痞，滋漫成形，侮中作胀，延久必成鼓疾，惟有疏消一法而已，然恐未必速效。

炒茅术　炙鳖甲　法半夏　青皮　制香附　炒白芍　陈皮　枳壳　带皮苓　加荸荠削　陈海蜇泡

奔豚，下元气不足，奔豚上逆，脐旁作痛不止，两尺虚软，当用温补滋纳之法。多服数剂，庶可奏效。

炒松熟地　上肉桂　炒白芍　补骨脂　山萸肉　五味子　盐水炒牛膝　白茯苓　真西党　淮山药　小茴香　荔枝核

气虚生痰而致噎膈，殊不易治。

西党参　广藿香　淡干姜　瓦楞子　代赭石　栝蒌仁　新会皮法半夏　旋覆花　焦谷芽　白檀香

肺气闭塞，贲门不开，纳不下胃，治以润降之法。

旋覆花　羚羊角　川贝母　川石斛　代赭石　栝蒌皮　杏仁　橘红　生谷芽　竹茹

上焦气闭，下元火衰，关格所由致也，不易愈（服四剂而大便通）

上肉桂　淡干姜　栝蒌仁　油当归　旋覆花　代赭石　苁蓉　柏子仁　新会皮　大麦芽

又

大便已通，能食稀粥矣，然终恐成格，仍照前方加减

西党参　干姜　菟丝子　归身　上肉桂　枸杞子　益智仁　法半夏　新会皮　怀牛膝　焦谷芽

又

气虚噎膈，症本难治，再与一方，以为延挨之计耳。

西党参　干姜　法半夏　归身　上肉桂　益智仁　陈皮　柏子霜　焦谷芽　饴糖^{烊化}

好酒伤中，木郁侮土，以致呕吐便闭，痞升攻痛，脉来弦细无力，已成格症，不易愈。

淡干姜　法半夏　炒白芍　栝蒌皮　泡吴茱萸　川连　代赭石　新会皮　益智仁　焦谷芽　广藿香

中虚气不化津，则成痰格矣。

上肉桂　淡干姜　补骨脂　新会皮　西党参　代赭石　法半夏　栝蒌仁　白茯苓　霞天曲　炒竹茹

膈次忽通忽塞，人迎脉弦有力，不吉之象也，仍照前方加减

真西党　淡干姜　陈皮　苁蓉　旋覆花　法半夏　栝蒌仁　柏子仁　代赭石　竹茹　白檀香　霞天曲

下不通而反乎上，关格之象也，不易治。

旋覆花　法半夏　油当归　柏子仁　代赭石　新会皮　淡苁蓉　炒白芍　栝蒌仁　沉香末

噎膈已成，本难理治，况兼悲郁内伤，纳食愈少，痰升不降，更难疗矣。

西党参　法半夏　代赭石　栝蒌仁　淡干姜　黑山栀　焦谷芽　旋覆花　陈皮　姜汁炒竹茹

恺郁内伤，气闭不舒，纳食噎而欲吐，且便结如马粪，脏阴竭矣，难治也。

上肉桂　淡干姜　陈皮　苁蓉　法半夏　代赭石　栝蒌仁　油当归　旋覆花　焦谷芽　薤白头

气虚机滞，兼以抑郁内损，贲门不开，纳物辄吐，此噎膈已成，殊难奏效。

西党参　法半夏　瓦楞子　新会皮　旋覆花　栝蒌仁　广藿香焦谷芽　代赭石　薤头白　生姜汁　韭菜汁

始患疡疾，愈后失调，胃阳暗耗，因食冷物，骤起噎膈呕吐，右关脉弦大，重按不和，此系年高中气稍衰，弗克清肃下降，以致纳食哽咽不下，颇非易愈。

人参　旋覆花　泡干姜　淡苏蓉　上肉桂　代赭石　白茯苓　柏子霜　法半夏　广藿香　橘红　姜汁炒竹茹

疡疾后失于调理，营卫大亏，胃阳日困以致贲门不开，纳食膈噎，脉象弦而无力，呕吐发呃，难疗之候也。

上肉桂为末冲　淡干姜　煨益智　栝蒌仁　旋覆花　法半夏　炒白芍　焦谷芽　代赭石　陈皮

年老气亏，痰饮停滞，以致纳食格而欲吐，六脉弦细，不易愈，舍前方，别无良策。

西党参　炒归身　炙甘草　柏子霜　淡苏蓉　姜制半夏　白茯苓　陈皮　上肉桂　加上沉香

气虚肝郁，纳食不下，将有膈疾之虞，非易愈也。

西党参　炒川连　新会皮　白茯苓　代赭石　制半夏　炒白芍
淡干姜　旋覆花

中气衰弱，胃不开纳，六脉沉微不振，此大虚之候也，舍补无策。

高丽人参　炙甘草　煨益智　补骨脂　法半夏　真西党参　菟
丝子　新会皮　上肉桂　白茯苓
以焦谷芽煎汤代水

年高气衰，纳食哽咽不下，此贲门阻绝也，非易治。

旋覆花　上肉桂　煨益智　法半夏　代赭石　炒白芍　新会皮
栝蒌仁　西党参　茯苓　加杵头糠^{绢包}　白檀香

饮食失调，气虚艰于运化，不时噫嗳，胸次不舒，此木乘土位
也，勿过烦郁是嘱。

焦于术　法半夏　炒白芍　焦神曲　炒川连　新会皮　煨木香
白茯苓　炒厚朴　砂仁

中气不足，易饥发嗳，兼之木郁成痞，积久恐其腹胀，以节劳
旷达为要。

西党参　法半夏　归身　木香　制于术　陈皮　白芍　郁
金　炙甘草　茯苓　砂仁
研末，以煨姜大枣煎汤，法丸

肝木乘土，呕吐频作，脉形弦紧，且当风木之令，未易霍然，

以抑制厥阳和理阳明主治。

粥汤炒川连　淡干姜　法半夏　炒白芍　陈皮　真广霍香　旋覆花　蒌仁　川郁金　薤白头

中虚肝木乘土，屡作呕吐，最难全愈，惟有培中抑木而已。

粥汤炒川连　炒白芍　广藿香　炒乌梅　蒌仁　代赭石　炒西党参　泡淡干姜　法半夏　茯苓　陈皮　加竹茹　佛手柑

营虚火衰，纳食欲吐，兼肢节痛，非轻恙也，舍温补无策。

制附子　淡干姜　法半夏　代赭石　补骨脂　菟丝子　煨益智　炒白芍　广藿香　焦谷芽　佛手柑

中虚胃寒，不时发咳，呕痰，四肢困怠，拟益气和中主治。

西党参　炙甘草　新会皮　煨木香　淡干姜　法半夏　煨益智　茯苓　焦白术　加竹茹

下元火衰，纳食艰化，欲吐，治以温胃和中为主。

法半夏　淡干姜　干薤白　代赭石　炒白芍　陈皮　栝蒌仁　焦谷芽　广藿香　佛手柑

呕吐已止，遗泄又作，肾气大亏矣，仍宜温补。

西党参　制附子　淡干姜　陈皮　法半夏　菟丝子　补骨脂　煨益智　白茯苓　五味子
复诊：
西党参　制附子　五味子　牡蛎　大熟地　山萸肉　淮山药　菟丝子　炙甘草　新会皮

杂食伤气，以致噫嗳、呕吐，治在肝、胃。

炒川连　旋覆花　代赭石　栝蒌仁　淡干姜　乌梅　广藿香　陈皮　法半夏　佛手柑

脘痛两月，中虚胃困，纳食欲吐，六脉细微，近乎格疾矣。

赤肉桂^{研末冲}　西党参　煨益智　柏子霜　淡干姜　法半夏　淡苁蓉　油当归　新会皮　焦谷芽　九香虫

素体怯弱，中虚失化，下元命火亦亏，以致纳食艰消，每于晚间呕吐，六脉细弱无神，恐延为噎膈之候，舍温补中、下元无他策。

炒西党参　淡干姜　陈皮　菟丝子　上肉桂　法半夏　栝蒌仁　炒白芍　白茯苓　代赭石　加姜汁炒竹茹

中虚木郁，兼挟湿痰，时欲呕恶吐瘀酸，此反胃之根也，及早节敛为要。

西党参　炒川连　法半夏　陈皮　淡干姜　旋覆花　炒白芍　广藿香　生益智　加佛手柑　焦谷芽

嗜酒伤胃，呕吐不思纳食，脉沉而软，近乎膈疾矣，难愈。

淡干姜　西党参　代赭石　旋覆花　川黄连　法半夏　陈皮　炒白芍　焦谷芽　佛手柑

中虚木侮，不时呕吐酸水，以益气和肝为主。

西党参　法半夏　姜汁炒山栀　生益智　淡干姜　新会皮　炒白芍　白茯苓　广藿香　炙甘草　佛手柑

木郁吐酸，反胃之根也，治宜泄木和中。

姜汁炒川连　法半夏　炒白芍　川郁金　生益智　姜汁炒山栀
淡干姜　栝蒌皮　代赭石　佛手柑

肝木犯中，咳逆呕吐，暂用清泄润降法。

姜汁炒川连　法半夏　炒苏子　杏仁　旋覆花　栝蒌皮　姜汁
炒山栀　陈皮　炒白芍　广藿香　竹茹

哕恶吐酸，好酒伤胃所致也，久防噎膈。

法半夏　淡干姜　陈皮　栝蒌仁　炒川连　炒白芍　川石
斛　焦谷芽　广藿香　佛手柑

营液亏于下，阳气格于上，呕吐所由致也。

西党参　半夏　油当归　菟丝子　淡干姜　陈皮　淡苁蓉　炒
怀膝　炒白芍　松子仁

火不生土，中虚失化，纳食停顿，朝食暮吐，此反胃噎膈之
候。舍温补无策。

制附子　炒白芍　菟丝子　煨益智　炒干姜　法半夏　破故纸
砂仁研冲　焦冬术　广陈皮

又

助命火以培其生化之原，乃治噎膈之上策，前方去术、姜、
夏、益智、芍。加熟地、桂、党、五味、枸杞、赭石。

又

叠投温补之剂，呕止而气仍上冲，脉象弦细而微，未见生动，
不敢必其全愈也，尽力调治而已。

　　大熟地　五味子　煨益智　牛膝　制附子　菟丝子　补骨脂　陈皮　西党参　干河车

　　饮食不调，致伤阳明之气，不时脘痛呕吐，此反胃之根，节劳调理，勿食生冷为嘱。
　　川楝子　山栀　代赭石　栝蒌皮　炒川连　旋覆花　法半夏　陈皮　川郁金　炒乌梅　生姜汁

　　木郁侮土，而成反胃，治以降气和中法。
　　旋覆花　陈皮　炒白芍　郁金　代赭石　广藿香　乌梅肉　茯苓　加竹茹

　　饮食伤中，吐酸呕恶，反胃之根不浅矣。
　　炒川连　淡干姜　法半夏　旋覆花　炒山栀　广藿香　炒白芍　白茯苓　新会皮　加竹茹　佛手柑

　　络伤瘀滞不通而为呕吐也。
　　旋覆花　小青皮　炒蒌皮　炒怀膝　川楝子　炒归须　单桃仁　郁金　丹参　加佛手柑　九香虫

　　和肝止呕主之
　　炒川连　法半夏　栝蒌皮、仁炒，研　白茯苓　泡吴茱萸　陈皮　广藿香　薤白头　炒白芍　加九香虫研冲

　　年逾六旬，气不足而营液内亏，大便闭结，欲解而不得下，两尺沉微无力，当从下元温润。

大熟地　油当归　白茯神　炒牛膝　西党参　柏子霜　淡苁蓉　蜜水拌半夏　加沉香末

年高真水不足，两便所以艰涩也。
炒熟地　知母　大麦门冬　炒归身　山萸肉　泡淡苁蓉　枸杞子山药　炒黄柏　茯苓　加上肉桂
丸方
炒熟地　西党参　泽泻　炒牛膝　枸杞子　车前子　山萸肉　炒知母　淡苁蓉　炒黄柏　淮山药　带皮苓　上肉桂
研末，以淡蜜水法丸

膀胱与大肠阻滞，大小便俱涩，治宜清利之法。
细生地　大麻仁　泽泻　赤茯苓　粉丹皮　炒知母　炒车前子薏仁　炒黄柏　加木通

呕吐累日，肠液枯竭，大小便闭，此手、足阳明病也，治宜温润。
油当归　栝蒌仁　麻仁　炒车前子　淡苁蓉　福泽泻　柏子仁知母　赤块茯苓　大麦仁

过饱脾胃郁遏，引动疝气，腹胀呃逆，饮即呕吐，此下不通反于上也，病势甚重，得解乃为转机。
旋覆花　小青皮　淡干姜　代赭石　吴茱萸　炒川连　炒枳实　炒楝子　栝蒌仁　小厚朴　川郁金　姜汁炒竹茹　新会皮
又
大便虽解而未得畅，腹鸣气攻，脉象弦紧，防其腹大。

姜汁炒川连　淡干姜　炒枳实　煨木香　栝蒌仁　法半夏　炒小厚朴　广藿香　川郁金　莱菔子　陈香橼　砂仁末^{研冲}

又

大便得解，腹中渐松，但六脉弦紧博大，肝脾犹未和出，猝然腹大。

焦茅术　淡干姜　炒枳壳　广藿香　姜汁炒川连　法半夏　车前子　大腹皮　赤茯苓　新会皮　砂仁末^冲　焦饭滞

癸水不通，哮喘咳痰，此肝、肺两经之病，暂从气分调治。
黄芪　苏子　橘红　川贝　半夏　杏仁　海浮石　蜜桑白皮　款冬花　白前

天暑多汗，腠理不固，肺气不肃，哮喘旧患又作矣，宜护表以泻肺主治。
炙黄芪　炙桑皮　地骨皮　橘红　炒葶苈　海浮石　杏霜　川贝　炒苏子　白前　大枣

哮喘根深，在老年人尤难脱体。
西党参　紫菀　橘红　川贝　炒苏子　杏仁　桑皮　石斛　海浮石

哮喘根深兼之咳痰带红，金水两伤矣，乌能冀其全愈耶。
紫菀　真川贝　杏霜　桑白皮　款冬花　橘白　海浮石　茯苓加白前

肺俞受寒，哮喘痰升，急切不能平复。

生黄芪　蜜炙麻黄　法半夏　杏霜　炒苏子　橘红　蜜炙桑皮
淡黄芩　款冬花　加白果

肺俞受寒而为哮喘也，其根难断。
生黄芪　法半夏　款冬花　蜜炙桑皮　炒苏子　海浮石　甜杏
仁　橘红　加白果肉

益肺气以降喘
西党参　海浮石　杏霜　炒怀膝　炒苏子　法半夏　橘红　桑
白皮　金沸草　款冬花　加白果肉

气喘不降，口渴神倦，脉空弦无根，非小恙。
炒苏子　石决明　旋覆花　川石斛　杏霜　款冬化　天花
粉　橘红　薏仁

泻肺降喘为主。
炒葶苈　甜杏仁去皮　栝蒌皮　地骨皮　海浮石　炒桑皮　京
贝母　炒牛膝　橘红　加红枣

肺气虚不下降，腠理不密，易感发喘，脉象虚弦无力，此根
难断。
西党参　炒苏子　甜杏仁　炒怀膝　麦门冬　真川贝　橘
白　款冬花　白茯苓

心脾俱亏，举动喘急，肛坠不收，脉形虚弦，当用补中益
气法。

炙黄芪　制于术　炙甘草　炒归身　淮山药　绿升麻　法半
夏　新会皮　白茯苓　炒薏仁　煨姜　南枣

气喘不降，脉数而浮，非小恙也，舍滋补无策。
沉香末炒熟地　麦门冬　枸杞子　煅牡蛎　五味子　炒萸
肉　盐水炒怀膝　茯苓　真西党参　橘白　甜杏仁　加胡桃

疡疾后失调，喘咳气逆，六脉芤软细数，气阴交亏之象，且曾
患痰血，已近怯门。非浅恙也，极须静养珍摄为妙，否则防血症
复萌。
西党参　麦门冬　煅牡蛎　川石斛　炒阿胶　甜杏仁　款冬花
广橘白　真川贝　女贞子　枇杷叶

劳倦内伤，咳呛失血，举动喘急，肾不摄纳也，脉形芤数，已
成老弱之候，拟用纳补下元，参化痰治。
沉香末炒熟地　麦门冬　款冬花　煅牡蛎　山萸肉　真川贝^{研冲}
西党参　甜杏仁^{去皮}　白茯苓　胡桃肉　坎炁

肺气不降，下焦奔豕之气上升，喘急不已，脉弦而无力，非浅
恙也，防汗脱。
熟地　党参　代赭石　橘白　麦门冬　牛膝　五味子　杏仁^{去皮}
杞子　川贝母　胡桃肉　沉香末
复诊：
去赭石、贝母，加煅牡蛎、萸肉。
又
喘急稍平，下元之气大亏，宜丸子调理，扶过夏令，可以

延年。

西党参　炙黄芪　枸杞子　熟地　山萸肉　麦门冬　五味
子　怀山药　白茯苓　杏仁　怀牛膝　胡桃肉

积劳咳嗽，气喘脉微，老怯之根也，不易全愈。

西党参　炒苏子　杏仁　橘红　款冬花　枸杞子　五味子　麦
门冬　怀牛膝　川石斛

　又

阴亏劳怯，症本难治，前用摄纳法，虽凑小效，然大势总属不
佳，以脉来数疾无根耳，仍照原方加减。

沉香末炒熟地　炙龟板　巴旦杏仁　五味子　牡蛎　丹皮　大
西党参　淮山药　拣大麦门冬　萸肉　胡桃

真阴内亏，虚阳上扰，气升痰喘，脉数而滑，水不制火也，近
乎虚怯。

炒熟地　山萸肉　怀牛膝　广橘红　大麦门冬　炙甘草　五味
子杏仁　炙龟板　白芍药

降肺定喘主治。

生黄芪　苏子　杏霜　浮石　旋覆花　栝蒌皮　橘红　半
夏　真川贝　白果

时疾后，气亏生痰，举动喘急，脉细神倦，非一时可愈也。

西党参　炒苏子　橘红　款冬花　法半夏　甜杏仁　真川
贝　白茯苓　炙甘草　川石斛

咳嗽多年，近兼喘急，得痰出而咳稍止，间有红色，脉沉软无力，此肺劳已成之象，不易全愈，扶过暑天，方得稍安。

生黄芪　真川贝　甜杏仁　蜜炙桑皮　西洋参　地骨皮　橘白款冬花　川石斛　枇杷叶

又

肺气不肃，咳痰不已，举动喘急，脉形未见弦数，不宜用偏阴之药，当从手太阴调治，然一时未能速效也。

生黄芪　蛤粉炒阿胶　西洋参　广橘红　巴旦杏仁　款冬花　西党参　真川贝母　霍山石斛　冬虫夏草　枇杷叶

又丸方

炙黄芪　炒松熟地　怀山药　茯苓　西党参　炙五味子　麦门冬　杏仁　炙甘草　山萸肉　真川贝　枇杷叶

上味杵烂，以白蜜炼熟，为丸。

平昔多劳少逸，内伤外感，气阴两为所耗，以致骨蒸多汗，五心燔灼，舌紫绛而心滑脱液，脉形虚数，左关尺尤甚，可见真水大亏，虚阳不时游溢，则汗出无度，而咳喘并作矣，大势非轻，拟方备用。

人参　西洋参　生地　麦门冬　炙龟板　五味子　炒知母　天花粉　川贝母　金石斛　枇杷叶露

素体骨蒸内热，自春到今，咳呛不止，曾见血，寒热间作，咳甚欲呕，六脉细数，举动喘急，此虚怯已成之象，秋深防其增重。

生黄芪　地骨皮　杏仁　橘白　川贝母　旋覆花　款冬花　怀牛膝　西洋参　枇杷叶

初患足肿囊胀，渐致上升，气喘胁楚，脉沉而数，非浅恙也，姑与降气定喘法。

旋覆花　款冬花　蜜炙桑皮　甜杏仁　法半夏　炒苏子　广橘红　栝蒌皮　茯苓皮　五加皮　白前

劳伤脚气上攻，咳喘而痰不利咯，兼之胁肋胀楚，仍未离乎险境也。

旋覆花　炒苏子　法半夏　茯苓皮　甜杏仁　炒牛膝　橘红　防己　薏仁　五加皮　冬瓜子

先患肛漏，后即吐红，现在咳喘神倦，右脉芤弦不摄，此金水两亏，气不归根也。怯疾已成，只图扶持岁月而已。

炒熟地　山萸肉　麦门冬　五味子　炙龟板　怀山药　川贝　丹皮　白茯苓　橘白　真坎炁漂淡入内

又

叠投温补重剂，气喘神倦，略有起色，而水冷为痰，咳吐不已，总属肾水不摄纳也。夏令火炎，防其汗脱之虞，宜加意调护是嘱。

炒熟地　山萸肉　枸杞子　五味子　炙黄芪　茯苓　制附子　代赭石　陈皮　甜杏仁　法半夏　胡桃肉

喘嗽多痰，并曾失血，脉虚数而神倦，老劳之候也，不能全愈。

熟地　川贝　款冬花　牡蛎　麦门冬　橘白　枸杞子　牛膝　五味子　茯苓　胡桃肉

前曾失血，咳嗽久而不止，渐至喘急神倦，足肿不能履地。六脉沉微数促，真阴大虚，症颇棘手，姑与都气法加减。

炒松熟地　山药　牛膝　萸肉　川续断　丹皮　带皮茯苓　龟板　麦门冬　五味子　胡桃肉

久咳见血，气喘神倦，六脉细微，四末略肿，便溏胃闭，此系火不生土，土不生金之象。虚怯已成，难治也。

沉香末炒熟地　制于术　淡天门冬　五味子　橘白　款冬花　制附子　煅牡蛎　胡桃肉　枇杷叶

积劳内伤，久咳兼之气喘多痰，脉弦而软，此虚怯之根，难许速愈。

沉香炒熟地　麦门冬　款冬花　甜杏仁　广橘白　盐水炒怀膝　茯苓　金石斛　真西党　牡蛎

病经八载，血症根深，现在喘急多痰，气不下降，脉虚微而数，此本元虚竭之象，炎夏如何得过耶。姑与一方，以副来意。

沉香末炒熟地　麦门冬　款冬花　甜杏仁　橘白　真西党参　炒牛膝　煅牡蛎　金石斛　加枇杷叶　胡桃肉

外来之热已解，内发之热亦减，喘急不卧其本病也。气有升无降，则胃益不和，而足欲浮肿矣，盛暑伤气，惟有益气以降喘为要。

大西党参　旋覆花　紫菀茸　炒牛膝　款冬花　代赭石　真川贝去心　白茯苓　金石斛　橘白　胡桃肉

劳嗽根深，近兼腹胀气喘，此属肾水内亏，火不归根之象，年高患此，不易治也。

炒熟地　山萸肉　五味子　新会皮　淮山药　炒牛膝　甜杏仁　带皮苓　福泽泻　车前子　胡桃肉

肺气不降，络伤肺热，咳血气喘，脉象弦细无力，宜用降气化痰之法。

西党参　旋覆花　代赭石　麦门冬　甜杏仁　款冬花　炒怀膝　橘红　云茯苓　川贝母　枇杷叶

膏方

西党参　枸杞子　炒枣仁　甜杏仁　大熟地　麦门冬　山萸肉　款冬花　炙黄芪　茯神　煅牡蛎　橘白

煎浓汁，以淮山药研末收膏，每朝用开水化服。

失血过多，真水亏而肾气不摄，喘急日甚，脉来数促，此大危之候也，交春防其虚脱，此方勉拟。

炒熟地　枸杞子　五味子　麦门冬　淮山药　西党参　盐水炒牛膝　山萸肉　白茯苓　广橘白　胡桃肉　沉香末

咳久肺阴大亏，金不生水，脏液枯竭，俯仰两脏，不相呼吸，以致气喘多痰，脉象弦数，其根难断。

沉香末炒熟地　茯苓　半夏釉　川石斛　麦门冬　甜杏仁　炒牛膝　橘白　款冬花　盐水炒胡桃

咳嗽失血，其根已深，近日肝郁不舒，渐致举动气喘，右胁作胀，胃不贪纳，脉形细数无力，此属肾、肝、肺三脏俱损之象，虚怯已成，难期全愈也，暂拟润肺化痰法，接以纳气摄下之剂，未审稍有效否。

紫菀茸　款冬花　麦门冬　橘白　真川贝　甜杏仁　炒怀膝　五味子　川石斛　加枇杷叶

接服方：

沉香末炒熟地　麦门冬　枸杞子　山萸肉　煅紫石英　五味子　盐水炒牛膝　怀山药　甜杏仁　橘白　真坎炁漂淡　胡桃肉

肾气不摄，喘急日甚，脉浮微而数，此重候也，舍纳补无策。

大熟地　山萸肉　枸杞子　甜杏仁　西党参　五味子　煅牡蛎　款冬花　怀山药　白茯苓　怀牛膝　沉香末　胡桃肉

又

肝肾两亏，气不归根，用纳补而得效，今又奔豕冲逆，肋跳腹鸣，仍照前方增损用之。

大熟地　五味子　枸杞子　怀山药　西党参　广橘白　炒牛膝　麦门冬　炙龟板　川贝母　白茯苓　紫石英　加坎炁　胡桃肉

丸方

前方去龟板　牛膝　川贝加黄芪　炙甘草　牡蛎　杏仁。

自夏及冬，血症不发，而真阴亏竭，喘急不已，脉细软而神委顿，水火两不济矣，天气渐寒，恐有日形憔悴之势，奈何，姑与温纳根元一法。

干河车　五味子　枸杞子　山萸肉　大熟地　麦门冬　淡天门冬　怀山药　炙龟板　紫石英　杏仁　胡桃

阴亏肾气不摄，晚间必发喘急，脉形细数，舍纳补无策，然须珍重为要。

大熟地　山药　丹皮　紫石英　山萸肉　牡蛎　五味子　大麦门冬　茯苓　胡桃肉

每朝服八仙长寿丸。

咳喘寒战，手拘挛而脉不应指，重候也，姑与一方而去。

生黄芪　炙甘草　款冬花　茯苓　炒苏子　真川贝　炒怀膝　杏仁　橘红　川石斛

又

气虚咳喘，再与理肺化痰一法。

炒苏子　广橘红　款冬花　川石斛　甜杏仁　紫菀　旋覆花　栝蒌皮　真川贝　石决明

中虚胃寒而发呃逆也，戒酒为要，否则防格疾。

西党参　法半夏　赭石　广藿香　淡干姜　陈皮　白芍　栝蒌仁　炙甘草　丁香

气虚肝郁，发呃不止，防其汗脱，以益气降逆主治。

西党参　代赭石　川郁金　半夏　淡干姜　白芍　茯苓　陈皮　旋覆花　公丁香研冲

阴虚气逆发呃，脉形沉细而数促，危候也，姑与镇纳法。

沉香炒熟地　代赭石　山萸肉炒　炒白芍　大西党参　麦门冬　五味子　款冬花　橘红　加胡桃肉　公丁香

又

呃逆稍平，而脉数如前，未许全吉也。

西党参　紫石英　煅牡蛎　麦门冬　炒熟地　山萸肉　五味子　橘白　怀山药　加坎炁^{漂淡}　胡桃肉　沉香末

积湿成疸，腹胀脉微，不易理治。
茅术　半夏　青皮　猪苓　黄连　陈皮　赤苓　黄芩　厚朴　茵陈　薏仁　海金沙

病属气郁湿郁，而致发为黄疸，前用燥湿分清之法，未见大效，小溲仍短，大便微带黑色，此积湿伤阴之象，病势不浅矣。再拟化湿滋阴法。
生于术　黑猪苓　厚朴　赤苓　炒黄连　炒黄柏　草薢　薏仁　阿胶　茵陈　谷芽

湿热入于血分而为黄疸也。
炒黄连　炒山栀　粉丹皮　海金沙　绵茵陈　黑猪苓　赤茯苓　炒清胶　木通　生薏仁

初患头痛及于背部，而发为阳黄，此由气郁伤肝，湿郁伤脾所致，非小恙也，在夏令尤难奏效。
姜汁炒川连　紫厚朴　广皮　猪苓　生茅术　法半夏　姜汁炒山栀　川草薢　赤苓　薏仁　海金沙
另服青麟丸。

湿热郁积内蒸，黄疸已成，且防腹满难治之候。
焦茅术　法半夏　炒山栀　赤苓　炒川连　新会皮　焦建曲　紫厚朴^{姜汁炒}　生薏仁　猪苓

卷 三

温 热

右三十七岁，证自十一日始，寒热如疟，每晚必至，渐致神思昏乱，连次发厥。现在心志稍清，而耳不聪听，懒言目瞪，舌苔黄而带黑，脉象弦大不摄，此温邪由少阳而传入厥、少二阴矣，势颇棘手，且在怀妊之体，尤可惧也，旦晚防其痉厥。此方勉拟，十一月廿七日诊

犀角五分，冲磨　鲜生地七分　黄芩钱半　石决明七分　川连四分　黑山栀钱半　丹皮二钱　石菖蒲钱半　生草四分　赤茯苓三钱　橘红八分　茅根　竹心

复诊：

前用清心泻热之法，夜间疟势稍轻，神志略觉清楚，舌根黑色未退，脘闷烦躁，脉右大于左，而不甚数，可见时邪尚盛，阳明宿垢未得通达，转而为呃逆昏愦，不可不防。姑照前方略添承气法，未知效否。廿九日诊

犀角四分　鲜生地六钱　柴胡梢五分　石决明六钱　川连四分　黑山栀钱半　肥知母钱半　生甘草四分　赤苓三钱　牡丹皮二钱　青麟丸钱半研冲

又复：

昨用清通之法，宿垢已下，神思渐清，似属转机，但温邪尚盛，舌黑色退而未净，安危尚未定也，再与清热滋润，以图渐添佳境为幸。

犀角尖四分　鲜生地六钱　肥知母钱半　生苡仁三钱　羚羊角一钱　牡丹皮二钱　天花粉二钱　赤茯苓三钱　白归身二钱　芦根五钱

三复：

日来热势渐退，夜间疟疾已止，舌黑十去七八，此佳兆也，但时邪去而真阴内亏，神志躁烦，夜卧不安，脉形弦大，此属三阴证之见象，不可以小效遂视为稳境也。

原生地　炙龟板　白归身　麦门冬　知母　茯苓　羚羊片　牡丹皮　京元参　鲜斛　花粉　枣仁　竹心

初患阳明挟邪停滞，叠投承气之剂而见解，现在舌苔仍黄，口中秽热之气颇盛，欬痰带红，膈次满闷不舒，此属肺胃郁火内燔，娇脏被伤所致。所以右脉沉弦而滞，二便不利，延久必成肺痿之候，难期速效也。

炒川连　淡黄芩　栝蒌霜　升苡仁　赤苓　广橘红　黑山栀　白杏仁　生石膏　芦根

复诊：

昨用三黄加减法，大小便已通，而不甚爽利，舌苔仍带黄色，脉象弦而不数，所嫌湿热下注。昨晚遗泄一次，胃气终不贪纳，阳明之郁热未清，气机无由舒快，久恐延为阳疸之候，殊难速效。再拟化热利便养胃法，以冀得谷为妙。

炒黄芩　丹皮　炒黄柏　栝蒌霜　苡仁　香粳米　黑山栀　知母　鲜石斛　甜杏仁　赤苓　芦根

又复：

舌黄渐退，秽热之气稍减，惟膈次不快，右寸关弦数有力，此属上、中焦郁火未泄，再拟清通一法，得下窍润利为妙。

炒川连　黑山栀　杏仁　生苡仁　橘红　淡黄芩　栝蒌仁　通

草　赤茯苓　青麟丸研冲

三复：

叠投清通苦泄之剂，积垢积湿俱已清彻，惟脉形细软，胃气未旺，从此静养，可冀痊安也。

细生地　肥知母　鲜石斛　赤茯苓　橘红　石决明　甜杏仁　天花粉　水梨肉

初起寒热，继则寒微热盛，胸膈胀闷，舌微黄而脉不甚数，此由阳明邪伏食滞所致，防其壮热神昏。

炒中朴　草果仁　肥知母　炒山栀　赤茯苓　炒枳实　全栝蒌　淡黄芩　法半夏

复诊：

照前方去山栀加大黄。

少阳、阳明邪郁气滞也。防其壮热神昏，暂用疏泄之法，然不可忽视。

炒柴胡　炒小朴　法半夏　焦建曲　赤茯苓　炒黄芩　炒枳壳　草郁金　生甘草　新会皮

气郁、食郁兼感时温，身微热而脘次室闷，时吐痰沫，脉象弦细而数，势颇淹缠，若得阳明之气通达，可冀痊愈。

炒中朴　全栝蒌　川郁金　赤茯苓　陈皮　炒枳实　法半夏　炒竹茹　黑山栀　生草

复诊：

照前方去郁金，竹茹加煨木香、莱菔子。

始起恶寒，现在寒微热盛，舌苔白，而中间微带黄色，耳不聪而鼻煽，神气倦怠，此少阳、阳明感受温邪所致，非小恙也，防发昏谵语。

软柴胡　炒厚朴　草果仁　淡黄芩　赤茯苓　煨葛根　尖槟榔　炒枳壳　栝蒌皮　生甘草

初患霍乱呕吐，现在身微热而不寒，舌苔黄滞，六脉沉微，则知外邪将彻，里结未通，暂用小承气法加减，然须节饮食为要。

炒中朴　枳实　炒黄芩　焦建麯　赤苓　滑石　制大黄　广藿　黑山栀　生甘草　陈皮　荷梗

复诊：

里邪既达后，舌苔又现黄滞，身微热，而大便不通，脉沉弦不数，知阳明宿邪未尽，少阳余热未清，颇有淹缠之势，兹用小柴胡参小承气法，再视进止。是证后服西瓜，便通热退而愈。

柴胡梢　炒枳实　全栝蒌　广藿香　赤茯苓　淡黄芩　炒中朴　肥知母　广陈皮　青麟丸

阳明挟食，少阳感邪，恐有热炽神昏之变。

炒柴胡　炒黄芩　炒中朴　栝蒌仁　赤茯苓　煨葛根　炒山栀　炒枳实　法半夏　广橘红　生甘草　鲜荷叶

时邪热结于阳明，身热脉数，脘闷便闭，用白虎合承气法。

生石膏　炒枳实　生锦纹　风化硝　鲜生地　炒小朴　全栝蒌　炒知母　生甘草　天花粉

少阳挟邪，阳明停滞，身热不凉，舌苔黄色，防谵语神昏，得下为妙。

软柴胡 炒小朴 生军 黑山栀 生甘草 淡黄芩 炒枳实 蒌全 赤茯苓 新会皮

阳明、少阳蕴热挟食，六脉沉微，防谵语发狂。

柴胡梢 炒黄芩 炒枳实 法半夏 生甘草 煨葛根 炒小朴 全栝蒌 赤茯苓 炒山栀

复诊：

温邪渐解，治以清理二阳之火为主。

炒黄芩 炒山栀 甜杏霜 生苡仁 赤苓 净连翘 湖丹皮 天花粉 生甘草 橘红

阳明、少阳时热，内蕴为患也，防热甚发谵语，不可忽视。

柴胡梢 炒黄芩 炒小朴 炒青皮 赤茯苓 煨葛根 黑山栀 炒枳壳 广陈皮 生甘草

肺家温热内蕴，兼之木火烁金，但热不寒，多痰，舌绛，脉来沉细而数，已入少阳之经，防谵语神昏，不可忽视。

羚羊片 牡丹皮 光杏仁 川贝母 花粉 黑山栀 石决明 肥知母 鲜石斛 橘红

复诊：

温热已解，神志亦清，可用清凉甘润之剂。

羚羊片 牡丹皮 黄芩 知母 鲜石斛 天花粉 根生地 黑山栀 石膏 麦门冬 人中黄 竹叶心

时邪内蕴，传与厥、少二阴之经，不时谵语神昏，舌滑思饮，

吐痰不已，六脉虚微濡数，极险之候也。（七月二十一日诊）

川黄连　原生地　牡丹皮　远志　天竺黄　橘红　羚羊片　炙龟板　黑山栀　菖蒲　炒竹茹

复方（二十四日）

川黄连　鲜生地　丹皮　天竺黄　茯神　橘红　羚羊角　炙龟板　知母　石菖蒲　紫雪丹一钱冲

又复（二十八日）

羚羊尖磨冲　原生地　知母　朱茯神　天竺黄　橘红　炙龟板　牡丹皮　麦门冬　生枣仁　煅龙齿

三复（八月初四日）

西洋参　麦门冬　远志肉　生枣仁　柏子霜　炙龟板　茯神　建莲肉　原生地　广橘红

阴虚骨蒸，兼以少阳邪蕴，齿痛身热，暂用清凉法。

青防风　煨葛根　生石膏　炒山栀　广橘红　薄荷叶　淡黄芩　桑白皮　生甘草　芦根肉

初患阳明热结，得下始安，继则小便短缩，赤淋血痢，脏腑之受病颇深，现在两便均调，精神疲倦，纳食不贪，舌绛而滑，六脉沉微无力，夜卧不适，此由时邪内伤阴液，久而不复，以致淹缠，而见大虚之象也。急须峻补真水，兼扶元气，然六秩高年，难许全吉。

台人参　炙龟板　五味　炒归身　茯神　桂圆肉　炒熟地　陈阿胶　麦门冬　料豆皮　枣仁

复诊：

证由时疾后，气阴两亏，致虚象叠现，前服滋补之剂，而胃气不增，大便溏薄，殊难措手。再拟摄纳肾阴，兼理脾阳法，未知有效否？

台人参　炙龟板　山药　炒枣仁　金石斛　莲子　熟地^{砂仁末，炒}　炙五味　茯神　炙甘草　桂圆肉

十日前夜卧不谨，感冒寒热，饮食不进，近三日来壮热不寒，连得大汗，而热仍不退，口渴喜饮，舌尖红而根蒂白，神倦懒言，手足忽冷忽热，汗出不干，脉形滑大，右关空弦，此由阴虚挟邪，阳明蕴热未得透泄，而元气已散，大危之候也，姑拟生脉合白虎法，以图转机。

台人参　炙五味　肥知母　鲜生地　白茯苓　麦门冬肉　生石膏　生甘草　藿石斛　白粳米

暑

本属劳伤吐血，现在血止，肢体灼热，舌苔白滞，举动喘急，右脉沉芤无力，肺胃挟邪而暑热内蕴也，殊难理治。

生石膏　鲜生地　冬桑叶　生苡仁　橘红　肥知母　羚羊片　光杏仁　天花粉　芦根

初感暑气，兼受风邪，现虽发过痧疹，而口渴思饮，两手肿痛，脉来搏大，夜有谵语，此少阳、阳明热邪未尽泄也，殊非易治。

鲜生地　牡丹皮　生石膏　淡黄芩　赤苓　芦根　羚羊片　炒山栀　肥知母　天花粉　生草　桑枝

邪热炽盛，脉来八至，腹泻神倦，此少阳、阳明协热为患也，恐其下痢，则不易治矣。

炒柴胡　炒中朴　广藿香　焦建曲　赤茯苓　淡黄芩　煨木香　新会皮　炒山栀

复诊：

热象稍减，脉来尚有六七至，腹微痛而泄泻不减，乃未离乎险境也，治以清疏为主。

川连姜汁拌炒　淡黄芩酒炒　焦建曲　广藿香　赤茯苓　山栀姜汁拌炒　炒中朴　煨木香　陈皮　大麦芽

素体单弱，劳倦吸受暑邪，致发寒热，瘛疭已见，神志时清时昏，欬痰带红，病已深入厥、少二阴，外感与内伤并发，危险之候，无能为计也。另裁，

犀角尖　牡丹皮　朱麦门冬　天竺黄　花粉　橘红　羚羊角　石决明　川贝母　石菖蒲　茅根

复诊：

六脉虚微无根，将有大变矣。

羚羊角　牡丹皮　朱麦门冬　白茯神　橘红　鲜生地　石决明　川贝母　天竺黄　紫雪丹

湿

湿热内蕴，临晚目盲，久防腹胀。

炒川连　生白术　川郁金　陈皮　赤茯苓　炒山栀　炒小朴　焦建曲　生苡仁　冬瓜皮

阳明积湿，神萎顿而舌苔带黄滞，非进补之候也，暂拟化湿疏滞法。

炒川连　生茅术　法半夏　陈皮　川萆薢　炒山栀　炒小朴　赤茯苓　生苡仁

复诊：

胃家湿滞未清，宜用平胃法加减。

淡黄芩　生茅术　法半夏　广藿香　生苡仁　黑山栀　炒中朴　陈皮　赤茯苓　宣木瓜

又复：

舌苔黄滞未化，脘痛又作，脉沉而细，精神萎顿，此中虚湿热为患也，急难奏效。

川黄连　生白术　川郁金　陈皮　川楝子　淡干姜　法半夏　焦神曲　赤苓　炒栀子

阴虚湿热，脉无力而面黄，久必肿满。

原生地　炒知母　生白术　茯神　生牡蛎　牡丹皮　炒黄柏　苦参　炒枣仁　泽泻

复诊：

脾虚积湿，阴虚遗泄，劳倦内伤所致也，久恐肿满。

大熟地　生白术　淮山药　煅牡蛎　泽泻　制附子　山萸肉　白茯苓　炒黄柏　苦参

痰

湿痰滞于膜络之间，腰背攻痛如虫咬状，是为血痹之候，久防瘫痪。

生茅术　法半夏　白芥子　秦艽　白蒺藜　陈皮　生于术　栝蒌仁　威灵仙　苡仁　生姜汁

痰郁滞于脾络，肌肤肢体呆重，脉弦滑，当用化痰健土法。

炒黄连_{姜汁拌}　焦茅术　炒枳实　茯苓　白芥子　炒山栀_{姜汁拌}　法半夏　栝蒌皮　陈皮　白蒺藜

痰　饮

自去夏起，患胸腹胀满，得下稍松，现又发作，脘次高突而硬，脉弦细不数，此肝脾气滞，痰饮郁结为患也。

焦茅术　炒枳实　栝蒌仁　川郁金　新会皮　炒山栀_{姜汁拌}尖槟榔　法半夏　白茯苓

素患痰饮，兼之土虚木郁，肝脾亦病，延久防成膨证。

焦茅术　生冬术　干姜　制香附　蒌皮　炒山栀_{姜汁拌}　炒枳实　半夏　焦神曲　白芍_炒　茯苓　陈皮

中虚停饮，呕吐酸水，大便艰结不通，六脉芤弦，重按无力，此木郁土伤，曲直作酸之象，病已数年，其根难断。

上肉桂　制于术　炒白芍　淡苁蓉　广藿香　淡干姜　法半

93

夏　栝蒌仁　茯苓　代赭石

丸方

肉桂　炒茅术　半夏　炙草　干姜　归身　苁蓉　菟丝　制于
术　党参　茯苓　陈皮　广藿　谷芽汤法丸

命门无火失化，水泛为痰，以致停饮作痛，痛甚呕吐，六脉沉
弦，纳少作胀，此由火不生土，土不能制水也，夫气所以摄水，气
虚则水泛，阳所以配阴，阳虚则阴横，故舍温补脾肾别无完全之
策，而欲求其速效，则又不能，先进苓桂术甘法加味，以观进止。

生于术　煨益智　菟丝子　炙甘草　陈皮　上肉桂　炒白
芍　白茯苓　生谷芽

接方

高丽参　炒于术　菟丝子　炙甘草　陈皮　上肉桂　淡干
姜　枸杞子　白茯苓　炒谷芽

二复方　前进温阳之剂，停饮呕吐略止，后因触动肝阳，胃痛
大作，痛甚气升，日来又服温补，胃气渐好，而脉象沉郁且弦，夫
脉为肝象，肝木旺则侮土，沉郁为气虚，气失化则生寒，惟温补下
焦之火，以升上焦之气而已，然根深难于速效。

制附子　高丽参　山萸肉　枸杞子　白茯苓　上肉桂　大熟
地　菟丝子　山药　陈皮

郁

气、火、痰三郁兼证，非进补之候也，须旷达调理。

炒川连　石决明　全栝蒌　炒中朴　陈皮　炒山栀　法半

夏　旋覆花　川郁金　鲜橘叶

六郁火升，痰气上壅，久防塞逆成格。
炒川连^{姜汁拌}　石决明　栝蒌皮　川郁金　白茯苓　炒山栀^{姜汁}
拌　旋覆花　天花粉　橘红　竹茹^{姜汁拌炒}

痰郁、气郁为患也，延久防反胃。
炒山栀　炒归须　半夏　川郁金　橘红　佛手　炒白芍　旋覆
花　蒌皮　瓦楞子　竹茹

上焦痰火郁结，治宜清化。
炒川连　石决明　橘红　光杏仁　海浮石　炒山栀　川郁
金　蒌皮　川贝母　炒竹茹

中焦痰火郁结也，治以疏化。
炒山栀　川郁金　法半夏　炒枳实　瓦楞子　川楝子　陈
皮　旋覆花　栝蒌皮　炒竹茹

此属六郁中之气郁、火郁也，久防结痞。
川黄连　生香附　焦建曲　煨木香　陈皮　炒山栀　炒川
朴　川郁金　法半夏　鲜橘叶
每朝服香砂枳实丸^{三钱}
复诊：
气郁稍舒，中州未和，治宜理气以疏郁。
炒川连　炒山栀　焦茅术　法半夏　川郁　炒枳壳　广藿
香　白蔻壳　煨木香　赤苓　陈皮

每朝服资生丸三钱

右十八岁　向病腹痛，近触恼怒，脘次胀闷不舒，饮食日减，神倦脉细，此六郁中之气郁也。

炒白芍　炒山栀　川楝子　焦建曲　陈皮　石决明　牡丹皮　制香附　川郁金　焦壳芽　砂仁

肝胃郁火上炎，颧赤气粗，脉来七至，时欲恶心，此水不制火之象，非浅恙也，急宜静养调理。

炒川连　羚羊角　炒山栀　肥知母　建泽泻　小生地　石决明　牡丹皮　京元参　芦根

复诊：

前用清降之法，虚阳渐退，恶心不止，仍主凉阴泻火之法，以冀日就平熄。

原生地　黑山栀　稽豆衣　小麦门冬　建泽泻　牡丹皮　石决明　京元参　肥知母

烦劳火炽，喉燥舌涩，此肝胆热郁所致，治拟清化。

冬桑叶　石决明　川贝母　真海粉　肥知母　橘红　羚羊片　京元参　甜杏仁　天花粉　炒竹茹

三　消

阳明胃火上炎，多食易饥，近乎中消之候，以益气降火法治之。

西潞党　生石膏　川石斛　焦白芍　生苡仁　炙甘草　麦门冬肉　炒山栀　白茯苓　白芦根

奇浊思饮，贪纳易饥，溲多而浑，上、中、下三消兼证也，难治。

大生地　麦门冬肉　生牡蛎　淮山药　白芦根　生石膏　肥知母　淮牛膝　天花粉　旱莲草

阴虚消渴，多饮多溲，津液日耗矣，舍滋阴以降火别无他策也。

原生地　牡丹皮　肥知母　生牡蛎　白茯苓　西洋参　麦门冬肉　天花粉　淮山药　白芦根

阴虚消渴，且有吐红之患，乌能望其痊愈耶。

原生地　生石膏　麦门冬　天花粉　牛膝　西洋参　肥知母　炙五味　白茯苓　芦根　山药

年高阴竭水炎，而致消渴，不易治也。

台人参　肥知母　大熟地　煅牡蛎　淮牛膝　生石膏　麦门冬　牡丹皮　淮山药　料豆衣　天花粉　蔗浆

阴虚下消，溺白而浑，精液竭矣，难治。

大熟地　潼蒺藜　牡丹皮　淮山药　南芡实　炙龟板　炙五味　白茯神　生牡蛎　麦门冬肉

带下不止，阴虚消渴，多饮多溲，年逾五旬，尤不易治。

原生地　牡丹皮　肥知母　怀山药　生牡蛎　炙龟板　阿胶珠　麦门冬肉　白茯苓　南芡实

病后阴虚内热，舌滑口渴，能食易饥，多饮便数，此三消之候也，治之不易取效。

原生地　牡丹皮　肥知母　怀山药　白茯苓　炙龟板　麦门冬肉　炒黄柏　生牡蛎　建泽泻

中虚气郁，少纳易馏，久之恐成噎膈，开怀调理为嘱。

丸方

西党参　炒白芍　半夏　新会皮　砂仁　炒于术　炙甘草　茯苓　煨木香　大枣　煨姜

水泛为丸

疟

疟久不止，身热痞满，腹痛溲短，当从太阳、少阳清理。

炒柴胡　炒山栀　炒中朴　炒青皮　木通　炒黄芩　川楝子　川郁金　赤茯苓　干荷叶

疟久肝脾不和而胀也，防延成痞满。

炒柴胡　炒归身　炒茅术　法半夏　陈皮　煨姜　炙鳖甲　炒白芍　焦建曲　制香附　秦艽　荷叶

连日过劳，痎疟复作，面浮，脉沉而滞，淹缠之候也。

炒柴胡　炒黄芩　炒白芍　青皮　生白术　甘草　赤茯苓　川桂枝　生鳖甲　郁金　新会皮　荷叶

疟疾止而复作，寒重热轻，脉弦胃减，此由肝脾郁结，邪不外达使然，久防痞结腹膨，以节饮食，慎起居为要。
炒柴胡　焦茅术　草果仁　新会皮　炙鳖甲　川桂枝　炒小朴　法半夏　赤茯苓　干荷叶

疟疾久缠，止而复作，证关肝、胆两经，最难脱体，暂用疏邪止截之法。
炒柴胡酒拌　炒厚朴　法半夏　陈皮　广藿香　生姜　炒黄芩酒拌　川桂枝　草果仁　赤苓　鲜荷叶

夏日感暑，冬而疟疾，不易愈也。
柴胡梢　炒小朴　法半夏　赤茯苓　陈皮　川桂枝　炒青皮　广藿香　生甘草　生姜

疟疾数月，寒微热盛，左胁结痞，肝阴损矣，难许速效。
生鳖甲　炒黄芩　厚朴　广皮　川郁金　红皮枣　炒柴胡　炒知母　草果　半夏　干荷叶

劳伤疟疾，久防成痞，节力为要。
生鳖甲　炒柴胡　厚朴　广皮　法半夏　红皮枣　炒白芍　炒黄芩　草果　赤苓　炒知母　干荷叶

疟疾数月，气阴两亏，自汗不止，寒热缠绵，脉虚数，而神痿顿，已近疟劳之候，愈期难许。

炒柴胡　炙鳖甲　炒白芍　香青蒿　陈皮　红枣　生黄芪　炒归身　广藿香　肥知母　荷叶

复诊：

日来疟势稍轻，但热不寒，胃气较前略开，而脉象依然细数，精神疲倦，恐一时未易全愈也，仍照前方加减。

炒柴胡　炙鳖甲　丹皮　地骨皮　白茯苓　陈皮　生黄芪　归身　知母　川石斛　煨草果　荷叶

又复：

疟势时轻时重，脉细而弦，胃气不和，此由感受暑热所致，元虚病杂，殊难兼治，暂用柴平法加减。

炒柴胡酒拌　炒白芍　生白术　广藿梗　赤苓　荷叶　炒山栀　法半夏　炒中朴　陈皮　生姜

疟疾月余，寒热连绵不已，胃不开，而脉弦数，久防宿痞复作，以春令阳升故也。

生黄芪　炒柴胡酒拌　炒白芍　草果　陈皮　生姜　川桂枝　炒黄芩酒拌　生甘草　半夏　荷叶

接方

炒柴胡　生鳖甲　炒白芍　赤茯苓　红皮枣　生黄芪　炒归身　法半夏　陈皮

和肝痹，泄疟邪主治。

炒柴胡　生鳖甲　炒归身　焦神曲　赤苓　炒黄芩　牡丹皮　炒白芍　新会皮　荷叶

疟久不止，盗汗腹胀，前医叠用益气敛阴，以致疟邪内蕴，先补后疏，治法清解，急切难许奏效也。

炒柴胡　炒白芍　制香附　川郁金　陈皮　煨姜　炙鳖甲　焦茅术　焦建曲　法半夏　荷叶

复诊：

痎疟渐止，腹痞日甚，六脉弦细，营阴大亏矣，恐成臌证，然亦不可用补，惟有化痞兼培脾肾一法，未知效否？

制附子　炒黄连姜汁拌　白芍　制香附　带皮苓　上肉桂　炙鳖甲　制于术　新会皮　大腹皮　苡仁　泽泻

二复：

昨用清肝阴兼扶脾肾法，服之似乎平安，而腹胀未松，右关脉不振，舍温补别无良策也。

制附子　炙鳖甲　菟丝子　苡仁　半夏　带皮苓　上肉桂　炒白芍　制白术　陈皮　煨姜　红皮枣

丸方

制冬术　炒厚朴　制香附　炒白芍　麦芽　赤苓　枳实　法半夏　川郁金　焦神曲　陈皮

以焦饭滞汤法丸

疟经三载，腹胀，骨蒸盗汗，此由肝脾郁结，邪不外达使然，久防成臌。

生黄芪　生鳖甲　炒厚朴　青蒿　秦艽　陈皮　炒柴胡　炒白芍　焦茅术　郁金　赤苓　红枣

胎前痎疟，产后气阴两亏，疟势缠绵，盗汗骨蒸，脉形细数，不宜表散，又不宜温补，惟平补肝阴，兼固腠理，特恐不能速效耳。

生黄芪　炙鳖甲　炒白芍　炒枣仁　陈皮　红枣　制首乌　炒归身　秦艽肉　白茯苓　荷叶

痎疟久而不止，阴阳并亏，当用培本之剂。

生黄芪　炙鳖甲　枸杞子　秦艽肉　陈皮　煨姜　生白术　炒归身　炒白芍　白茯苓　荷叶

痎疟后肝脾不和，兼之嗜酒积湿，纳食作胀，脉象弦细无力，夜寐盗汗，拟以固表和中法。

生黄芪　炒白芍　苡仁　广藿香　砂仁　橘红　炙鳖甲　法半夏　郁金　川石斛　荷叶

痎疟将及二载，中间止而复作，现在寒微热盛，纳食无味，脉象两手俱弦，其为肝阴不足显著，不宜用温补之剂，但宜疏理脾土，兼和肝气法。

生鳖甲　焦茅术　焦神曲　法半夏　陈皮　赤苓　淡黄芩　炒冬术　炒川朴　炒青皮　汉防己

痎疟而兼血痢，脉左弦右细，重候也。

炒柴胡　炒厚朴　法半夏　赤茯苓　陈皮　炒黄芩　炒枳壳　生苡仁　生甘草　生姜

泄　泻

年近八旬，气虚失化，脘胀便溏，当从脾土调治，其余诸恙，且置缓图。

生白术　炒中朴　川郁金　白茯苓　陈皮　砂仁　生白芍　焦建曲　法半夏　煨木香　煨姜

脾寒腹泻，累月不已，久必成臌。

制附子　炮姜炭　补骨脂　煨木香　陈皮　赤苓　焦白术　砂仁　菟丝子　炒苡仁　炙升麻

复诊：

泄泻多年，脾肾之气早衰，安得不作胀耶。

制附片　炮姜炭　补骨脂　炒扁豆　茯苓　砂仁　焦白术　菟丝子　煨木香　淮山药　陈皮

劳伤下血，久泻不止，脾肾两亏，已成臌疾，殊不易治。

制附子　炮黑姜　菟丝子　淮山药　炒陈皮　焦白术　炒白芍　补骨脂　白茯苓　砂仁末

溏泻久缠，神倦脉弱，此火衰土不运化之候，恐延成腹满，则不易治矣。

制附子　山萸肉　补骨脂　煨木香　炮姜　茯苓　大熟地　五味子　煨肉果　制于术　山药

产后年余，心、脾、肾俱亏，泄泻足肿，心宕气喘，脉数而促，不易治也。

制附子　炒熟地　炙五味　远志　山药　砂仁　制于术　山萸肉　补骨脂　茯神　炙草

复诊：

下元气衰，用温补之剂而稍效，仍照前法加减，再得脾溏转结为幸。

制附子　制于术　补骨脂　炮姜炭　茯苓　潞党参　炒熟地　五味子　怀山药　陈皮

痢

暑、湿、热交结於大、小肠，溲不利而大便涩滞，下痢不止，胃不喜纳，非浅恙也。

炒黄连　炒枳实　酒炒大黄　煨木香　陈皮　赤苓　炒黄芩　炒中朴　焦楂肉　生甘草　滑石

复诊：

胁热下痢，里急后重，舌心黄滞，阳明积热未清，三、五日能见效也，延久防其休息。

炒黄芩　炒中朴　煨木香　广藿香　赤茯苓　炒枳实　焦楂肉　炒青皮　炒苡仁　白头翁

热痢二十日以来，昼夜数十次，腹痛后重，脉象沉细无根，可见热邪未泄，而脾土大伤矣，殊非轻恙。

炒黄连　白头翁　炒中朴　炒建曲　炒银花　炒川柏　炒黄芩　煨木香　炒穀芽　炒苡仁　赤苓　泽泻

下痢两旬，红色夹黄，里急后重，腹痛溲短，舌苔黄滞，六脉沉微，胃不纳食，此阳明热邪积湿交结为患也，先以清通法，再观进止。

米炒黄连　炒枳实　煨木香　焦神曲　梁滑石　炒黄芩　炒中朴　广藿香　焦楂肉　焦锅巴

阳明食积，兼挟湿热内滞，粪中交痢，三旬不止，脉无虚象，暂与清疏，补剂尚早。

炒黄连　炒黄芩　焦白芍　焦建曲　生苡仁　白头翁　炒丹皮　煨木香　焦楂肉　赤茯苓

暑、湿、热交迫为痢，两旬不愈，伤及阴分，则成休息，殊可虞也。

生地　炒白芍　白头翁　焦楂肉　广藿香　赤苓　阿胶　炒川连　枯黄芩　煨木香　炒苡仁　煨姜

劳伤血痢不止，脾阴内损，真气下陷，殊不易治也。暂用苦燥酸涩法，以图小效。

炒川连　焦白术　北秦皮　焦楂肉　木香　赤苓　炮姜炭　焦白芍　白头翁　炒乌梅　陈皮

老年脾虚下痢，六脉无神，非浅恙也，恐其肢肿腹膨。

炒川连　焦白术　煨木香　陈皮　炒苡仁　炙草　炮姜炭　焦白芍　广藿香　砂仁　白茯苓

劳伤血痢，休息有根矣，难愈。

炒川连　焦白术　煨木香　地榆炭　炒苡仁　炒诃子　焦白
芍　炮姜炭　陈皮　赤茯苓

产后五月，脾虚泄痢，腹痛不止，久防腹满。
焦白术　炮姜炭　制香附　广陈皮　赤茯苓　焦白芍　焦楂
肉　煨木香　炒苡仁

痢久不止，脾土大伤，势必肿满，可惧也。
焦白术　炮姜炭　煨木香　炒扁豆　茯苓　焦白芍　焦建
曲　陈皮　炒苡仁　炒诃子

久痢脾阴大伤，纳少肠鸣，用缪氏脾肾双补法。
党参　菟丝子　炮姜炭　炒扁豆　煨木香　炒于术　补骨
脂　煨肉果　怀山药　栗壳

下血、下痢久而不止，以致骨骺疼而发黑，肝阴、肾水两失所
养，殊非易治也。
制附子　大熟地　补骨脂　枸杞子　秦艽　白茯苓　制于
术　山萸肉　鹿角霜　五味　煨肉果

年近七旬，血痢两旬不止，舌滑脱液，脉形弦大不摄，此真阴
亏极之候，重患也，姑与纳补法。
西党参　山萸肉　牡丹皮　淮山药　炙甘草　大熟地　五味
子　生牡蛎　白茯苓　建莲肉
复诊：
前用滋补之法，血痢渐减，胃亦大开，佳兆也，惟舌苔仍见红

滑，脉弦不柔，未许全吉耳。

制附子　大熟地　山萸肉　淮山药　炙甘草　西党参　炙龟
板　五味子　白茯神　煨肉果

痢后脾虚，四肢软倦，宜用归脾法加减为治。

炒于术　山萸肉　淮山药　白茯神　远志肉　大熟地　炒归
身　炙甘草　炒枣仁　陈皮

便　血

好饮伤脾，以致下血不止，已及数月，脉弦大，而腹滞后重，
不易愈也。

炒川连元米拌　炒于术　煨木香　炒枣仁　炙黑草　炮姜炭　焦
茅术　陈皮　炒苡仁　椿根皮　赤茯苓

平昔嗜饮，太阴湿热下迫，而为便血，久之防成休息痢。

炒川连姜汁拌　炒黄芩　炒白芍　焦建曲　白茯苓　炮姜炭　炒
阿胶米粉拌　煨木香　炒苡仁　红皮枣

脾络内伤，不时下血，脉来搏大，恐其陡然腹满。

炒白术　炒阿胶　紫丹参　云茯神　远志炭　炙黑草　归身
炭　秦艽肉　炒枣仁　煨木香

积瘀大下，营络内伤，防腹满成臌，难治也。

细生地　炒归尾　川郁金　陈皮　赤茯苓　牡丹皮　花蕊

石　怀牛膝　青皮　冬瓜皮

脾络内伤，下血累月不止，每下必先腹痛，其为气分不舒，而营阴受损显然矣，以凉营滋肝为治。

炒川连　炒阿胶　丹皮炭　煨木香　地榆炭　炒黄芩　炒白芍　苦参子四粒，龙眼肉包　新会皮　血余灰

杂食伤脾，多泻带血，根深不易愈也，以培土为主。

焦冬术　炒扁豆　焦神曲　煨木香　地榆炭　炙黑草　炒苡仁　焦楂肉　陈皮　红皮枣

杂食伤脾，劳力伤营，多便而下血，如何能发力耶。

焦白术　炒黄芩　焦神曲　大麦芽　炒苡仁　炒白芍　地骨皮　焦楂肉　煨木香　赤苓　陈皮

童年劳伤下血，渐致腹痞胀满，久必成臌。

生鳖甲　地骨皮　广木香　焦建曲　赤茯苓　炒黄芩　川郁金　陈皮　焦楂肉

营伤，脾不统血也。

于术　菟丝子　煨木香　血余灰　扁豆　槐米　白芍　补骨脂　干姜　白茯苓　神曲

脾肾两伤，下血年余不止，色鲜而多，甚至不禁，脉象细弱，营阴大亏矣，非补不效。

焦于术　炒阿胶　炒白芍　炒远志　茯苓　木香　炙黑草　归

身炭　炒丹皮　炒枣仁　煅禹粮

积劳内损，曾下黑血，现在神倦不振，脉形空弦，此心、脾、肾三脏之证，宜诸节劳静养为要。

炒熟地　炒萸肉　炒于术　柏子霜　白茯苓　炙龟板　归身炭　炙黑草　炒枣仁　龙眼肉

日来下血渐止，而心火一动，血仍不摄，兼有心惕之患，此心营内耗也，法当滋养。

炒生地　归身炭　西党参　白茯神　煨木香　炙龟板　丹皮炭　丹参炭　远志炭　龙眼肉

肠　风

肺移热于大肠，则患肠风，至肝气之作，营亏失养所致也。

炒川连　陈阿胶　炒丹皮　炒苡仁　炙黑草　炒黄芩　炒白芍　煨木香　白茯苓　煅禹粮

心脾内伤，肠风有年，营阴日亏，神倦肛坠，以归脾法加减治之。

焦白术　炒阿胶　炒白芍　远志炭　煨木香　炙黑草　炒归身　茯神　炒枣仁　炙升麻　血余灰

痿

平时不谨，致伤脾肾，现患下痢，脚痛不便行走，兼有血证，根本大伤，防成虚痿。

生于术　炒黄柏　牡丹皮　秦艽肉　生苡仁　虎胫骨　炒知母　炒淮膝　川断肉　嫩桑枝

阴亏遗滑，渐致两膝酸痛，久之必成痿痹，不可忽也。

大熟地　生虎骨　肥知母　秦艽肉　生牡蛎　炙龟板　山萸肉　炒黄柏　川断肉　白茯苓

童年早发，火动遗精，以致足麻而痿，两手亦然，按脉细弱无力，此关本根内损所致，不易治也，姑与虎潜法加减。

原生地　白归身　牡丹皮　秦艽　生苡仁　桑枝　生虎骨　肥知母　五加皮　川断　带皮苓

手足痿痹，举动无力，脉细弱如丝，舌苔微黄，是阴虚而兼湿热也，殊不易治。

炒熟地　山萸肉　肥知母　生杜仲　淮山药　炙龟板　生虎骨　炒黄柏　川断肉

向患遗泄，精髓内亏，骨楚膝痛，六脉沉微，久防成鹤膝风证，治之难效。

炒熟地　虎胫骨　炒知母　杜仲　五味子　炙龟板　枸杞子　黄柏盐水炒　川断　淮山药　茯苓

久患血证，近复痿痹，膝痛而肿，非湿热所伤，乃营虚络痹也。

制于术　虎胫骨　炒怀膝　宣木瓜　苡仁　桑枝　炒熟地　炒归身　炒杜仲　五加皮　羊脚骨

阴虚精耗，下体痿痹已成，殊非易治，舍温补无策。

大熟地　虎胫骨　山萸肉　白归身　白茯苓　炙龟板　鹿角胶　枸杞子　淮山药

营络内伤，阴精滑泄，腰痛而痿，骨骱挛缩，非易治也。

大熟地　鹿角霜　枸杞子　炒杜仲　秦艽肉　炙龟板　虎胫骨　炒归身　金狗脊　炒知母

阴亏骨髓不充，足膝手骱酸楚不仁，痿痹之根也，治之难愈。

大熟地　生虎骨　炒归身　炒杜仲　淮山药　炙龟板　鹿角霜　枸杞子　金狗脊　炙五味　茯苓　朝服虎潜丸五钱

阴虚腰痿脊突，治宜温补下元。

炙绵芪　炒归身　五味子　川断　淮山药　大熟地　甘枸杞　厚杜仲　秦艽　胡桃肉　茯苓

复诊：

前用温补大剂，背脊曲突渐平，仍从下元培养，恒服自有明效。

炙绵芪　大熟地　菟丝子　金狗脊　五味　潞党参　鹿角霜　甘枸杞　厚杜仲　炒怀膝　茯苓

产后血虚偏痿，难许全愈。

炙黄芪　白归身　甘枸杞　川断肉　炒红花<small>酒拌</small>　鹿角霜　炒白芍　炒怀膝　秦艽肉　川桂枝

近尻骨处作痛，渐及四肢酸楚，真阴内亏也，保重为要。

大熟地　鹿角霜　厚杜仲　淮山药　五味子　炙龟板　枸杞子　川断肉　白茯苓　胡桃肉

营虚，血不荣筋，两足酸痛，手骱屈伸不舒，痿痹候也，难愈。

制附子　炒熟地　黄肉　五味子　川断肉　虎胫骨　炙龟板　枸杞　炒怀膝　炒桑枝<small>酒拌</small>　茯苓

劳伤，阴液内亏，下体骨骱痛楚异常，两便闭结，六脉虚微，已成痿痹，不易治也，姑与温润一法。

炒熟地　淡苁蓉　枸杞　川断肉　柏子仁　茯苓　生虎骨　白当归　牛膝　秦艽肉　肥知母　泽泻

复诊：

阴虚痿痹，液枯便闭，形憔悴而脉虚微，不治之证也，姑照前方，再参温达下元。

制附子　淡苁蓉　菟丝子　炒怀膝　白茯苓　生虎骨　白当归　枸杞饼　柏子仁　车前子

血虚痿痹之候，肝风善行而数变，非易治之证，姑与温补一法。

制于术　白归身　炒杜仲　生苡仁　胡桃肉　制附子　鹿角霜　秦艽　陈皮　桑枝　大熟地　炒怀膝　宣木瓜

复诊：

寒滞于络，肢痹骨楚，舍温补无以为计，用丸子调理。

制附子　大熟地　枸杞子　五味子　炙黄芪　制于术　虎胫骨　鹿角霜　川断肉　淮牛膝　山药　白茯苓

痹

劳力伤络，风动肢痹，手足不仁，脉来弦滑而数，非浅恙也，暂用凉肝熄风法。

细生地　湖丹皮　归须　五加皮　白蒺藜　橘红　羚羊角　肥知母　秦艽　宣木瓜　甘菊花　桑枝

风湿入于营络，痿痹已成，不易愈也。此证初起手足麻痛，后两足皆痛，不能行走，至晚必发寒热。

羌活　肥知母　白归身　秦艽肉　炒怀膝　桑枝　生虎骨　炒黄柏　川断肉　五加皮　生甘草

风湿入络，手骱所以肿痛也。

桂枝　生黄芪　归须　秦艽肉　海桐皮　红花　羌活　片姜黄　赤芍　川断肉　炒桑枝酒拌

营虚，风袭于络，周体骨骱酸楚，延久必成痿痹，兹用和营宣络法，或可稍奏微功耳。

川桂枝　虎胫骨　当归须　秦艽　海桐皮　桑枝　生白术　甘枸杞　炒红花酒拌　川断　炒怀膝

复诊：

骨骱痛楚已缓，脉络已和，可用滋营益阴之法。

生绵芪　大熟地　白归身　川断肉　炒怀膝　鹿角霜　炙龟板　枸杞子　左秦艽　海桐皮　桑枝

营虚，风袭于络，周体骨骱，酸麻作楚，久恐延成痿痹。

川桂枝　虎骱骨　炒红花酒拌　炒怀膝　宣木瓜　生冬术　当归须　左秦艽　海桐皮　炒桑枝

营虚，风湿入络，右足屈曲不伸，已成偏痹，如何能愈耶。

炙黄芪　炒当归　左秦艽　炒红花酒拌　宣木瓜　虎胫骨　枸杞子　川断肉　淮牛膝　嫩桑枝

营虚络热，骨骱痛楚，两足尤甚，脉细数，而痛处发肿，此风痹之证，治之不易见效。

细生地　肥知母　秦艽肉　炒牛膝　归须　桑枝　牡丹皮　炒川柏　川断肉　海桐皮　生苡仁

复诊：

前用凉营和络之法，两足痛楚稍缓，渐能行动，但血分素亏，肝风流走不定，难免痿痹，再拟虎潜法加减，以图奏效。

原生地　虎胫骨　秦艽　炒怀膝　原红花　银花　炙龟板　黄柏咸水炒　川断　海桐皮　生苡仁

丸方

炙绵芪　生地　归身酒炒　肥知母　秦艽　茯苓　炒白术　虎骨　炙龟板　炒黄柏　怀膝　红花　桑枝　以红花、桑枝煎汤泛丸。

产后营虚，风袭于络，腿骺痛楚，痹证已成，非易治也。

生黄芪　炒归鬚　原红花　川断肉　海桐皮　川羌活　生鹿角　秦艽肉　炒怀膝　炒桑枝_{酒拌}

产后血虚风动，惟温煦一法而已。

生黄芪　虎胫骨　炒归身　炒黄柏　炒红花_{酒拌}　鹿角霜　制首乌　炒知母　秦艽肉　炒桑枝_{酒拌}

胁痛肢麻，肌肤痛如针刺，左脉细弱，营液内亏也，难免风痹，以滋肝参化痰治之。

制首乌　枸杞子　法半夏　陈皮　宣木瓜　白归身　石决明　栝蒌仁　秦艽肉　甘菊花

筋络酸麻，营虚积劳所致也，防旧病复发，而成痹证。

川桂枝　炒归须　原红花　川断　海桐皮　桑枝　生冬术　赤芍　秦艽肉　苡仁　宣木瓜

复诊：

风湿入络，足无力，而两手麻木不仁，痿痹之根不浅矣，非如前此之易治也。

川桂枝　生冬术　炒黄柏　秦艽肉　宣木瓜　生茅术　生姜黄　生苡仁　川断肉　忍冬藤　细桑枝　当归身

二复：

足软而重，两手麻木依然，脉细数无力，此阴虚湿积于络，络热则成痿痹矣，难愈。

小生地　湖丹皮　炒黄柏　生苡仁　秦艽肉　白归身　肥知

115

母　生茅术　汉防己　桑寄生　忍冬藤

年近古稀，气血两亏，不能周流于四末，右手足指肿痛不伸，职此故也，恐延为偏痹。

川桂枝_{四分}　生黄芪_{钱半}　枸杞子_{二钱}　秦艽肉_{钱半}　生虎骨_{三钱}
白归身_{二钱}　炒红花_{酒拌四分}　川断肉_{二钱}　海桐皮_{三钱}　炒桑枝_{酒拌四钱}

先天不足，气亏不能生血，血不荣筋，则两足酸软而骨骱作楚矣，久必延成痿痹之证，最难愈也。（络热则成痹，故用地骨知母清之。）

炙绵芪　生虎骨　地骨皮　川断肉　五加皮　炒归身_{酒拌}　肥知母　秦艽肉　生苡仁　炒怀膝　细桑枝

营阴内亏，左偏酸麻不仁，六脉细软，将有偏痹之虞，急须静养调理为要。

炙黄芪　炙龟板　枸杞　肥知母　牛膝　淮山药　虎胫骨　大熟地　五味　秦艽肉　茯苓

血虚，风湿入络，四肢痿痹，不易治也。

川桂枝　生白术　归身　秦艽　怀牛膝　细桑枝　生虎骨　炒黄柏　枸杞　川断　宣木瓜

复诊：

用温宣之法，手足渐能展动，然营液内亏，筋络间机呆滞，非可以草木收全功也，不过竭力扶持而已。

生虎骨　炒熟地　生白术　归身　秦艽肉　茯苓　鹿角霜　炙龟板　炒黄柏　枸杞　炒牛膝　桑枝

又复：

证属血虚痿痹，叠投温补而有效，仍照前方加减。

制附子　炙龟板　生黄芪　五味　川断肉　茯苓　大熟地　鹿角霜　枸杞子　杜仲　炒桑枝　陈皮

先患血痢，渐致两足肿痛，举动惟难，脉沉微无力，略见弦细，此脾土风湿内浸所致，恐延痿痹之候，不能奏效。

制附子　生于术　生苡仁　陈皮　五加皮　生茅术　法半夏　带皮苓　炒黄柏　海桐皮　秦艽肉　宣木瓜

痰病根深，气血之亏，固不待言，以致手指不温，骨骱肿痛，忽发乎止，脉形虚弦，此气亏不能生血，血虚不能荣筋也，最难全愈，惟有营卫两培而已。

生黄芪　制首乌　秦艽肉　生苡仁　海桐皮　西党参　白归身　川断肉　宣木瓜　嫩桑枝

痫 厥

肝风痫厥，治以清化痰火之法。

羚羊角　炒山栀　冬桑蚕　天竺黄　甘菊　石决明　牡丹皮　栝蒌皮　橘白　钩藤

产后阴虚，痰火凝结，发厥惊惕，此厥阴、少阳两经之病。

羚羊角　黑山栀　白蒺藜　天竺黄　茯神　蒌皮　石决明　牡丹皮　甘菊花　橘白　炒竹茹

117

骨蒸痰痫，治以清凉之法。

胡黄连　地骨皮　栝蒌皮　天竺黄　橘白　茯神　黑山栀　羚羊片　石决明　石菖蒲　钩藤

肝风痰痫，治宜清火开窍。

炒川连　石决明　橘白　天竺黄　茯神　钩藤　羚羊片　法半夏　蒌仁　石菖蒲　远志肉

厥阴包络挟痰，痰蒙清窍，猝然晕厥，六脉浮弦，先以利窍豁痰。

羚羊角　川郁金　川贝母　远志　茯神　炒竹茹　石决明　化橘红　天竺黄　菖蒲　钩藤　沉香汁

患狂易之证已十四、五年，时止时作，语言错乱，神志不清，脉弦大而滑，此少阴、厥阴痰火郁滞为病，不宜进补，以清火化痰，参安神主之。

川黄连　炙龟板　栝蒌仁　茯神　远志　天竺黄　石决明　牡丹皮　化橘红　枣仁炒　菖蒲

平昔操劳过度，神志不摄，狂叫发厥，精神萎顿，脉形弦数不静，虽属阴亏，未宜进补，拟用清养心脾法，然须勿过烦劳为要，否则防惊悸怔忡。

炒川连　炙龟板　炒丹参　酸枣仁　石菖蒲　制于术　炒归身　柏子霜　炒远志　白茯苓

卷 四

惊悸怔忡

本元不足，痰火内蒙，不时惊恐，出汗心跳，诸属二阴之病，只宜清降安神为主。

制首乌　羚羊片　麦门冬肉　甘菊花　生枣仁　牡丹皮　石决明　白蒺藜　白茯神　橘红

悒郁内伤，心宕气冲，恐有晕跌之虞，开怀调养为要。

制首乌　牡丹皮　羚羊角　远志肉　生枣仁　炙龟板　煅磁石　石决明　白茯神　柏子霜

心营内亏，水不制火，烦郁惊恐，无日不然，脉形虚数，摇宕不定，此关性情拘执，外魔即境而生，内念遂为所牵制，而不可摆脱矣，证已有年，非汤药可疗。鄙拟清心安神，参化痰法，未知稍有效否。

炒川连姜汁拌　炙龟板　紫丹参　远志肉　茯神　原生地　煅龙齿　柏子仁　生枣仁　石菖蒲　金箔

复诊：

前用清心宁志之法，神志稍定，语言有序，脉象不至数疾，是亦善机，但证关厥、少二阴两脏失养，痰火又从而蒙蔽之，清机何由得开乎，当此盛暑，惟有清凉宁静一法而已。

炒川连姜汁拌　炙龟板　陈胆星　橘红　柏子仁　原生地　紫石

英　生枣仁　茯神　远志肉　金箔

水不足而火上炎，心不宁而神恍惚，头眩时作，此怔忡之渐
也，急切不能奏效。
川黄连　炙龟板　煅龙齿　茯神　远志肉　橘红　原生地　牡
丹皮　柏子仁　枣仁　炒竹茹　灯心

心跳目光不明，肝肾两亏也。
原生地　白归身　麦门冬肉　柏子仁　白茯神　制首乌　料豆
皮　甘菊花　生枣仁　远志肉

手、足少阴俱亏，心神失养，则跳宕不安，六脉纯阴，急须进
补，勿过劳心是嘱。
西潞党　炙龟板　五味　柏子霜　茯神　煅磁石　大熟地　朱
麦门冬　丹参　生枣仁　金箔　朝服天王补心丹

烦劳太过，心营内亏，则跳动不安，当用归脾法加减。
西党参　炙甘草　炒归身　柏子霜　白茯神　制于术　陈
皮　牡丹皮　生枣仁　远志肉

七情抑郁，思虑伤脾，心营耗散，气郁不舒，以致不寐胆怯，
惊疑不定，肝木作胀，时时嗳气，脉形弦细，痫证之机，能舒怀
抱，戒烦恼，服药方许奏效，用加味归脾法。
西党参　炙甘草　川郁金　柏子霜　远志肉　制于术　生山
栀　煨木香　白茯神　龙眼肉

平昔过于操心，多虑多愁，甚则夜不安寐，或时脘痛欲吐，此心、肝、脾三脏之病，久防惊悸怔忡，以益气养心营为治。

西党参　炙甘草　炙龟板　炒归身　柏子霜　制于术　橘红　麦门冬肉　炒白芍　生枣仁　茯神　远志肉

气虚中州失镇，厥阳之火，不时上扰，胃脘作痛，心宕胆怯，皆关七情忧郁所致，开怀静摄，调理为嘱，否则防怔忡惊悸。

西党参　川连_{姜汁拌炒}　阿胶　五味子　白茯神　炙甘草　上肉桂　炒白芍　紫石英　生枣仁　龙眼肉

复诊：

证关厥、少二阴，最难调治，拟交心肾法，以冀渐瘳。

炒川连_{米拌}　黄柏_{咸水炒}　丹皮　茯神　远志肉　金箔　上肉桂　炙龟板　石决明　枣仁　石菖蒲

健　忘

心营不足，肝阳内搅，气不舒而健忘，治宜培养心脾，兼熄木火。

西党参　广陈皮　石决明　白茯神　柏子霜　制于术　炒归身　牡丹皮　远志肉　龙眼肉

衄

素体阴虚火炎，近交炎令，内外交迫，以致鼻衄，流溢不止，体灼热，而脉静细不数，真阴亏极矣，盛暑如何支持耶，用清阴降火法，得衄止为幸。

犀角尖_磨 原生地 青黛 肥知母 川斛 侧柏炭 川黄连 牡丹皮 元参 麦门冬肉 花粉

血郁成痞，木火上炎，时发鼻衄，病在厥阴肝经，切不能霍然也。

生鳖甲 生白芍 归须 炒怀膝 赤苓 旱莲草 原生地 牡丹皮 郁金 侧柏炭 泽泻

劳伤营热，而发鼻衄也。

生鳖甲 牡丹皮 地骨皮 天花粉 白薇 原生地 香青蒿 肥知母 秦艽肉 侧柏炭

劳伤络热，鼻衄，治宜凉营。

生鳖甲 牡丹皮 香青蒿 肥知母 赤茯苓 原生地 淡黄芩 地骨皮 秦艽肉

青年体怯，骨蒸鼻红发咳，治以清肺化热法。

西洋参 地骨皮 银柴胡 川石斛 橘红 肥知母 桑白皮 牡丹皮 天花粉 茅根肉

骨热络伤，鼻血吐红，恐成童劳之候。

西洋参 地骨皮 冬桑叶 牡丹皮 橘红 肥知母 香青蒿 银柴胡 天花粉 藕节

122

疟后肝阴大亏，内热咳呛，鼻衄盗汗，脉弱经断，恐延成虚怯之候，不可忽视。

生鳖甲　牡丹皮　地骨皮　麦门冬肉　生苡仁　原生地　香青蒿　西洋参　川石斛　藕节

络伤营热而鼻衄也，防音哑喉痹。

小生地　北沙参　地骨皮　肥知母　生苡仁　牡丹皮　麦门冬肉　桑白皮　天花粉　橘红

阴不足而火上炎，鼻衄所由作也。

原生地　牡丹皮　麦门冬肉　淮山药　炒怀膝　炙龟板　料豆皮　肥知母　川石斛　芦根

劳力内伤，感热鼻衄，半月而止，面黄脉微，气阴两竭矣，殊非易治。

西党参　原生地　牡丹皮　麦门冬肉　川石斛　西洋参　炙龟板　制女贞　肥知母

齿衄

阳明火炽，齿衄不止，治以清营化热为主。

犀角尖　牡丹皮　肥知母　元参　泽泻　旱莲草　鲜生地　生石膏　麦门冬肉　甘草　芦根

复诊：

齿衄已止，阳明胃火未熄。

西洋参　牡丹皮　肥知母　泽泻　旱莲草　原生地　京元
参　天花粉　戎盐

右十五岁，癸水未至，不时齿痛流衄，阴亏内热，阳明胃火上
炎也，宜用辛降之法。

生石膏　羚羊片　原生地　京元参　建泽泻　肥知母　炒山
栀　牡丹皮　生甘草　旱莲草

龙雷火炽，兼挟阳明胃火上炎，齿浮流衄，六脉沉弱，用玉女
煎法。

原生地　生石膏　麦门冬肉　炒怀膝　旱莲草　牡丹皮　肥知
母　京元参　建泽泻　竹叶心

先天不足，齿衄骨热，六脉细数，拟用清补之法。

西洋参　小生地　银柴胡　地骨皮　肥知母　生鳖甲　牡丹
皮　香青蒿　麦门冬肉　旱莲草

疝

厥阴气下坠，睾丸胀大而痛，小便不利，治宜温通。

川桂木　制香附　煨木香　沉香汁　川楝子　川郁金　新会
皮　荔枝核

下元虚寒，疝气时作，暂用温宣之法。

川桂木　炮姜炭　炒白芍　新会皮　炒橘核　川楝子　制香

附　炒归须　小茴香

复诊：

诸疝属寒，偏于左，则治在肝、肾，急宜保养为要。

炒白芍　菟丝子　枸杞子　炙甘草　小茴香　炮姜炭　补骨脂　焦白术　制香附　荔子核

下元寒湿气滞，积久而成为狐疝，形如茄子，不易消去也，惟有温补一法而已。

制附子　炒白芍　补骨脂　制白术　小茴香　赤肉桂　菟丝子　枸杞子　炒怀膝　荔子核

下元气亏，挟寒而结疝不消，兼患齿衄，脉形虚弦，当用温补之剂，然须保重是嘱。

制附子　炙龟板　山萸肉　菟丝子　山药　茯苓　鹿角霜　炒熟地　五味子　枸杞子　小茴^炒

肝肾本气不充，少腹结痞作胀，连及睾丸，兼有偏左头汗之患，真阴大亏矣。

制附子　大熟地　补骨脂　五味子　炙甘草　肉桂心　山萸肉　枸杞子　白术炭　荔枝核　小茴香^炒

痔　漏

阴虚成怯，肛漏流水，火令正旺，难期全愈。

西洋参　中生地　牡丹皮　麦门冬肉　淮山药　炙龟板　沙苑

子　制女贞　煅牡蛎　白茯苓

肛漏流脓已逾五载，结块作痛，愈溃愈大，阴虚极矣，难许全愈。

西党参　炙龟板　制女贞　金石斛　白茯苓　炒阿胶　牡丹皮　煅牡蛎　淮山药　湘莲肉

肺热移于大肠，以致痔漏，大痛下血，且虚阳上升，咳呛久而不止，脉形芤软，阴亏之候，未易愈也。

西洋参　麦门冬肉　甜杏仁　川贝母　知母　花粉　龟板　牡丹皮　川石斛　槐米炭　柿饼

阴漏叠作，颈际痰疬又生，六脉数促无度，时欲发咳，真阴虚证也，难愈。

龟板　地骨皮　麦门冬　金石斛　牡蛎　枇杷叶　丹皮　肥知母　川贝　天花粉　苡仁

痔漏吐红，脉细小，而胃不开，棘手之候也。

龟板　洋参　麦门冬　川斛　茯苓　牡丹皮　沙参　知母　山药　牡蛎　橘白

肠痈肺痈

肺阴内伤，欬吐脓血，兼之大肠下注，肛热便闭，作痛不止，由产后络伤，太阴阳明脏腑两损矣，即外科所谓肺痈肛痈兼证，殊难调治。

生地　石膏　麦门冬　兜铃　麻仁　洋参　知母　川贝　花粉　柿饼

外科肠痈方

生黄芪　洋参　川贝母　知母　麻仁　羚羊角　沙参　甜杏仁　远志　黄茧

复诊：

先天单弱，胎前失血，产后渐成虚怯，本已难治，近兼脾泄，土不生金，润燥两难，不可治也。

党参　沙参　山药　薏苡仁　橘白　洋参　蛤壳　茯苓　川石斛　桑葚

二复：

肠痈小愈，咳呛不已，时欲吐血，脉细数，大便不结，已成本元之候，殊难奏效。

龟板　沙参　山药　桑叶　川斛　红枣　洋参　川贝　云苓　莲肉　橘白

头　痛

少阳、阳明郁火内炽，头额作痛，脉不见弦，尚未大害。

薄荷　羚羊角　山栀　甘菊花　生草　桑叶　石膏　枣仁　蔓荆子　橘红

胃脘痛

肝郁气滞，先从小腹作痛，上升及于胃脘，痛无间断，脉左弦右细，此木乘土位也，久恐呕吐反胃。

川连　川楝子　归须　枳实　瓦楞子　吴茱萸　川郁金　白芍　栝蒌　橘叶

胃寒蚘厥作痛，左金参安胃法治之。

川连　干姜　川楝子　山栀　陈皮　吴茱萸　半夏　白芍　乌梅　瓦楞子

胃痛呕吐，木乘土位也。

桂木　川楝子　白芍　茯苓　藿香　干姜　半夏　郁金　陈皮　竹茹

脘痛反复无定，两关脉弦迟勿劲，此由天气严寒，中州遏滞，所以时止时作，一时难矣奏效，交春伊迩，且恐加剧，以益气疏肝主治。

潞党参　吴茱萸　半夏　白芍　益智　川连姜汁拌炒　干姜　陈皮　炙草　佛手

过食生冷，脾土受伤，兼挟肝气为胀，宜用温中，佐苦泄法。

淡干姜　炒白芍　焦建曲　炒青皮　煨木香　炒川连吴茱萸拌　炒川楝　炒乌梅　广陈皮　使君子

肝胃不和，脘痛及背，此格疾之根矣。

旋覆花（包） 栝蒌皮 川郁金 广藿香 瓦楞子 炒苏子 炒归须 川石斛 鲜橘叶 陈皮

中虚木郁，脘痛不止，右脉微歇，不可忽视。

西潞党 炒川连 炒白芍 炙草 陈皮 炒乌梅 淡干姜 法半夏 煨益智 茯苓 淡吴茱萸

肝木侮土，脘痛累月不止，神困脉软，恐汗溢发厥，不可忽视，拟益气以制木。

西党参 淡吴茱萸 川楝子 法夏 代赭石 炒川连 炒白芍 乌梅肉 陈皮 瓦楞子

木郁伤中，脘痛大作，现在痛虽止而胃不开，六脉沉弱无力，大虚之证也，舍温补无他策。

西党参 淡干姜 煨益智 法半夏 白茯苓 上肉桂 炒白芍 炙甘草 广陈皮 焦谷芽

中虚挟寒，脘痛频作，甚至呕吐，脉无力，而左右皆四至，可见阳气素亏，中州虚馁不振，勿忍饿受凉。

党参 白芍 炙草 陈皮 谷芽 干姜 益智 半夏 云苓

肝木乘土，久痛不止，气分大伤，急切不能奏效，与温中定痛法，以冀势松为幸。

党参 干姜 益智 半夏 云茯苓 九香虫 肉桂 白芍 炙草 陈皮 川楝子

年高中气愈亏，则肝木愈旺，脘痛所以不止也。

西党参　淡干姜　炒白芍　煨益智　陈皮　上肉桂　川楝子　炙甘草　法半夏　茯苓

肝患频作，现虽小愈，而气不舒和，拟用益气疏肝法，作丸子调理，冀其不发为妙。

西党参　淡吴茱萸　川楝子　半夏　陈皮　乌梅　炒白术　炮黑姜　炒白芍　甘草　茯苓

橘叶煎汤泛丸

中虚木郁作痛，甚则呕吐，当从肝胃治。

西党参　淡吴茱萸　炙草　白茯苓　广藿　炒川连　法半夏　陈皮　煨益智　饴糖

腹　痛

厥阴气滞，攻冲作痛也。

上肉桂　淡吴茱萸　川楝子　炒怀膝　小茴香　川黄连　炒白芍　炒延胡　制香附　广陈皮

肝郁气滞，腹痛频作，面黄神倦，久恐成痕癖之患，难许速效。

炒白芍　枸杞子　紫石英　炒艾绒　小茴香　炒归身　川楝子　制香附　川牛膝

虫积腹痛。

胡黄连　炒白芍　焦建曲　炒枳壳　炒乌梅　炮黑姜　川楝子　大麦芽　煨木香

素有腹痛之患，投温剂而稍效，现在愈发愈密，胸次不舒，胃减便闭，脉软神倦，此属肝脾郁滞，下元命火失化也，治宜温润之法。

上肉桂　菟丝子　淡苁蓉　煨益智　陈皮　西党参　枸杞子　柏子仁　法半夏　煨姜

脾肾气亏，命火衰弱，腹痛便柔，纳食间呕吐，舍温补中、下焦，别无善策。

上肉桂　焦于术　菟丝子　煨肉果　淮山药　炮姜炭　炙黑草　补骨脂　新会皮　白茯苓

奔　豚

气从少腹上升，则脘闷作痛，得嗳乃舒，所谓肾之积，奔豚是也，脉象左弱于右，此其明验也。

安南桂　大熟地　炒枸杞　炙甘草　陈皮　炒于术　炒白芍　炒怀膝　白茯苓　煨姜　大枣

腰背痛

督脉空虚，腰背所由痛楚也。

炙黄芪　炒归身　秦艽肉　炒怀膝　陈皮　鹿角霜　枸杞子　桑寄生　川断肉　茯苓

素挟湿痰，现在腰背酸疼，颈项瞻顾不便，下体寒冷，右关尺独见沉弱，此命火衰微，奇经督脉内亏也，舍温补无策。

制附子　炒熟地　菟丝子　金狗脊　山药　茯苓　鹿角霜　枸杞子　厚杜仲　五味子　胡卢巴

脚　气

脾土受湿，足膝麻肿，以五苓散主之。

川桂枝　秦艽肉　宣木瓜　赤苓　泽泻　苡仁　生于术　汉防己　新会皮　猪苓　冬瓜皮

伤于湿者，下先受之，童年脚气，以利湿为主。

川桂枝　尖槟榔　宣木瓜　生苡仁　广藿香　焦茅术　汉防己　炒怀膝　五加皮　新会皮

脚气复发，脉象滑数不静，先宜燥土利湿。

川桂枝　尖槟榔　粉萆薢　广藿　宣木瓜　焦茅术　勾藤　秦艽肉　忍冬藤　陈皮　五加皮　桑枝

气亏湿胜，足肿发麻，此脚气之候也，防上升喘急。

川桂枝　焦茅术　半夏　生苡仁　带皮苓　淮膝　制附子　生于术　陈皮　秦艽肉　汉防己

脚气兼音哑，六脉弦躁不静，此因肺金气亏，不能发声，又不能清肃下降，深恐湿气上升，险证也，拟代赭旋覆合猪苓汤法。

西党参　代赭石　炒阿胶　苡仁　猪苓　陈皮　旋覆花　桑白皮　炒牛膝　赤苓　泽泻　冬瓜子

复诊：

声音稍清，足肿颇甚，步履维艰，六脉浮滑不静，梦泄时发，从阴中之阳调治。

制附子　鹿角霜　熟地沉香拌　黄柏　带皮苓　苡仁　炙龟板　制於术　知母盐水炒　天门冬　冬瓜皮　木瓜　杜仲

二复：

病势少减，脉息减去二至，惟尺部未藏，真水未充也，宜予补纳。

金匮肾气丸合虎潜丸每朝四钱

三复：

声音不清，足肿已退，步履少便，略觉酸麻，脉右寸弦滑特大，左寸关稍逊于右，惟左尺无力而已。

附子　于术　知母　玉竹　苡仁　杜仲　桑枝　龟板　熟地　川柏　天门冬　山药　归身

劳伤脚气上攻，咳喘而痰不利，兼之胁肋胀楚，险症也。

旋覆花　苏子　苡仁　加皮　带皮苓　橘红　半夏　杏仁　怀

膝　防己　冬瓜子

初起足肿囊胀，渐至上升，气喘肋楚，脉浮数非浅恙也，姑与降气定喘法。

旋覆花　橘红　桑白皮　杏仁　五加皮　半夏　苏子　款冬花　白前　带皮苓　栝蒌皮

耳

元虚骨热，木火上炎，耳窍流脓，此由三阴内亏，久恐失聪，治宜清泄。

龙瞻草　石决明　丹皮　菊花　苦丁茶　羚羊片　冬桑叶　山栀　甘草

龙雷之火不静，则耳窍作鸣矣，补剂从缓。

川连　丹皮　白茯苓　川黄柏　甘菊花　生地　山药　建泽泻　肥知母　料豆衣

晨服知柏八味丸

木火内盛，左耳作响，兼流臭水，右脉弦大，忧郁烦劳所致，交春防其加剧。

羚羊角　山栀　蒺藜　料豆衣　茯神　石决明　桑叶　菊花　天花粉　菖蒲

厥阳之火内扰，耳鸣失聪，脉弦不静，恐不尽关乎肝肾之亏也，拟用泄木火法，亦退一步策。

龙瞻草　丹皮　羚羊角　萎皮　菖蒲　石决明　蒺藜　山栀　池菊　陈皮

耳窍流血，齿出脓，而鼻垂秽涕，皆真阴亏损也，不易治。

西洋参　龟板　粉丹皮　麦门冬肉　石斛　生地　阿胶　料豆皮　肥知母　牡蛎

经多面黄，耳流脓而失聪，阴虚之候，恐难奏效，且防肿满。

附子　白芍　补骨脂　山药　萸肉　熟地　茯苓　菟丝子　于术　泽泻

丸方

附子　于术　萸肉　五味　破故纸　怀膝　肉桂　熟地　枸杞　山药　白茯苓　泽泻　腹皮煎汤泛丸

唇　口

唇裂出血，阳明胃热也。

生地　知母　麦门冬　花粉　旱莲草　石膏　丹皮　川斛　芦荟

舌

年逾六旬，水亏火炽，耳不聪，而舌绛少津，脉左歇至，非所

135

宜也，急须滋养真元，乃为要策。

党参　石膏　麦门冬肉　牡丹皮　川石斛　熟地　知母　五味子　料豆衣　芦根

痢后舌痛脱液，两足冷木，脉迟细，脾肾阴中之阳亏也。

大附子　熟地　鹿角霜　枸杞子　淮牛膝　生于术　龟板　当归身　麦门冬

真阴内亏，舌本滑而干缩，宜用温补。

制附子　炙龟板　怀山药　西党参　茯苓　大熟地　山萸肉　炙甘草　五味子

气阴两亏，舌绛而裂，六脉沉微，恶寒，衰朽之象也。

附子　党参　萸肉　五味　山药　肉桂　熟地　枸杞　麦门冬　茯苓

年高营卫并亏，津液枯耗，晨起舌本干燥，脉弦不摄，此逾年衰象，急须温补。

附子　熟地　鹿角霜　五味　山药　党参　龟板　山萸肉　麦门冬　茯苓

鼻

肝胆之火郁结于脑顶，则发胀，而鼻窍闭塞，时流清涕，久之即是鼻渊之候。

生首乌　羚羊角　桑叶　肥知母　茅根肉　牡丹皮　石决明　山栀　甘菊花

少阳胆热上移脑顶，鼻流秽涕，暂用清泄之法。

生首乌　龙胆草　羚羊角　生山栀　甘菊　牡丹皮　冬桑叶　石决明　肥知母　茅根

向患痰红，近兼鼻窍时通时塞，间流清涕，昨因跌仆受伤，痰红又作，此肺家蕴热不泄，积成鼻渊之候，至吐红则属肝络内损，不可药治，暂拟清肺凉阴，急切恐未能奏效也。

生地　牡丹皮　石决明　桑白皮　橘红　麦门冬　生首乌　肥知母　羚羊角　茅根

久患鼻渊，阴虚头晕，年高不能全愈。

生地　阿胶　石决明　料豆皮　麦门冬　生首乌　女贞　甘菊花　冬桑叶　橘红

咽　喉

痰火内炽，音闪咽燥，久恐喉间作痛，而成喉痹，殊不易治。

羚羊角　旋覆花　桑白皮　川贝母　生草　石决明　肥知母　白杏仁　天花粉　橘红

肺家感风蕴热，久而不泄，郁蒸成痰，以致音哑欬喘，恐延肺痿之候，甚难治也。

137

玉桔梗　桑白皮　紫菀　白杏仁　橘红　马兜铃　地骨皮　阿胶　川石斛　射干

日来天气郁蒸，又兼恼动肝火，肺音闪烁，总属真水不足之候，拟用清凉轻剂，得音亮为妙，然火令渐旺，恐烈焰中燔，肺阴益被耗耳。

羚羊角　冬桑叶　川贝　知母　川斛　茅根　石决明　人中白　杏仁　花粉　橘红

复诊：

声音略清，痰红亦止，肝阳尚未平熄，仍宜前法。

羚羊角　清胶　紫菀　花粉　茅根　冬桑叶　兜铃　麦门冬　橘红

火铄肺金，咽痛音哑，脉数而促，此喉痹已成者，殊难调治。

石膏　冬桑叶　洋参　麦门冬　天花粉　知母　马兜铃　阿胶　甜杏　枇杷叶

君火上炎，肺金被烁，咽痛音嘶，脉来细数，天炎恐有喉痹之虞，不易治也。

川连　桑叶　川贝　麦门冬　人中白　阿胶　丹皮　杏仁　知母　枇杷叶

少阴君火上炎，喉间白翳，时而发红，咽干，久恐肿溃，以清阴化火主治。

川连　元参　川贝　花粉　人中白　生地　丹皮　知母　橘红　灯草心

吹药

牛黄五粒　广珠五分　石膏三钱　月石二钱　人中白一钱　冰片一分　甘草四分　右药共研细末，不时吹入患处

阴亏火炽，初起喉痹，渐至舌绛心黄而碎，脉形不静，天炎防红腐日甚，深可虑也。

川连　丹皮　川贝　元参　人中白　阿胶　桑叶　杏仁　知母　茅根

阴不足而火上炎，喉间红粒累累，咽哽，脉细弱，喉癣之候，静养为要。

川连　桑叶　知母　天花粉　橘红　阿胶　丹皮　杏仁　人中白

咳久音哑，咽痛欲裂，脉左弦右细，此木火上铄肺金。金液竭，斯无声矣。喉痹已成，难治。

川连　洋参　川贝　知母　人中白　枇杷叶　阿胶　麦门冬　杏仁　花粉　鸡子黄冲

肺络内伤，咳痰秽气，防失血肺痿。

马兜铃　紫菀　川贝　川石斛　橘红　真阿胶　桑皮　杏仁　天花粉

复诊：

此肺劳之根，再用清养娇脏，以冀音亮为幸。

西洋参　麦门冬　款冬花　川斛　桑叶　真阿胶　杏仁　天花粉　橘红

积劳咳血，久而音哑咽痛，脉细而数，金令竭矣，夏令火升，防其加剧。

炒川连　冬桑叶　炙桑皮　川贝母　人中白　炒阿胶　牡丹皮　肥知母　天花粉　枇杷叶

手太阴为气化之源，此脏一伤，则水无由滋长矣，疑金水两培法。

原生地　西洋参　知母　杏仁　广橘红　水梨肉　清阿胶　生石膏　麦门冬　花粉　枇杷叶　嫩芦衣

阴亏火炎，而致喉腐咽痛，六脉沉微，肺胃之气垂绝，何能为计耶。

原生地　炒阿胶　麦门冬肉　炒知母　人中白　炙龟板　肥玉竹　川贝母　川石斛　水梨肉

瘰 疬

阴亏血热，头面红瘰频发不止，骨热脉数，本元虚怯所致。
小生地　地骨皮　知母　赤茯苓　白薇　牡丹皮　淡黄芩　银花　生甘草　夏枯草

营阴蕴热，屡发红瘰，痒甚，搔爬不已，脉细数有力，当从血分清理。
小生地　羚羊片　丹皮　秦艽肉　淡黄芩　白薇　鲜首乌　生茅术　归身　生苡仁　豨莶草

年高血虚风燥，时发红瘰，大便艰涩，当用滋营润液法。

鲜首乌　炒阿胶　生归身　白茯苓　秦艽肉　炙龟板　牡丹皮　柏子仁　炒怀膝　豨莶草

曾患血崩，现在周体发瘰，痒而出水，此血燥生风也，治难速效。

小生地　牡丹皮　炒黄柏　苦参　白薇　忍冬藤　白归身　生茅术　生苡仁　秦艽　豨莶草

产后阴虚内热，口渴神困，兼之湿疮，近乎蓐劳。

小生地　白归身　川黄柏　淡黄芩　白薇　龟板　牡丹皮　肥知母　忍冬花　生甘草

血去则发热生风，肤痒所由作也。

生地　丹皮　苡仁　白薇　豨莶草　阿胶　归身　茯苓　黄芩　十大功劳

阴亏湿热之体，炎天辄法疮疾，治以凉营化湿法。

生地　丹皮　茅术　黄芩　苡仁　豨莶草　阿胶　归身　川柏　苦参　赤苓

肝郁络滞，顽痰败血，右胯结块其大如瓢，而不痛楚，年余根深，不能消去矣。

香附　川楝子　蒌仁　青皮　茯苓　归身　炒延胡　乳香　橘核　川芎

141

本元虚怯，肝风挟痰，左腮结块高突，久防穿溃而成骨槽，不易治也。

羚羊片　桑叶　杏仁　栝蒌　橘红　石决明　山栀　川贝菊花

疬 疮

七情郁结，痰火相凝，发于左腮，脉弦细不数，并非外因冻证，此为郁劳重候，即疬疮类也，最难奏效。

羚羊角　生栀子　川贝　郁金　海浮石　石决明　白杏仁　栝蒌　橘红　竹茹

郁火蒸痰，颈项结疬，最难消退，以证关六郁耳。

川连姜汁炒　羚羊角　法半夏　陈皮　栝蒌皮　竹茹　山栀姜汁炒　石决明　牡丹皮　花粉　白蒺藜

郁热蒸痰成块，童怯之根难脱矣，以清化为主。

柴胡　地骨皮　川贝　苡仁　橘红　青蒿　西洋参　杏仁　花粉　夏枯草

阴虚骨蒸内热，咳呛疬疮，脉细数，劳怯垂成矣，难治。

龟板　洋参　川贝　蛤粉　橘红　地骨皮　杏仁　花粉　海粉桑叶

乳 岩

性情拘执，郁火蒸痰，右乳成块，大如覆杯，脉弦细而数，久恐延为乳岩之候，不易消去也，拟方候外科名家酌之。

羚羊片　冬桑叶　川贝母　郁金　山栀　夏枯草　石决明　牡丹皮　栝蒌仁　橘络　蒲公英汁

又方

生香附　冬桑叶　甘菊花　夏枯草　鲜荷叶　鲜首乌　牡丹皮　七味蒸露代茶　每日服二次。

营虚肝络不和，乳中结核，治以滋肝，兼通络化痰法。

制首乌　牡丹皮　栝蒌仁　川郁金　青皮　茯苓　全当归　石决明　化橘红　白蒺藜　蒲公英

调 经

温经疏肝主之。

陈阿胶　炒白芍　制香附　牡丹皮　茺蔚子　炒艾绒　炒归须　广陈皮　川楝子

癸水不调，时欲腹痛，纳食脘次不舒，脉形弦细而数，此肝络不和，气郁、血郁为患也，急切不能奏效，以疏郁调营主治。

制香附　煨木香　白归身　炒黄芩　川楝子　小郁金　新会皮　炒白芍　牡丹皮　鲜橘叶

肝郁气滞，临经腰楚，治以温疏之法。

炒阿胶　当归　枸杞子　紫丹参　怀牛膝　炒艾绒　炒白芍　炒杜仲　制香附　茺蔚子　桑寄生

经阻腹胀，肝郁络滞也，不易治。

炒白芍　焦茅术　川芎　炒青皮　炒怀膝　归须　制香附　川郁金　陈皮　茯苓皮　冬瓜皮

偏产后临经腹痛，兼下血块，此奇经八脉病也，治宜温养冲任，通调癸水主之。

炒艾绒　炒当归　枸杞子　川楝子　炒怀膝　上肉桂　炒白芍　制香附　紫丹参　紫石英

经不应月，临时腹痛，此肝郁络滞也，恐难于孕育。

炒艾绒　焦茅术　炒归身　炒丹参　茺蔚子　制香附　川郁金　炒白芍　川楝子　陈皮

产后营阴失养，经至先期而少，此奇经病也，宜用滋清之剂。

炒阿胶　全当归　生杜仲　淮山药　桑螵蛸炙　炒生地　牡丹皮　沙苑子　煅牡蛎　赤茯苓

哀感内伤，经阻腹痛，满甚则呕吐作酸，脉弦而紧，防成臌胀，以疏理营络为主。

上肉桂　制香附　法半夏　炒归尾　炒怀膝　炒艾绒　川郁金　广陈皮　紫丹参　茺蔚子

产后数月，营分失调，神倦经阻，久防肿满，以和脾调营为主。

炒阿胶　炒归身　川断肉　制香附　丹参　炒艾绒　炒白芍　生杜仲　广陈皮　乌贼骨炙

年逾六旬，经水叠至，冲任八脉伤矣，防腹痛成瘕。

上肉桂　黑归身　焦白芍　生杜仲　煅牡蛎　熟地炭　炒枸杞　五味子炙　紫石英　海螵蛸

产后疟疾，肝肾两亏，经阻数载，以致小腹作痛，久之恐其结癖成瘕，以温养奇经主治。

炒阿胶　炒归身　枸杞子　川芎　炒怀膝　炒艾绒　炒白芍　紫丹参　陈皮　上肉桂

癸水自幼未通，鼻衄时作，兼有癥癖，此倒经之候也，若论治法，惟有温养肝肾而已。

上肉桂　炒熟地　山萸肉　枸杞　怀膝　紫石英　炒艾绒　炙龟板　全当归　丹参　乌贼骨炙

带

劳力内伤，赤白带下，八脉伤矣。

小生地　全当归　生杜仲　淮山药　秦艽肉　炙龟板　沙苑子　川断肉　白茯神　桑螵蛸

腰痛带下，奇经八脉病也，当用滋补。

鹿角霜　熟地　沙苑子　川断肉　山药　炙龟板　萸肉　生杜仲　煅牡蛎　茯苓　桑螵蛸

冲任脉伤，腰痿带下，治在肝、肾。

制黄芪　全当归　沙苑子　山药　芡实　煅牡蛎　炒熟地　炒萸肉　枸杞子　茯苓　胡桃肉

带下腰疼，临经腹痛，此奇经之病，不易愈也。

炒阿胶　炒归身　生杜仲　山药　牡蛎煅　桑螵蛸　炒艾绒　沙苑子　紫丹参　茯苓　乌贼骨炙

产后失调，肝肾八脉俱亏，腰痿带下，神倦面黄，脉形沉细，已近怯门。

大熟地　炒当归　杜仲　柏子仁　茯苓　桑螵蛸　山萸肉　料豆衣　麦门冬　煅牡蛎　山药

陰亏奇经失养，水不治火，当从丸子调理。

炙绵芪　炙龟板　熟地　枸杞子　杜仲　怀山药　西党参　鹿角霜　萸肉　菟丝子　五味　白茯苓

崩　漏

带下血崩，奇经内损所致，治在肝、肾，兼滇节劳戒气为嘱。

炒阿胶　沙苑子　炒杜仲　紫石英　山药　茯苓　炙龟板　全

当归　川断肉　煅牡蛎　桑螵蛸

年逾五旬，经漏不止，崩证间作，兼有带下，显系肝、肾八脉俱亏，皆多劳多郁所积而来，不易全愈。

大熟地　枸杞子　炙甘草　山药　远志肉　炒归身　鹿角霜　紫石英　茯神　棕榈灰　杜仲　乌贼骨　桑螵蛸

产　后

偏产后营虚木旺，神色萎黄，不宜用攻伐之药，且恐肿满。

上肉桂　归身　枸杞　丹参　制香附　陈皮　清阿胶　白芍　杜仲　秦艽　白茯苓

癥　瘕

奇经脉损，冲任失养，少腹癥癖攻冲作痛，久防经阻腹满，拟疏肝破滞法，此方暂服。

上肉桂　香附酒炒　茺蔚子　紫丹参　怀牛膝　炒白芍　归尾酒炒　紫石英　川楝子　郁李仁

癸水阻滞，瘕癖攻冲，奇经八脉病也，难于消退。

上肉桂　炒艾绒　全当归　茺蔚子　酒炒香附　炒阿胶　炒白芍　紫丹参　紫石英　川芎

147

五旬外癸水复至，腹痞作痛，陡然胀满，此肝、肾大亏之象，殊不易治，姑与温补法，以图小效。

上肉桂　山萸肉　枸杞　新会皮　炒怀膝　炒熟地　炒白芍　茯苓　小茴香　紫石英

复诊：

少腹瘕癖痛缓，大便亦爽，此善机也，再得痛势和平为妙，兹用温润下元法。

上肉桂　淡苁蓉　归身　菟丝子　怀牛膝　炒熟地　柏子霜　枸杞　白茯苓　紫石英　沉香

肝肾亏，而少腹结瘕作痛，急切难许松解。

上肉桂　炒白芍　菟丝子　川楝子　制香附　炒阿胶　枸杞子　炒归须　茺蔚子　紫石英

肝痞作痛，经阻肢浮，脉来弦数，已成干血劳矣。

炙鳖甲　制香附　川郁金　炒丹参　陈皮　炒白芍　焦茅术　炒艾绒　炒怀膝　冬瓜皮　川楝

松江雷氏三十二岁，于己卯年五月产，后百余日因事动怒，左胁作痛而胀，医者屡投疏肝理气之剂罔效，至冬间、腹胀渐甚，医误为孕，服安胎药，日重一日，入春脐突出半寸，自胃脘至少腹高耸如抱一瓜，大便闭结，气闷发喘，卧不着枕，纳食作酸，脉沉细弦迟，两尺尤甚，此产后营虚，肝气与宿瘀凝结，滞而不散，内伤冲任诸脉，而成此癥癖也。

问其平昔有无他病，据述三年前产后曾患脐窍流脓，隐而不言，未及服药，故近脐处其胀势尤高，其为络伤阴竭，命火失化无疑矣。前医用参、术、阿胶、肉桂、炙草等味，服之其胀愈甚，甚属棘手，乃用温补下元，宗景岳决津润肠之法。

上肉桂　炙龟板　肉苁蓉　五味子　淮牛膝　大熟地　枸杞子　菟丝子　紫石英　白茯苓

前方服两剂，服鸣如雷，秽气下泄，大便得通，每日一次，四、五剂后，夜得偃卧，能进稀粥一碗，至十五、六剂，吃饭可碗许，腹胀渐松，脐之突者收缩而平，大势已减十之三、四。

复诊：

脉六部应指，微觉细软而数，腹胀处坐按似坚，卧按则软，病虽松减而阴液难滋，奇经无由充复，不敢必其全愈也。

上肉桂　大熟地　归身　菟丝子　茯苓　台人参　炙龟板　枸杞　五味子　坎炁

上方服三十余剂，腹软脐收，霍然如常，后用丸方，

上肉桂　陈阿胶　炒归身_{酒拌}　紫丹参　乌贼骨　大熟地　炒艾绒　炒白芍_{酒拌}　茺蔚子

上方服一月，而经阻得通，两月后，期亦不愆矣，

卷　五

咽　喉

咽痛失音，欬痰不爽，左脉弦紧，木火刑金也，仿仲景法。

川连　沙参　阿胶珠　人中白　川柏盐水炒　炙桑皮　杏仁　麦门冬　鸡子黄　川贝　蜜炙枇杷叶

咽干失音，气分燥也，究因津液亏而无以上供，仿喻氏法。

沙参　麦门冬　阿胶珠　鸡子黄　光杏仁　百合　橘白　桑叶　人中白　蜜炙枇杷叶

咽干微痛，蒂丁下坠，此肝火上炎也，非轻恙。

川连　青黛　龙胆草　丹皮　人中白　麦门冬　元参　沙参　生草　桑叶

咽喉痛痹，水不胜火也，治以滋清。

生地　丹皮　元参　女贞子　人中白　麦门冬　生草　沙参　清阿胶　鸡子黄

女　科

经阻腹痛，由肝气郁结，血不流行也，治以宣通。

归须　茺蔚子　川楝子　煅紫石英　炒青皮　淮牛膝　原红花　延胡索　香附炭

身心过劳，月事反旺，血不荣肝，内风煽烁，以致欬逆不已，心神恍惚，极宜静养调治。

阿胶　麦门冬　炒枣仁　茯神　川贝母　沙参　白芍　煅牡蛎　会皮

经下颇多，心烦口渴，阴亏阳亢也，六脉不静，拟以滋补。

洋参　麦门冬　生地　阿胶珠　茯神　生白芍　乌贼骨　丹参　丹皮

经期腹痛，带下不已，乃中虚挟湿，清不胜浊也，从肝胃调治。

制白术　炒蕲艾　茯苓　乌贼骨　官桂　香附炭　炒归身　陈皮　炒白芍

肝强胃弱，胸腹作胀，癸水不行，脉细软，理宜调气和血。

制于术钱半　炒归身三钱　茯苓三钱　茺蔚子二钱　苏梗二钱　香附炭三钱　炒蕲艾八分　红花六分　炒白芍钱半

经闭腹痛，恐有败瘀阻络，防其大下。

归身二钱　茺蔚子二钱　丹皮二钱　青皮一钱　煅紫石英三钱　泽兰钱半　元红花五分　炒延胡索二钱　苏梗二钱

阴虚内热，经漏淋漓，仿仲景复脉法。

党参三钱　血余炭六分　清阿胶烊化二钱　白芍钱半　茯神三钱　生地四钱　沙蒺藜二钱　乌贼骨二钱　麦门冬二钱

产后结瘕，少腹作痛，肝、肾络虚，非有形所阻，况盗汗屡泄，六脉无力，岂可用攻，当温通为稳。

川党参三钱　紫石英三钱　制附片五分　安桂锉末，冲，三分　陈皮一钱　香附炭三钱　川蕲艾八分　小茴香炒八分　归身三钱

小产后结瘕腹痛，由营络虚寒，恶露未净也，宜通温化瘀。

归身二钱　茺蔚子二钱　延胡索二钱　广木香六分　生五灵脂二钱　炒青皮一钱　肉桂锉磨冲四分　炒艾绒八分　炒小茴香一钱

复方：

去茺蔚　灵脂　茴香　延胡　加苓　白芍　白术　楂炭　青皮易陈皮

带下腹痛，阴伤及阳，脉细软，法当温补。

党参三钱　制于术钱半　茯苓三钱　炙甘草四分　香附炭三钱　归身二钱　鹿角霜二钱　陈皮钱半　炒白芍钱半

产后元虚，欬逆痛泻，盗汗不已，渐延脱象，勉拟一方，以尽人事。

炙西芪二钱　制于术二钱　怀山药二钱　橘白一钱　炒麦门冬二钱　炒枣仁三钱　五味子四分　茯神三钱　枸杞二钱　红皮枣四枚

月事不调，腰腹作痛，此肝气郁而营络伤也，症非小恙。

炒生地四钱　白芍炒钱半　茯神三钱　炒枣仁三钱　炒沙苑子二

钱　乌贼骨泡淡二钱　归身炒二钱　白薇二钱　香附炭三钱　湘莲肉七粒

类疟久缠，延至欬逆咽干，停经失血，病势甚剧，此劳怯之基，殊为棘手。

生芪二钱　生鳖甲四钱　沙参二钱　云神二钱　驴皮胶化冲二钱　丹皮钱半　炙紫苑二钱　麦门冬去心二钱　橘白钱半　枇杷叶刷毛二片

时　症

寒热头痛，胸闷欬逆，风温伤卫也，治以辛凉解散。

荆芥钱半　前胡钱半　杏仁三钱　连翘二钱　炒枳壳钱半　防风钱半　牛蒡三钱　桔梗六分　会皮钱半

恶寒发热，头痛身疼，脘闷无汗，脉来弦紧，乃卫阳疏而风邪外袭，当辛温解散为主。

苏叶钱半　羌活一钱　杏仁三钱　厚朴钱半　生姜二片　防风钱半　桔梗七分　会皮钱半　半夏钱半　葱头二个

风寒伤卫，邪热方张，治以温经解散。

苏叶二钱　防风钱半　羌活钱半　淡豆豉三钱　桔梗七分　厚朴钱半　法夏钱半　会皮钱半　枳壳钱半　生姜二片

邪伤阳经，形寒身热，头痛脘闷，舌白脉紧，先宜汗解。

苏梗二钱　羌活钱半　杏仁三钱　川朴钱半　新会钱半　桂枝六分　防风钱半　茅术炒钱半　法夏钱半　姜皮四分

春温发热，头疼胸闷，舌白脉弦劲，邪郁气分不达，拟解肌法。

紫胡一钱　淡豆豉三钱　杏仁三钱　炒枳壳钱半　葛根八分　炒牛蒡三钱　桔梗八分　栝蒌皮三钱

复诊：

得汗之后，热势不解，烦渴少寐，脉数舌干，伏邪未清，津液先伤，理宜清解。

葛根六分　淡黄芩钱半　川连四分　枳壳钱半　芦根去节尺许

炒山栀二钱　连翘二钱　天花粉二钱　知母二钱　郁金二钱　竹茹二钱

三诊：

邪陷劫津，舌红生刺，转防内闭神昏，极宜滋清。

镑犀角钱半　丹皮钱半　鲜生地杵一两　天花粉二钱　知母二钱郁金钱半　鲜石斛五钱　竹茹钱半　连翘心三钱　元参二钱　茅根肉五钱

温热伤阴，舌红脉数，仿玉女煎法。

鲜生地五钱　生草三分　天花粉二钱　知母二钱　生白芍钱半　生石膏六钱　连翘二钱　大麦门冬二钱　丹皮钱半　芦根五钱

湿热内陷，四肢厥冷，热深厥亦深也，六脉沉数，谵语神昏，大便三候不解，乃病久元虚，邪归胃腑，甚为棘手。拟陶氏黄龙法，以图幸功，附方政用。

吉林须钱半　制军三钱　元明粉一钱　全蒌二钱　生草四分　制厚朴一钱　生归身二钱　炒枳实一钱　桔梗一钱

身热头痛，脘闷烦渴，暑热伤气，当清上焦。

香薷四分　大豆卷三钱　蔻壳四分　赤苓三钱　金银花三钱　广藿
二钱　六一散包四钱　杏仁三钱　连翘二钱　加洋佩兰十片　鲜荷叶
一角

温邪留恋，汗出不解，阴亏液损，治以滋清。

鲜石斛三钱　丹皮钱半　花粉二钱　橹豆衣二钱　白芍钱半　竹茹
二钱　炙鳖甲四钱　知母二钱　陈皮钱半　生苡仁三钱　桑叶钱半

冬温乘阳虚而发，身热不得汗，脘闷欬逆，舌白脉弦，邪郁气
分，尚未鸱张，治以辛散。

荆芥钱半　淡豆豉二钱　杏仁三钱　连翘二钱　玉桔梗五分　葛根
八分　牛蒡子炒三钱　广皮钱半　枳壳钱半　生姜皮四分

暑湿伤于气分，脘闷腹痛，上吐下泻，舌腻脉微，此霍乱之
候，宜藿香正气法。

藿香二钱　半夏钱半　赤苓三钱　省头草钱半　蔻仁四分　川朴炒
钱半　陈皮钱半　萎皮三钱　六一散包三钱

暑风束肺，发热汗少，头胀欬呛，舌佈白苔，脉左弦数，此属
闭暑之候，姑拟辛散。

香薷四分　桔梗五分　荆芥二钱　枳壳一钱　荷叶一角　藿香二钱
半夏钱半　陈皮钱半　杏仁三钱

暑风外袭，身热头痛，欬呛，治以辛凉解散。

香薷四分　桔梗五分　连翘二钱　桑皮三钱　六一散包三钱　薄荷

四分　杏仁三钱　藿香二钱　橘红一钱　丝瓜叶三张

左脉弦数，暮热朝凉，汗解渴饮，治从少阳。
青蒿三钱　天花粉三钱　桑叶二钱　绿豆衣二钱　陈皮钱半　鳖甲四钱　鲜石斛三钱　丹皮钱半　肥知母二钱　鲜佛手一钱

先后天俱亏，内热日生，饮食少进，若不加意调养，恐成童怯。
制首乌三钱　沙参钱半　地骨皮三钱　半夏钱半　炙鳖甲三钱　川斛三钱　淮山药二钱　陈皮钱半

疟来渐晏，邪有入阴之意，脘膈痞结，中焦屡受邪迫，正气已馁，宜进两和阴阳。
半夏钱半　煨草果五分　乌梅四分　花粉三钱　黄芩钱半　制川朴一钱　知母二钱　姜汁少许

里人徐姓者，年近五旬，贫窭无子，以卖油为业。一日掉扁舟出，行三五里，酷暑倦甚，泊柳阴下，酣睡半日而归，是晚即发热，昏谵若狂，甚至欲跃墙登屋。其弟名洪九奔告山人，不呼舟而步往，见病者夺门而出，山人力持之，不使之动。

令其弟与侄各执一手，立而切其脉，左三部皆无恙，较有力，右手则全伏不起，山人曰：此病在中焦气分，食与邪交结为患，可治也。以生大黄五钱为君，加枳实二钱、甘草一钱，煎服之。明旦，下结粪一块如碗大，即瘥。盖其出门时携冷饭一盂，于柳阴下以水浇而食之，旋即倦卧所致也，是为阳明里证，非用承气不效，若投以大陷胸汤，误矣。

吴江之东北乡善湾唐生、年有三十余，于秋初患热证，旬日矣，口渴神烦，唇焦黑如墨，齿肉尽腐，喉间梗塞，欲言而不能出声，危甚。前医用犀角地黄汤加黄连，不效而止。山人至，细察其脉，洪大有力，左寸间尤甚，谓病者曰：此邪热伤阴，而心包被蒙也，虽危，尚有治。立进紫雪丹一钱，少顷，又进一钱，是晚即得安卧，醒时语言如常。明日，即以前所用方投之，不三日而瘳。病有缓急，药有次序，不开其清窍，而但治其热，岂惟无益于病哉。

距善湾三、四里许莊陈生，年三十，初患头痛喉肿，三日后肿益甚，颈大塞领，至不能言语，鼻窍闭而流血不止。前医以羚羊角、鲜生地、知母等味投之，不得效，计无所出。

其妇翁唐君南湖遗书见招，即夕驰往，诊其脉右大微数，气口不清晰，知饥思食，苦不得下咽。山人曰：此太阳、阳明失表证也，得汗为幸，否则危矣！南湖极求方，为处泻黄法。以防风、薄荷、石膏、甘草诸味进，一剂即汗，两剂通体得汗，越二日复诊，肿尽退而胃气如常矣。

刘塘镇王生赴太仓州试，回，呕吐两日夜，形神顿瘁，水米不能入口，众医议进和胃止呕之法，随服随吐，几殆。其戚沈翁求往治，山人见其面容黯惨无人色，六脉细濡垂绝，此由入场辛苦受饿，胃气伤而精液耗竭也。非甘酸济阴法不可，急进生脉散，两剂而瘳。

夏初劳形后，得热症，病中即患右腿穴气冲作痛，此热伤三阴，气阻于会穴也。痛久筋脉不利，软短而步行跛躄，脉息洪数，勿作痹论，用养阴滋肝，理滞清热之品治其内，温经舒筋之药治其外。至中秋前行走为妙，遇此不愈，恐成痼疾。

原生地 苡仁 当归酒炒 川断 乳香 没药 川牛膝 川乌 炒川柏 木瓜 木通 山东地龙干五条

水煎、服后以药渣加紫苏一把 皂荚三寸 生姜四片 煎汤浴痛处再用川乌 草乌 没药 南星 当归 骨碎补 穿山甲 为细末自然姜汁调如稀糊，隔水炖热，置手心内摩擦，觉热敷止。

丁丑春二月初，抵枫寓，贾玉之妇患白痢如涕，昼夜无度，胸脘胀满，不思纳谷，便粪则腹痛，兼之身热汗少，痰多喘嗽，曾发疹瘰，四肢下身不到。询其初起，腹痛数日，服燥湿导滞而后转利，又复经旬矣。

审其脉，两手俱见细浮而数，意其元气素虚，若再迟延，恐难支持矣！然既不可以扶元，又断不可以消导所能救愈也。想其腹痛数日而后痢，定是寒湿侵脾也，痰嗽风疹、身热未退，乃属邪风未透也。因以败毒散意立法，一剂而便泄如倾，次数即减十之六也；再剂而又如前之多，其腥气不堪之甚。于是即隔二、三日，而便已如常矣。其身热咳嗽诸恙，亦即安痊焉。（以下当另是一方）

此方嵩治三阴疟疾，效验如神，须临期先一时煎服，宜壮实人，如一剂不除，下次临期再服，无有不效。娇弱之人，切须斟酌。

鳖甲 槟榔 归身 熟附子 枸杞 北柳条 红枣七枚 陈酒四两 河水同煎服

嘉善西塘镇倪某妇，怀妊八月，忽患时疫，但热不寒，烦躁殊甚。家弟小山适在彼，以鲜地黄、黄芩、知母、丹皮等味治之，热少减而烦渴如旧，胎动不安。妇家顾姓邀山人往诊，脉洪大滑数，病状似与前方颇合，及开窗细视，舌根有微黄色，乃知是阳明里结证，欲用小承气汤，病妇之舅恐妨妊不敢服。

山人曰：胎击于子宫，疫邪受于膜原，不相涉也。如不放心，宗陶氏黄龙法、以人参五分煎汤，送服青麟丸一钱五分，此万妥之策也。药入口不逾时，即下黑柔粪两次而愈。

邑中陈友芳孝廉，年六十余，家有两姬，初患忽寒忽热，继则微热不寒，舌白，眼有眵。前处方者以为阳明、少阳伏邪，连进柴胡、葛根升散之法，病不退而气发喘。

孝廉为山人父执友，以书见招，谓山人曰：余以两弟艰于嗣，故年周甲而未断房事，今势急矣，惟君言是听。山人切其脉，两尺涩不应指，舌白腻如积粉，而不思饮，全属下元水亏，虚阳上炎之象，气喘而不降，柴葛升提之害也。须宗都气法加人参、附子，庶有济，病者从之，三剂而愈。

后二年，有董翼堂之友，其病情舌色与陈孝廉相似，误信乩方，投凉药而增剧，山人亦用此法以获效，甘温化火之说，不益信矣。

同里周道士，年五十余，日为人诵经禳灾，出必五更，返必子夜，深秋患寒热，挟旬不已，有投小柴胡汤、平胃散等方者，病稍间，而朝寒暮热如故，其子哀恳山人，遂步往。见其神色困惫，六脉细濡无力，舌静微绛，谓病者曰：此尔积劳所致，非外因证也。经云：阳虚则生寒，阴虚则生热，补其所虚，则阴阳和而寒热自已。与黄芪、炙甘草、党参、当归、白芍等味，不数日即瘥。

同郡徐明府奕韩之长嗣，水西文学，为赘婿于吾邑金氏，夏日感暑发热，神倦谵语，手舞足蹈，日夜不稍息，其内兄碧山造门邀山人往，至则见水西卧竹榻上，突然而起，握两手不放曰：余疾非君不治。余心疾，非君不知，时明府汲于黔中，未得归榇故也。细察其脉，六部俱沉，重按之细如线，左寸关微弦，而不甚数，所谓阳证见阴脉，邪传厥、少二阴，极危之候。然水西碧山皆为山人同门友，义无所辞，为处黄连泻心汤试之，其昏谵如旧，再进之，少得安静。而大便不通已逾旬日，视其舌无苔，复按之，右关忽见实象，因重用黄连，而加栝蒌、枳实，是晚假寐至四鼓，忽欲如厕，倾下积粪如灰色蛇者一长条，于是神始清，而倦极欲寐矣。

此证热邪传里，而脉不数，处方时颇费踌躇。若误认阴虚而投以滋补之剂，所关岂不浅鲜哉。

前苏松太观察龚公闿斋之兄菊人明府，自粤东引疾归，相见于上洋官厅，嘱山人诊其脉之虚实，山人曰：两尺空软无力，水火不相济也，而右脉尤弱，恐火不生土，则有脾泄肢肿之虑，须极早服药为妙。明府曰：余全家依弟于此，复可以医药累之乎。至明年春，泄泻骤作，日夜十余次，因忆山人言，力求处方，而神色脉象迥不如前诊时，以桂附八味丸为主，加人参白术服之，无甚进退。

山人秘告其姪定庵舍人，劝其归，定庵曰：吾伯贫甚，无可归，留此或可得先生大力拯之。山人直告之曰：此非鄙人所能也，时明府之从弟，号砥斋者在署，亦知医，欲献能于观察之前，指山人方曰：何某能用药，而不肯用力，此种病用人参三四两，而佐以附子，无不愈者，于是重用人参，每帖一钱，增至二两，数日后溲减食进，颇有起色，而砥斋告别去。

复邀山人诊之，观察曰：君所不能治者，余弟已治之效矣。山人曰：参力诚佳，第可支持目前耳，况兄年届六旬，全赖水火二脏涵濡而熏化之，今两尺难起，而根抵不牢，右关应指，而浮微无力，是本虚先拨矣，季夏天气暄热，得参附以助其阳，尚不至溃败，转至秋深，气肃火将熄，肾水不能收摄，肿势上升，发为喘促，又何方以治之耶。即有名手，能保完全，鄙人亦不复敢奏方，力辞而归。

后闻服参至十余两，卒罔效，九月初终于上海署中。

秦珠厓之母夫人，春秋七十矣，夏日因暑患疟，疟止而热不已，口渴烦躁，病旬余未得汗，众医皆以为少阳证，叠投小柴胡汤，不效。珠厓忧甚，嘱其妹婿沈君邀山人视，切其脉，数而有次，右大于左，舌微白，曰：此阳明伏邪未洩也，当进人参白虎汤。珠厓以石膏太凉，恐非老年人所宜。山人曰：石膏为阳明表证主药，有人参以助其气而达其邪，何虑之有。是夕遂留宿，视其煎而进之，及东方明，遍体大汗，而热亦全退。

包山吴姓者，年五十三，向为富家司会计，精力倦怠，不思饮食，举动需人扶掖，山人视其舌光无津，脉沉而濡，两尺似有若无，此思虑过度，精气耗竭，下元水火俱困，将有喘脱之虞。非附都气法加人参不可。

病者曰：胃气久困，遽用附子、熟地黄无妨乎？山人曰：肾为胃关，治其上而不治其下，真火将灭，土亦何由而生，其戚扶病者出，山人阴嘱其速归，证垂殆而心犹豫，必至不治。遂力劝服之，照方以西党参代参，进两剂，知粥味，日可二三碗，复诊始用人参，益以紫河车，不数日、胃气火开，每食不能无鱼肉矣。

同安苏公鳌石守松郡时，介李颖香学博邀视其夫人之疾，夫人年五旬，胸次忽结一块，按之有形，胀而减食，云在京师时以劳烦过度，得来巳二、三年矣，赴苏郡就医，初投旋覆花、当归须、郁金、橘络等以疏消之，不效；改用补中益气之法，又不效。

山人至，苏公嘱必速效为妙，述其旧日面食，多忧寡欢，于是细察其脉，六部中两关独弦，右尺不振，此木郁伤脾，而成痞气，命火衰不克生土，脾阳失化使然，证可治，特非旦夕能瘳耳。

第一方用白术、苍术、香附、茴香、陈皮、白芍以疏其中焦之郁积，继则用肉桂、菟丝子、枸杞、九香虫以助其下焦之真火，至二十剂而痞渐消，三十余剂而大愈，苏公遂以山人为能，后迁擢他省，常治书以志感念，并为延誉矣。

林少穆中丞于壬辰夏来抚吾吴，其冬十二月，以夫人病，遣辕弁见招，苏公子小鳌口荐也。时风雪严寒，星夜飞棹而往，公子导入内室，见夫人卧床呻吟，腹作痛而溲泄不禁，前一日有投左金丸加味者，而痛益甚，中丞焦急，欲用补剂未决，山人诊其脉，六部俱沉，左关微弦，右关尺细濡无力，就证而论，乃太阴脾土失司，肝木乘之为患，而下无命火，又不克熏蒸水谷，堤溃而痛且泻，理固然也，非大剂温补不可。

中丞曰：服之果效乎？山人曰：不效即有损矣，乌乎可，遂以参、术、姜、附等味进。明日，溲减而痛未止，即原方重用参，复加肉桂进之，病去七、八，五日后往视之，已全瘳矣。中丞手书楹联为赠，山人于是名噪吴中，奔走官厅，不胜劳悴云。

癸巳夏，钱塘张东甫明府莅任嫠城，与山人有旧，数相往来，明年四月中，其太夫人适遭时疾，身发热无汗，饮食无味，大便不解，明府最善谈医书，家有病人，每自处方，太夫人素服滋补之剂，明府诊脉，认为阴虚致热，以干地黄、当归、龟板等药进，无效，复按之曰：误矣，此外感寒、内停食证也，改用桂枝、陈皮、厚朴、生姜诸药，嘱其内眷速煎以奉，而乘舆出迎制府于安亭江上，连日不归，病势垂殆。

幕友龚素山修书遣急足邀山人往，时病逾旬日，不纳不解，切其脉沉细微数，神倦口渴，舌绛裂至不能言其苦。山人曰：此危候也，年届七旬，气阴并亏，时邪感于外，宿滞停于内，阳明表里兼证，而又误投辛热刚燥之品，以劫其阴，能无增剧乎，无已，惟有甘凉清润一法，速进或有济，迟恐无及矣。

明府之戚杨君，白山人意于内眷，立求施法，随用人参一钱先煎汤，与石膏、知母、鲜地黄、甘草、人中黄等药同进，薄暮服尽，戌刻倦极思寐，至丑寅之交，大便畅下，周体得汗，所谓中通则表解也。而神思顿觉清爽，惟舌滑少津，脉象未得流利耳，遂接用人参、地黄、麦门冬、知母、当归诸味，助其元气，以滋其阴液。

两日之间，危者就安，明府事毕回署，母子相庆，喜溢眉宇，于是深服山人，叩首致谢，不复自诩其能医。

徐芳圃方伯之造室某夫人，守节抚孤，松生主事即其所腹出也。年五十余，于深秋发病，周体灼热如燔，口渴思饮。西席陈君知医理，宗景岳甘温化火之法，以人参、炮姜、熟地黄、炙甘草诸味进，服未尽，人热势益炽，家设乩坛，松生虔叩吉凶并方药，乩书云：此证不须多药，以鲜地黄芦根汤代茶饮，一、二日后可愈也。陈生方非是，可延何生治之。

松生于是招山人往诊，按脉洪大而数，右寸关呼吸八至，面发赤，舌绛，渴饮不已。曰：此温邪蕴于阳明，肺金熏灼被耗，误投温补而加剧，非甘凉之剂不可。即为处方，至四、五味，见旁观者相顾惊诧曰：此仙方也。山人不解所谓。是晚药入口仅逾三刻，得少寐，四鼓后，热退神清，脉数亦缓，盖方中所用第一味即鲜地黄，第二味羚羊角，第三位即芦根也，与乩方适合，松生之见信山人自此始。

金泽镇某生，年二十未娶，忽发狂疾，昏瞀妄言，手足舞蹈，终夜不得合眼，见妇人辄趋狎之，或闻其声，即破壁踰垣，不可禁遏，其兄若弟扶之就诊，六脉弦大无度，人迎尤旺。山人曰：此邪火乱性，厥阴心包之病也，以牛黄、黄连、羚羊角、天竺黄、灯芯等味治之，阴嘱其兄于煮药时，以女子亵衣覆其上，勿令人见，如法服二剂，其疾若失，人疑而问之？山人曰：是即阴阳易出之法，今果验矣。

何书田医案

目 录

痰　症

痰火内扰，心悸不宁。治以清热疏郁，佐用涤痰。

川连五分　半夏一钱五分　橘红一钱　枳壳一钱　茯神二钱　石决明五钱　枣仁三钱　麦门冬三钱，辰砂拌　郁金一钱五分　干石菖蒲一钱

肝火挟痰，肢麻头晕，左脉弦数，惟恐仆跌。

羚角一钱　半夏一钱五分　橘红一钱　归身一钱五分　生白芍一钱五分　杏仁二钱，去皮尖　石决明五钱　制蒺藜三钱　淮膝炭二钱　竹茹五分

丸方：

制於术三两　茯苓二两　半夏一两五钱　橘红一两　明天麻一两五钱，煨　归身一两五钱　白芍一两五钱，炒　石决明四两，煅　麦门冬二两　郁金一两　山栀一两　淮膝炭二两

上为末，以嫩钩藤煎汤泛丸，每服三四钱。

胸次作胀，甚则呕逆，此湿痰留滞，上干清道也。宗平胃法。

生茅术一钱五分　川朴一钱　半夏一钱五分　橘红一钱　干姜五分　广藿一钱　莱菔子一钱五分，炒　赤苓二钱　杏仁三钱

中虚积湿，湿甚生痰，阳气日衰，四肢厥冷。《金匮》苓姜术桂汤。

茅术一钱五分，炒　桂枝五分　干姜五分　赤苓三钱　川朴一钱，炒

法半夏一钱五分　陈皮一钱五分　枳壳一钱五分，炒

风湿伤肺，肺气不通，痰唾如胶，脉来弦滑。议与微苦微辛之属。

金沸草一钱五分，绢包　半夏一钱五分　橘红一钱　杏仁三钱　川贝一钱五分　蒌仁二钱　生蛤壳三钱　炒苏子三钱　冬瓜子二钱　桑叶一钱五分

头晕不寐，六脉紧数，乃肝火挟痰为患，防仆中。

羚角一钱　制首乌三钱　半夏一钱五分　橘红一钱　麦门冬二钱　茯神二钱　枣仁三钱，炒　郁金一钱五分　白蒺藜三钱，炒，去刺　石决明五钱

丸方：

制於术三两　制首乌五两　茯神二两　麦门冬二两　半夏一两二钱　新会皮一两　石决明四两　菖蒲五钱　牛膝二两，炒　胆星五钱　竹草茹五钱，姜汁炒

上为末，钩藤汤泛丸，每朝服三、四钱。

痰饮症

膈胀呕逆，腹中辘辘有声，此属脾肾阳微，痰饮内聚。仲景谓饮邪当以温药和之，议与苓桂术甘汤。

茅术一钱五分　桂枝五分　干姜五分　赤苓三钱　川朴一钱，炒　法半夏一钱五分　广皮一钱五分　炙草四分　泽泻一钱五分

腹痛膈胀，甚则呕逆，乃脾阳失运，饮邪阻气使然。法当燥土温通。

生茅术一钱五分　桂枝五分　干姜五分　半夏一钱五分　广皮一钱五分　赤苓三钱　栝蒌皮二钱　郁金一钱五分　广藿一钱五分

痰饮挟气火上逆，膈胀脉弦，腻补不合。

制半夏一钱五分　橘红一钱　茯苓二钱　郁金一钱五分　苏子三钱，炒　蒌皮三钱　黑山栀一钱五分　制蒺藜二钱　生米仁三钱

停饮上泛，纳食艰运，中下焦阳微也，脉象沉弱不扬。治以通阳涤饮。

姜半夏一钱五分　茅术一钱五分　干姜五分　茯苓二钱　橘红一钱　苏子三钱，炒　益智仁一钱，炒　代赭石三钱　上肉桂五分，磨冲

接方：

党参三钱　化橘红一钱　茅术一钱五分，炒　制白术一钱五分　干姜五分　熟附子八分　法半夏一钱五分　茯苓二钱　泽泻一钱

久嗽中虚，痰饮内聚，形衰脉弱，病势非轻。

党参三钱　制於术一钱　北沙参二钱　麦门冬肉二钱，末，炒　半夏曲一钱五分　茯苓二钱　橘白一钱五分　苡仁三钱　川贝母一钱五分

疟　疾

疟久伤阴，膈胀烦渴。

青蒿一钱五分　杜藿梗一钱五分　生山栀一钱五分　栝蒌皮三钱　郁

金一钱五分　白芍一钱五分　陈皮一钱五分

加：

冬瓜子三钱　白通草八分　赤苓二钱

接方：

蒿梗一钱五分　炙鳖甲五钱　川斛三钱　杜藿一钱五分　法半夏一钱五分　广皮一钱五分　白芍一钱五分　米仁三钱　赤苓二钱

加：

冬桑叶一钱五分

恶寒内热，不时自汗，症属类疟。培本为宜。

生绵芪一钱五分　茯苓二钱　煅牡蛎

加：

煨姜一片　红枣四枚

久疟不已，咳逆盗汗，色脉少神，殊非轻恙。

生黄芪一钱五分　制首乌二钱　北沙参二钱　麦门冬三钱　川贝母一钱五分　净枣仁三钱，炒　橘红一钱　茯神三钱　牡蛎四钱，煅

加：

桑叶一钱五分　红枣四枚

泻

疟变作泻，脘闷腹痛，此属暑湿、秽浊内伤气分。议与正气法。

藿梗一钱五分　川朴一钱　苏梗一钱　半夏一钱五分　炒白芍一钱五

分　广皮一钱五分　赤苓二钱　泽泻一钱五分

加：

佩兰叶一钱五分　炙草四分

暑湿伤气，寒热腹痛而胀，脉不条达，太阴疟也。

杜藿香一钱五分　川朴一钱　赤苓二钱　半夏一钱五分　广皮一钱五分　苡仁三钱　栝蒌皮三钱　泽泻一钱五分　大豆卷三钱

加：

六一散三钱

久泻不已，继之腹胀食减，此脾肾阳微也。治当温补。

制白术一钱五分　制川朴八分　炮姜炭六分　煨肉果五分　故纸二钱，炒　半夏曲一钱五分　茯苓二钱　焦白术一钱五分　煨木香五分　广皮一钱五分

久泻不止，色脉少神，此属脾肾阳微，清气不升也，殊非轻恙。

党参二钱，炒　制於术一钱五分　茯神二钱　炙草四分　姜炭五分　广皮一钱五分　菟丝子二钱，炒　炒白芍一钱五分　煨木香四分

加：

干荷叶蒂一个

转方：

党参三钱　制於术一钱五分　茯苓二钱　姜炭六分　煨肉果四分　补骨脂二钱　北五味三分，炙　炒白芍一钱五分　炙甘草四分

丸方：

炙黄茂二两　制於术三两　菟丝饼二两　煨果肉五钱　茯苓二

两　故纸一两五钱　炮姜炭五钱　五味三钱，炒　白芍二两，炒　炙草五
钱　霞天膏二两　砂仁末五钱

上为末，以姜枣汤法丸，每朝服三、四钱，白汤送下。

过食不能运化，非胀即泻，乃胃强脾弱也。法当温补已土。

党参三钱　於术一钱五分，制　云苓二钱　菟丝子二钱，炒　木香五
分　陈皮一钱五分　淮山药二钱　白扁豆三钱，炒　白芍二钱，炒

加：

煨姜一片　红枣四个

痢

暑湿内伤气分，腹痛红痢，延为膜胀减食，中虚邪伏，病势
非轻。

生於术一钱五分　赤苓二钱　广藿梗一钱五分　生白芍一钱五分　广
木香五分　银花一钱，炒　泽泻一钱五分　半曲一钱五分　广皮一钱五分

加：

鲜佛手一钱

湿热内蒸，腹痛下痢。暂用香连法。

广木香五分　川连五分，吴茱萸炒　川朴五分，炒　赤苓二钱　藿梗
一钱五分　广皮一钱五分　白芍一钱五分　银花一钱五分　六一散二钱

加：

省头草二钱

久痢延至腹胀，六脉细软，阴阳两伤也。必须温补。

党参三钱　制於术一钱五分　附子八分　炮姜五分　故纸二钱　茯苓二钱　白芍一钱五分　广皮一钱五分　泽泻一钱五分　车前子三钱，炒研

久痢脉微，命阳衰也。若不急进温补，唯恐延成肿胀。

党参三钱　制白术一钱五分　茯苓二钱　姜炭五分　故纸二钱，炒　白芍一钱五分，炒　五味三分　淮山药二钱　广皮一钱五分

痢久不已，下体畏冷，此阴阳二气交伤，已属休息重候。

制白术一钱五分　枸杞二钱　故纸二钱　茯苓二钱　白芍一钱五分　木香五分　熟地炭五钱　肉果五分，煨　鹿角霜二钱

久痢伤及肾阴，法当固摄下焦为治。

熟地炭五钱　制於术一钱五分　杞子二钱，炒　山药二钱　五味三分，炙　白芍一钱五分　赤石脂三钱　禹粮石三钱　炙升麻四分

加：

阿胶二钱

疟后下痢，纳食艰运，六脉沉弱无力。此属命火衰微，必须温补。

制於术一钱五分　党参三钱　茯苓二钱　肉果五分　故纸一钱五分　白芍一钱五分　炮姜炭六分　益智一钱，炒　炙草四分

湿热内侵，痛泻，脉数。

生茅术一钱五分　川连二分　川朴一钱　广皮一钱五分　赤苓三钱　广藿梗一钱五分　生白芍一钱五分　泽泻一钱五分

便 血

阴虚内热，肠红，脉数。

生地炭四钱　丹皮一钱五分，炒　白芍一钱五分，炒　地榆一钱五分，炒
槐米一钱，炒　云苓二钱　血余炭五分　陈皮一钱五分　炙草四分

加：

柿饼炭三钱

便后下血，阴络伤也。

熟地炭五钱　焦白术一钱五分　茯苓二钱　淮山药三钱　白芍一钱五
分，炒　黄肉一钱五分　地榆一钱五分，炒　广皮一钱五分　炙草四分

加：

荷叶蒂二个（散瘀血，留好血，治一切血症，又助脾胃而升发
阳气）

便溏下血，脾肾两伤也，刻难取效。

党参三钱　焦白术一钱五分　炮姜五分　木香五分　广皮一钱五分
白芍一钱五分，炒　炙草四分　北五味三分，炒　茯苓二钱

加：

红枣四个

便血过多，脾失健运，神色萎黄，惟恐中满，兹拟归脾法，以
图向愈。

制於术一钱五分　归身一钱五分，炒　茯神二钱　枣仁三钱，炒　远
志一钱，炒　木香五分　菟丝子二钱，炒　川斛三钱　泽兰一钱五分　焦
谷芽三钱

痿 症

两足酸软，六脉浮数无力，病属骨痿。由阴虚内热所致，宗虎
潜法。

炒熟地五钱　杞子二钱　归身一钱五分，炒　川柏一钱五分，炒　知
母一钱五分　杜仲三钱，炒　炙龟板三钱　虎胫骨五钱　川断肉二钱　新
会皮一钱五分

此筋痿候也，由厥阴郁热所致，诊左脉弦数。宜清营热以
舒筋。

羚羊角一钱　细生地四钱　川石斛三钱　净钩藤四钱，后下　木瓜
一钱五分，炒　秦艽一钱五分　归身一钱五分，炒　薏仁三钱

足肢痿躄，水亏挟湿也，从脾、肾调治。

生白术一钱五分　茯苓二钱　归身一钱五分　川断二钱　木瓜一钱五
分，炒　苡仁三钱　杜仲三钱　鹿角霜二钱　木防己一钱　桑枝四钱，酒炒

足痿不用，步履维艰。此肝、肾内损也，刻难取效。

大熟地五钱　杞子二钱　归身一钱五分，炒　川断二钱　杜仲三钱，
炒　龟板四钱，炙　虎胫骨五钱　淡苁蓉一钱五分　金毛狗脊一钱五分，
去毛

四肢不用，脉沉少力。脾肾虚寒也，急宜温补。

制於术一钱五分　熟地五钱　归身二钱　杜仲三钱　杞子二钱　川
断二钱　制附子八分　虎胫骨五钱　鹿角霜二钱

足膝痿软，六脉无力。肝、肾虚而挟湿也，须标本兼顾。

炒茅术一钱五分　归身一钱五分，炒　杞子二钱　茯苓二钱　木瓜一钱五分　米仁三钱　鹿角霜二钱　淮膝炭二钱

痹　症

四肢酸痛，由风温袭入经隧也，此属痹症。

生茅术一钱五分　桂枝八分　防风一钱五分　羌活一钱　归身一钱五分，炒　秦艽一钱五分　片姜黄一钱　赤苓二钱

风温入络，四肢浮肿，痹之渐也，及早图治。

生茅术一钱五分　防风一钱五分　赤苓二钱　归身一钱五分，炒　川断二钱　防己一钱　木瓜一钱五分　苡仁三钱　五加皮一钱五分

加：

细桑枝五钱，酒炒

阴虚挟湿，两膝肿痛，六脉弦数，病势非轻。

熟首乌二钱　制於术一钱五分　粉萆薢一钱五分　宣木瓜一钱五分　防己一钱　赤苓二钱　黄柏　苡仁三钱　秦艽二钱

复方：

熟地五钱　於术一钱五分　杞子一钱五分　归身一钱五分　川断肉一钱五分　茯苓二钱　米仁三钱　木瓜一钱五分　萆薢一钱五分

风邪入络，四肢作痛。此属痹症，治以宣通。

羚羊角一钱　防风一钱五分　归身一钱五分，炒　秦艽一钱五分　桂

枝四分　木瓜一钱五分　片姜黄一钱　白蒺藜三钱，炒

加：

酒炒细桑枝五钱

下体痹痛，脉来细软。此属水中无火，法当温补。

熟地五钱　杞子一钱五分　归身一钱五分　杜仲三钱，炒　川断一钱五分　鹿角霜二钱　淮膝炭二钱　金毛狗脊一钱五分

丸方：

党参三两　制於术四两　熟地五两　杞子三两　虎骨骱五两　归身二两　淮膝炭二两　杜仲三两，炒　沙苑二两，炒　茯苓三两　狗脊一两五钱　龟板胶二两

共为细末，以桑枝膏丸，每服四钱，开水送下。

风湿化热，灼及经络，游走胀楚，病名行痹。

桂枝五分　生石膏三钱　防风一钱五分　羌活一钱　归身一钱五分　蒺藜三钱，炒　片姜黄一钱　威灵仙一钱五分

四肢酸痛，间发寒热。由风入脉络使然，先宜疏解。

桂枝五分　防风一钱五分　羌活一钱　归身一钱五分　秦艽一钱五分　法半夏一钱五分　片姜黄一钱　白蒺藜三钱，炒

不　寐

阳不交阴，寤不成寐，饮食日减，脉来弦数。暂用半夏泻心法，以图向安。

法半夏一钱五分　川连五分　茯神二钱　枣仁三钱　麦门冬三钱　广皮一钱五分　石决明四钱　甘草四分

加：

鲜竹茹四分

夜不成寐，时或惊悸。此由深思郁结，阳不恋阴也，治以苦泄，佐用安神。

川连五分　麦门冬三钱，辰砂拌　茯神二钱　枣仁三钱，炒　石决明四钱　郁金一钱五分　柏子霜一钱五分　法半夏一钱五分　橘红一钱

转方：

制洋参一钱五分　制首乌二钱　麦门冬三钱，辰砂拌　茯神二钱　郁金一钱五分　龙齿一钱五分，煅　柏子霜一钱五分　半夏一钱五分

加：

细菖蒲一钱

心烦头晕，卧不成寐，五火内炽也，诊左脉弦大。治以苦泄。

黄连五分　法半夏一钱五分　茯神二钱　枣仁三钱，炒　郁金一钱五分　白芍一钱五分　胆草一钱　石决明四钱　黑山栀一钱五分

加：

橘红一钱五分　竹茹四分

三　消

阴亏阳亢，呕恶烦渴。此属上中消之候，从肺胃主治。

生石膏四钱　知母一钱五分　麦门冬二钱　丹皮一钱五分　白芍一钱

五分　甘草四分　地骨皮二钱　北沙参二钱　川斛三钱

加：

芦根五钱

痫　症

痫厥时发，心悸脉数。由肝郁气乱使然，先清后补。

羚羊角一钱　半夏一钱五分　麦门冬三钱，辰砂拌　茯神二钱　枣仁一钱，炒　郁金一钱五分　石决明四钱　白蒺藜三钱，炒

加：

细菖蒲八分

肝胆郁热，隔，神昏，六脉弦紧，惟恐痫厥。

川连五分　半夏一钱五分　石决明四钱　山栀一钱五分　钩藤四钱，后下　陈皮一钱　茯神二钱　郁金一钱五分　白蒺藜三钱，炒

胃脘痛

脘痛彻背，甚则呕水。肝邪犯胃也，治以辛通。

法半夏一钱五分　干姜五分　茯苓二钱　广皮一钱五分　郁金一钱五分　蒌皮二钱　延胡索一钱五分，炒　白芍二钱，炒

肝郁化火犯胃，脘痛内热。治以苦泄辛通。

川连五分　川楝子一钱五分，炒　延胡索一钱五分，炒　白芍一钱五

181

分 半夏一钱五分 广皮一钱五分 山栀一钱五分，炒 郁金一钱五分 石决明五钱

加：

橘叶一钱

胃脘作痛，久入络，近兼咳呛，惟恐失血。

归须一钱五分 桃仁二钱 瓦楞子四钱，炙 苏子三钱，炒 郁金一钱五分 橘红一钱 石决明四钱 川楝子一钱五分，炒 延胡索一钱五分，炒 新绛五分

频发胃痛，呕吐涎沫。阳微浊逆也，理宜治以辛通法。

姜半夏一钱五分 吴茱萸四分，泡 良姜五分 茯苓二钱 桂枝八分 广皮一钱五分 益智仁一钱 蔻仁五分

脘痛食减，脉来细软。中阳失运也，治以温通之品。

制白术一钱五分 半曲一钱五分 茯苓二钱 干姜五分 益智一钱，炒 归身一钱五分，炒 焦白芍一钱 广皮一钱五分 制香附二钱

加：

砂仁二粒

胃脘久痛，饮食减少。阳气失运也，当此形衰脉弱，必须温补。

制於术一钱五分 党参三钱 茯苓二钱 干姜四分 肉桂四分，研冲 益智一钱，炒 白芍一钱，炒 炙草四分 郁金一钱五分

中脘胀痛，频发不已。此必有痰瘀阻滞胃，暂用辛疏通。

栝蒌三钱，带皮　半夏一钱五分　陈皮一钱五分　苏子三钱，炒　郁金一钱五分　延胡索一钱五分，炒　瓦楞子四钱，煅　白芍一钱五分，炒

肝阳逆犯胃络，中脘作痛，治以苦辛泄降。
川楝子一钱五分，炒　延胡一钱五分，炒　半夏一钱五分　广皮一钱五分　白芍二钱　蒌皮三钱　石决明四钱，煅　郁金一钱五分　黑山栀一钱五分

加：
青橘叶三片

腹　痛

客寒犯胃，腹痛不止。法当治以温通。
川朴一钱，炒　干姜五分　吴茱萸四分　半夏一钱五分　广皮一钱五分　广木香六分　白蔻仁五分　栝蒌皮二钱

腹痛脉微，阳气积衰也，法当温里。
制白术一钱五分　肉桂四分，冲　炮姜五分　益智一钱，炒　半夏一钱五分　陈皮一钱五分　广木香八分　炙草四分

宿痞侮中，腹痛作泻，饮食艰运，当用温通。
制白术一钱五分　制川附八分　大腹绒一钱五分　炮姜炭五分　焦白芍一钱　赤苓二钱　新会皮一钱五分　木香六分　砂仁末五分，冲

胸腹作痛，由络瘀所阻。法当治以辛通，通则不痛也。

归身一钱五分　桃仁二钱　瓦楞子四钱, 煅　郁金一钱五分　延胡一钱五分, 炒　枳壳一钱五分, 炒　蒌皮二钱　广皮一钱五分　桂枝四分

加:

新绛绒四分

腹痛畏寒, 阳微湿困也, 当用平胃理中法。

生茅术一钱五分　川朴一钱, 制　桂枝五分　广皮一钱五分　制半夏一钱五分　赤苓二钱　制川附八分　炮姜六分

下午绕脐腹痛, 上逆嗳气。此木强侮土也, 莫作轻视。

制於术一钱五分　熟地五钱, 沉香末拌炒　附子八分　炮姜六分　广皮一钱五分　半夏一钱五分, 制　紫石英三钱, 煅　郁金一钱五分　炒白芍一钱五分

中虚积湿, 腹痛多痰。

生白术一钱五分　制厚朴一钱　橘红一钱　半夏一钱五分, 制　赤苓二钱　石斛三钱　栝蒌皮三钱　广藿梗一钱　炒苏子三钱

腰　痛

内热腰痛, 虚损之渐也, 莫作轻视。

制首乌三钱　炙鳖甲四钱　银柴胡一钱五分　丹皮一钱五分　狗脊一钱五分　淮药二钱　秦艽一钱五分　归身一钱五分　川断二钱

腰痛脉虚, 肾阳不足也, 法当温补。

熟地五钱　杞子二钱　归身一钱五分，炒　川断二钱　杜仲三钱，炒
沙蒺藜三钱，炒　金毛脊一钱五分　鹿角霜二钱
　　加：
胡桃肉二个

腰背作痛，少腹结瘕。下焦阳气不运也，法当温补。
制於术一钱五分　熟地四钱　杞子二钱　归身一钱五分　小茴一钱，
炒　附子八分　淡苁蓉一钱五分　金毛脊一钱五分　紫石英三钱

腰痛目昏，肝肾并亏也，法当养阴。
制首乌三钱　丹皮一钱五分　杞子二钱　沙苑三钱，炒　龟板四钱，
炙　桑叶一钱五分　女贞子二钱　石决明四钱　稆豆衣一钱五分

头　痛

头汗畏风，不时作痛。乃卫阳虚而营阴损也，宜表里兼顾。
生西芪二钱　熟首乌三钱　女贞子二钱　茯神二钱　稆豆衣一钱五
分　生白芍一钱五分　牡蛎四钱　黄菊一钱　杞子二钱

气血俱虚，畏风头痛。此疾根深，刻难取效。
生西芪二钱　熟地四钱　阿胶二钱　归身一钱五分　白芍一钱五分
茯神二钱　女贞子二钱　杭菊一钱　牡蛎四钱，煅

肝肠化风，上冒头巅作痛，宜以柔剂养之。
熟首乌三钱　生鳖甲四钱　丹皮一钱五分　归身一钱五分　新柏仁

霜一钱五分　牡蛎四钱　白芍一钱五分　甘菊一钱五分　桑叶一钱五分

头痛膈胀，少阳郁热也，治以清疏。

柴胡八分　黑山栀二钱　连翘二钱　郁金一钱五分　蒌皮二钱　石决明四钱　赤芍一钱五分　广皮一钱五分　木通一钱

眩　晕

头晕脉滑，内风挟痰也，从肝胃治。

羚羊角一钱　半夏一钱五分　橘红一钱　杏仁三钱　川贝二钱　麦门冬二钱　石决明四钱　天麻一钱五分　钩藤四钱，后下

肝风犯胃，头晕呕恶。

半夏一钱五分　陈皮一钱五分　茯苓二钱　白芍二钱　石决明四钱，煅　川斛三钱　黑山栀二钱　白蒺藜三钱，炒

头晕耳鸣，六脉弦滑。乃肝火挟痰为患，先清后补。

制首乌三钱　半夏一钱五分　橘红一钱　黑山栀一钱五分　甘菊二钱　茯神二钱，即茯苓　白蒺藜二钱，炒　石决明三钱，煅　冬桑叶一钱五分

阴亏阳亢，头晕耳鸣。

元生地四钱　丹皮一钱五分　白芍一钱五分　钩藤四钱，后下　甘菊一钱　茯神二钱　石决明四钱　稽豆衣一钱五分　冬桑叶一钱五分

肝火挟痰，头晕呕恶。上盛下虚，惟恐跌仆。

羚羊角一钱　半夏一钱五分　广皮一钱五分　茯苓二钱　石决明四钱　山栀一钱五分　白蒺藜三钱，炒　明天麻一钱五分　淮牛膝二钱

头晕自汗，六脉细软。此阳不恋阴也，法当培补。

制於术一钱五分　熟地五钱　杞子二钱　茯神二钱　陈皮一钱五分　枣仁三钱，炒　煨天麻一钱五分　北五味四分　牡蛎四钱

烦劳头晕，六脉细软。此属水不涵木，厥阴化风，当从肝肾调治。

熟地五钱　杞子二钱　归身一钱五分，炒　白芍一钱五分　茯神二钱　淮膝炭二钱　橘白一钱五分　牡蛎四钱　炙龟板四钱

加：

冬桑叶一钱五分　甘菊花一钱

耳　目

耳鸣目昏，由郁火上蒙清窍也，治以辛凉轻剂。

羚羊角一钱　连翘二钱　石决明（煅）夏枯花一钱　薄荷板一钱　黑山栀一钱五分　白蒺藜三钱　甘菊一钱　冬桑叶一钱

头鸣不息，耳窍出水，阳郁火上炎所致。

羚羊角一钱　黑栀一钱五分　龙胆草一钱　连翘二钱　蒺藜三钱，炒　甘草四分　石决明四钱　淮牛膝二钱　夏枯花一钱

加：

鲜荷叶一角

鼻

鼻窍不通，并多浊涕。由风热烁脑而液下渗也，症属鼻渊，法当辛散。

苍耳子一钱　薄荷一钱　牛蒡子二钱　白芷八分　连翘一钱五分　丁茶一钱　辛夷仁六分　蔓荆子一钱

加：

荷叶边一腔

症属鼻渊，业经数载。此系胆热移脑，脑热由清窍以泄越也，法以滋清。

青蒿一钱五分　青鳖甲四钱　桑叶三钱　黑栀一钱五分　丹皮一钱五分　丁茶一钱　石决明四钱　夏枯花一钱五分　生甘草四分

衄

头晕鼻衄，脉来弦数。水亏火动也，治宜育阴潜阳。

制首乌二钱　炙鳖甲四钱　淮膝炭一钱　地骨皮二钱　白芍一钱五分　夏枯花一钱　牡蛎四钱，煅　丹皮一钱五分　元参一钱五分

加：

茅根肉四钱

鼻衄咳呛，不时头晕。肝肺热郁也，法当清解。

桑叶一钱五分　丹皮一钱五分　麦门冬二钱　地骨皮二钱　橘红一钱　知母一钱五分　北沙参二钱　石决明四钱　大杏仁三钱

鼻衄大发，六脉弦数。由阴亏阳亢所致。

大生地四钱　丹皮一钱五分　元参一钱五分　川柏一钱　茯神二钱　知母一钱五分　淮牛膝二钱　败龟板四钱，炙　女贞子一钱

加：

侧柏叶炭三钱

胆热移脑，鼻流秽涕，脉象弦数，治以辛凉。

羚羊角一钱　杭甘菊一钱　香青蒿一钱五分　辛夷仁六分　山栀一钱五分　龙胆草一钱　石决明四钱　粉丹皮一钱五分　苦丁茶一钱　荷边一腔

阴虚内热，鼻衄便红。

生地炭三钱　丹皮一钱五分　白芍一钱五分，炒　茯苓二钱　泽泻一钱五分　米仁三钱　炙鳖甲三钱　广皮一钱五分　血余炭六分

丸方：

制白术三两　生地炭四两　丹皮一两五钱，炒　白芍一两五钱，炒　茯苓二两　泽泻一两　淮山药二两　炙鳖甲三两　地榆炭一两　萸肉炭一两　广皮一两　建莲肉二两

共为末，蜜丸，每服三、四钱。

咽　喉

咽痛失音，咳呛不爽，左脉弦紧。木火刑金之象也，仿仲景法。

川连五分　阿胶二钱，同煎　鸡子黄一枚，同煎　麦门冬二钱　橘红

一钱，盐水炒　川贝二钱　北沙参二钱　人中白一钱　甜杏仁二钱

加：

枇杷叶一钱，去毛，蜜炙

咽干失音，气分燥也，究因津液亏而无以上供，仿喻氏法。

冬桑叶一钱五分　阿胶二钱　巴旦杏仁三钱　麦门冬二钱　枇杷叶一钱五分　人中白一钱　橘红一钱　沙参二钱　百合三钱　生鸡子黄一个

咽关哽塞，由肝火挟痰所致。

金沸草一钱五分　杜苏子三钱　大杏仁三钱　石决明四钱　橘红一钱　天竺黄一钱　苦桔梗一钱　麦门冬肉二钱　生甘草四分

咽干微痛，蒂丁下坠。此属肝火上炎，殊非轻恙。

黄连五分　龙胆草一钱　飞青黛一钱　人中白一钱　北沙参二钱　丹皮一钱五分　麦门冬二钱　元参一钱五分　甘草四分

加：

桑叶一钱

咽生乳蛾，肾阴亏，而肝阳炽也，先宜清理。

羚羊角一钱　丹皮一钱五分　知母一钱五分　麦门冬二钱　元参一钱五分　甘草五分　苦桔梗一钱　青黛一钱　桑叶一钱

咽喉痛痹，水不胜火也，治以滋阴。

小生地四钱　上清胶二钱，同煎　北沙参二钱　麦门冬二钱　女贞子二钱　人中白一钱，漂淡　丹皮一钱五分　元参一钱五分　生草四分

加：

鸡子黄一个

此喉癣候也，由肾阴亏而肝阳化风。

川连五分　阿胶二钱　人中白一钱　牡蛎四钱　元参一钱五分　甘草四分　飞青黛一钱　穞豆皮一钱　淮膝炭二钱　青盐三分，临服时入

便　闭

少腹膨痛，二便不通。由肝胃郁热所致，治以苦泄。

制大黄三钱　川连五分　全栝蒌三钱　归身一钱五分　川楝子肉二钱，炒　小茴香八分，炒　炒淮膝二钱　车前子三钱，炒　青皮一钱五分

加：

通草五分，煎汤代水

大便闭结，脉来沉迟。下焦阳气失运也，治以温润。

熟地四钱　制川附八分　枸杞二钱　归身一钱五分　牛膝二钱，炒　广皮一钱五分　淡苁蓉二钱　紫石英二钱　郁李仁二钱

加：

松子仁三钱

脏液干枯，大便燥结，仿东垣通幽意。

元生地四钱　归身二钱，炒　郁李仁二钱，研　柏子霜二钱　黑脂二钱　淡苁蓉二钱　原红花四分　紫石英三钱，煅　炙升麻四分

191

疝

少腹作痛，阴囊胀坠。湿浊下注也，治以温通。

生茅术一钱五分　桂枝八分　萆薢一钱五分　赤苓三钱　青皮一钱五分　橘核一钱五分，炒　川楝子一钱五分，炒　小茴香八分，炒　木香

汗

气虚表弱，不时自汗，仿玉屏风法。

生西芪二钱　防风六分　制於术一钱五分　白芍一钱五分，炒　酸枣仁二钱　云苓二钱

女　科

经阻腹痛，由气分郁结，血不流行也，治宜宣通为要。

归须一钱五分　红花四分　茺蔚子二钱　延胡索一钱五分　四制香附三钱　川楝子一钱五分

身心过劳，月事反旺。血不荣肝，内风烁烁，以致咳逆不已，心神不安。

阿胶三钱　白芍二钱　麦门冬二钱　北沙参二钱　茯神二钱　枣仁三钱，炒　煅牡蛎四钱　川贝一钱　广皮一钱五分

经下颇多，心烦口渴。阴亏阳亢也，六脉不静，议以滋补。

制洋参一钱五分　阿胶二钱　丹皮一钱五分　白芍一钱五分　茯神二钱　丹参一钱五分　元生地四钱　麦门冬二钱　乌贼骨二钱

经期腹痛，带下不已。乃中虚挟湿，清不胜浊也，从肝胃调治。

制白术一钱五分　茯神二钱　归身一钱五分，炒　白芍一钱五分，炒　香附三钱，制　艾绒一钱　上官桂八分　乌贼骨一钱五分　广皮一钱五分

肝强脾弱，胸腹作胀，癸水不行，脉来细软，宜调气和血。

制於术一钱五分　当归一钱五分，炒　红花四分　茯苓二钱　苏梗一钱　制香附三钱　绵蕲艾一钱　茺蔚子二钱

丸方：

制於术三两，土炒　茯苓二两　归身一两五钱，炒　白芍一两五钱，炒　茺蔚子一两五钱　丹参一两五钱　制香附三两　艾绒一两　紫石英三两，煅　半夏曲一两五钱，炒　新会皮一两二钱　砂仁末五钱

上为末，蜜丸，每三、四钱。

经闭腹痛，恐有败瘀阻络，防其大下。

当归一钱五分　红花四分　丹参一钱五分　延胡索一钱五分　茺蔚子二钱　青皮　紫石英三钱　苏梗一钱　泽兰二钱

阴虚内热，经漏淋漓，仲景复脉法。

党参三钱　生地四钱　阿胶二钱　麦门冬二钱　白芍一钱五分　乌贼骨二钱，炙　茯神二钱　沙苑三钱，炒　血余炭六分

产后结瘕，少腹胀痛。此属肝肾络虚，非有形所阻，况自汗屡泄，六脉无力，岂可投以攻剂？理宜温通为要。

党参三钱　肉桂五分，冲　制香附三钱　归身一钱五分，炒　小茴八分，炒　广皮一钱五分　紫石英三钱　艾绒一钱

小产后结瘕腹痛，由营络虚寒，恶露未净也，治宜温通化瘀。

当归二钱　肉桂五分，冲　艾绒一钱　茺蔚子二钱　小茴八分　延胡索一钱五分　青皮一钱　五灵脂一钱五分　木香六分

接方：

茺蔚子二钱　灵脂一钱五分，去炒　小茴八分，炒　延胡一钱五分　山楂肉一钱五分　茯苓二钱　广皮一钱　白术一钱五分，土炒

带下腹痛，脉来细软。阴虚及阳，法当温补。

党参三钱　制於术一钱五分　茯苓二钱　广皮一钱五分　归身一钱五分，炒　炙草四分　鹿角霜二钱　制香附三钱　炒白芍一钱五分

经漏后脉络空虚，以致心悸头晕，筋骨痿软及足跗浮肿。非轻候也，急须进补。

熟地五钱　制白术一钱五分　茯神二钱　枣仁三钱，炒　归身一钱五分，炒　白芍一钱五分，炒　杜仲三钱，炒　白薇一钱五分　狗脊一钱五分

产后元虚咳逆，泻、自汗不已，渐延脱象，勉拟方，以尽人事。

炙西芪三钱　制於术一钱五分　北五味三分　麦门冬二钱，炒　淮山药二钱　炙草五分　茯神三钱　枣仁三钱

加：

杞子二钱　橘红一钱　枣子二个

月事不调，腰腹作痛。此肝气郁而营络伤也，殊非轻恙。

生地四钱，炒　归身一钱五分　茯神二钱　白芍一钱五分　枣仁三钱
乌贼骨二钱　法香附三钱　沙苑三钱　白薇一钱五分

加：

湘莲肉七粒

丸方：

制於术二两五钱　熟地五两　归身一两五钱　炒白芍一两五钱　茯神
二两　枣仁二两　香附二两　沙苑二两　川断二两　川杜仲三两　湘莲
肉二两

共为末，以阿胶三两烊化为丸。

淋带不止，月事大下。冲任络伤也，病势非轻。

熟地四钱　制於术一钱五分　归身一钱五分，炒　白芍一钱五分，
炒　香附三钱　沙苑三钱，炒　川杜仲三钱，炒　乌贼骨一钱五分，炙
茯神二钱

加：

湘莲肉七粒

类疟久缠，咳逆咽干，延至经停，失血后病转甚。此劳怯之基
也，殊为棘手重恙。

生黄芪一钱五分　阿胶二钱　沙参二钱　麦门冬三钱　橘白一
钱　茯神二钱　丹皮一钱五分　紫菀二钱　炙鳖甲四钱

加：

枇杷叶二钱

郁

中虚肝郁，腹胀食减，色脉少神，仿逍遥法。

柴胡一钱，炒　制白术一钱五分　归身一钱五分，炒　白芍一钱五分，炒　茯神二钱　郁金一钱五分　广皮一钱五分　制香附三钱　紫石英三钱

时症（一）

寒热头胀，胸闷咳逆。风温伤卫也，治以辛凉解散。

防风一钱五分　荆芥一钱五分　前胡一钱五分　桔梗一钱　枳壳一钱五分　牛蒡子三钱　苦杏仁二钱　新会皮一钱五分　连翘二钱

恶寒发热，头痛身疼，脘闷无汗，脉来弦紧。乃卫阳疏而风寒外袭，例用辛温解散。

羌活一钱　防风一钱五分　苏叶一钱五分　桔梗一钱　川朴一钱，炒　法半夏一钱五分　广皮一钱五分　大杏仁三钱

加：

老姜二片　葱白头二个

风寒伤卫，邪势方张，治以温经表散。

苏叶一钱五分　防风一钱五分　羌活一钱　川朴一钱　半夏一钱五分　淡豆豉三钱　广皮一钱五分　枳壳一钱五分　杏仁三钱

加：

生姜皮一钱

196

邪伤阳经，形寒身热，头痛脘闷，舌白脉紧，先宜汗解。

桂枝尖四分　防风一钱五分　羌活一钱　苏梗一钱五分　川朴一钱，
炒　茅术一钱五分，炒　半夏一钱五分　陈皮一钱五分　苦杏仁三钱

加：

老姜皮五分

春温发热，头胀胸闷，舌布白苔，脉来弦动。邪势郁于气分，
不得从汗化达，拟解肌法。

柴胡七分　葛根一钱五分　淡豉三钱　大力子三钱　杏仁三钱　连
翘二钱　枳壳一钱五分　桔梗一钱　蒌仁二钱

复诊：得汗后，热势不解，烦渴少寐，脉数舌干。伏邪未化，
津液先伤，法当清解为要。

葛根一钱五分　川连六分　淡芩一钱五分　连翘二钱　生山栀二钱
知母一钱五分　花粉二钱　枳壳一钱五分　郁金一钱五分

加：

芦根五钱　竹茹一钱

温热伤阴，舌红脉数，仿玉女煎法。

鲜生地一两　石膏四钱，生捣　知母一钱五分　花粉二钱　麦门冬三
钱　丹皮一钱五分　生白芍一钱五分　连翘二钱　甘草四分

加：

芦根五钱

温邪留恋，汗出不解，阴液有亏，治以滋清。

鲜石斛五钱　炙鳖甲四钱　丹皮一钱五分　知母一钱五分　黑穞豆

衣二钱　天花粉二钱　生苡仁三钱　白芍一钱五分　广皮一钱五分

加：

冬桑叶一钱五分　鲜竹茹一钱

温热内陷，四肢厥冷，热深厥亦深也，顷诊六脉沉数，谵语神昏，大便三候不解。乃病久元虚，邪归胃腑，甚为棘手重候，勉拟陶氏黄龙法，以图倖功，附方政用。

参须五分　制锦纹三钱　元明粉一钱五分　枳实一钱　川朴一钱
甘草四分　苦桔梗一钱　全栝蒌三钱　归身二钱

冬温乘阴虚而发，身热不得汗解，脘闷咳逆，舌白脉弦。邪郁气分，尚未施张，治当辛散。

荆芥穗一钱五分　葛根一钱五分　淡豉三钱　杏仁三钱　桔梗一钱
连翘一钱五分　大力子三钱　枳壳一钱五分　广皮一钱五分

加：

生姜四分

暑湿伤其气分，脘闷腹痛，上吐下泻，四肢厥冷，舌腻脉来。此霍乱候也，例用正气法。

半夏一钱五分　广皮一钱五分　赤苓二钱　蒌皮二钱　川朴一钱　白蔻仁七分　藿梗一钱五分　佩兰一钱五分，后下

加：

六一散四钱

身热头胀，脘闷烦渴。暑邪伤气，当清上焦。

香薷八分　藿梗一钱五分　大豆卷三钱　六一散三钱　白蔻仁六分

赤苓二钱　连翘二钱　杏仁三钱　银花一钱五分

　　加：

　　省头草二钱　鲜荷叶一角

　　暑风伤肺，发热汗少，头胀咳呛，舌布白苔，脉左弦数。此属闭暑之候，姑拟辛解。

　　香薷八分　荆芥一钱五分　桔梗八分　枳壳一钱五分　大杏仁三钱杜藿梗一钱五分　半夏一钱五分　广皮一钱五分

　　加：

　　鲜荷叶一角

　　暑风外袭，身热头疼咳呛，拟辛凉解散。

　　薄荷尖一钱　香薷八分　杏仁三钱　桔梗八分　连翘二钱　杜藿一钱五分　桑白皮二钱　橘红八分　六一散三钱

　　加：

　　丝瓜叶三钱

　　左脉弦数，暮热朝凉，汗解渴饮，治从少阳。

　　青蒿一钱　炙鳖甲五钱　桑叶一钱五分　丹皮一钱五分　花粉二钱广皮一钱五分　鲜石斛五钱　绿豆皮二钱

　　加：

　　鲜佛手一片

　　疟来渐晏，邪有入阴之意，脘膈痞结，乃中焦屡受邪迫，正气已馁，拟进两和阴阳。

　　法半夏一钱五分　淡芩一钱五分　知母二钱　花粉二钱　川朴一钱

草果一钱　乌梅肉五分

　　加：

姜汁匙

杂　症

　　肝胆郁热，扰乱神明，时发多言妄笑，脉来弦动。暂用苦泄柔镇，接服养肝清心法。

　　川连五分　半夏一钱五分　青黛二钱　山栀一钱五分　石决明四钱萎皮三钱　郁金一钱五分　细菖蒲一钱　炒远志一钱

　　接方：

　　制首乌三钱　茯神三钱　半夏一钱五分　枣仁三钱　生白芍一钱五分橘红一钱五分　石决明四钱　麦仁三钱，辰砂拌　郁金一钱五分

　　加：

鲜竹茹一钱

　　筋痿足废，胸背高凸，已成损疾，药难奏功。

　　制於术一钱五分　熟地四钱　枸杞二钱　龟板四钱，炙　归身一钱五分，炒　川断二钱　金毛脊一钱五分　干河车一钱五分　鹿角霜二钱

　　先后天俱亏，内热自生，饮食少进，若不加意调养，惟恐延成童怯。

　　制首乌二钱　炙鳖甲四钱　北沙参二钱　茯苓二钱　地骨皮二钱　川斛三钱　半曲一钱五分　广皮一钱五分　山药二钱

肌肤燥裂，六脉弦数，血热外游也，治以滋清。

鲜生地五钱　丹皮一钱五分　归身一钱五分　米仁三钱　赤芍一钱五分　生草四分　桑叶一钱五分　秦艽一钱五分　知母一钱五分

中　风

右半身不遂，脉来虚软。元气不足也，法当温补。

制於术一钱五分　党参三钱　枣仁二钱　茯神二钱　炙草四分　半夏一钱五分　鹿角霜二钱　归身一钱五分　杞子二钱

加：

霞天膏

阴液亏而内风煽烁，症属偏枯，法当柔剂养营。

熟地五钱, 炒　枸子二钱　归身一钱五分　元红花四分　川断二钱　枣仁三钱　淡苁蓉一钱五分　柏子霜一钱五分　茯神三钱

加：

细桑枝五钱, 酒炒

症属偏枯，内热脉数。

党参三钱　熟地四钱　杞子二钱　归身一钱五分　川断肉二钱　茯苓二钱　柏霜一钱五分　女贞子二钱　炙龟板四钱

右膝肿痛，筋拘不仁。此营虚积湿也，标本兼顾。

生白术一钱五分　熟地四钱　杞子二钱　川断二钱　杜仲三钱, 炒　木瓜一钱五分　鹿角霜二钱　五加皮一钱五分　赤苓二钱

加：

油松节一钱五分

舌本不利，四末不仁。气郁挟痰也，拟疏气涤痰法，以图向安。

党参三钱　茅术一钱五分　半夏一钱五分　广皮一钱五分　归身一钱五分，炒　白蒺藜三钱，炒　郁金一钱五分　苏子三钱，炒研

加：

细桑枝四钱，酒炒

右肢偏废，六脉模糊。乃阳虚而痰内滞，宜燥土涤痰，佐以活络法。

制於术一钱五分　茅术一钱五分　半夏一钱五分　橘红一钱　杞子二钱　茯苓二钱　归身一钱五分，炒　姜黄一钱　鹿角胶二钱

加：

桑枝五钱，酒炒　丝瓜络三钱

肢麻言謇，脉来无力。此属气亏而痰滞脉络也，殊非小恙。

生白术一钱五分　归身一钱五分，炒　桂枝六分　半夏一钱五分　橘红一钱　茯苓二钱　片姜黄一钱　远志一钱　明天麻一钱五分，煨

心悸骨痛，筋惕肉𣊓。血虚风动也，从三阴培养。

制首乌三钱　归身一钱五分　杞子二钱　枣仁三钱　茯神二钱　川断二钱　明天麻一钱五分　淮膝炭二钱　柏子仁一钱五分

统体麻木，二便艰阻。血虚风动也，宜温润。

党参三钱　熟地四钱　归身一钱五分　杞子二钱　淡苁蓉一钱五分
茯苓二钱　柏子霜一钱五分　天麻一钱五分　淮膝炭二钱

肝　风

厥阳化风上冒，头晕目昏。此血虚肝旺也，宜养营以息风。
制首乌三钱　归身一钱五分　女贞子二钱　麦门冬三钱　石决明四
钱　白蒺藜三钱　黄甘菊一钱　桑叶一钱五分　白芍一钱五分

膈胀呕恶，饮食顿减。肝风犯胃也，脉象弦大，拟苦泄法。
羚羊角一钱　胆草一钱　半夏一钱五分　知母一钱五分　茯神二钱
广皮一钱五分　石决明四钱　郁金一钱五分　甘草四分
　　加：
竹茹一钱

心嘈不寐，兼四肢发麻。此肝郁生风也，先宜苦泄，然后
补进。
川连五分　制首乌三钱　郁金一钱五分　茯神二钱　枣仁三钱，
炒　麦门冬二钱　川贝一钱五分　石决明四钱　淮膝二钱，炒
　　加：
冬桑叶一钱五分

头晕心悸，六脉不静。虚风内动也，须安养调摄。
熟地四钱　归身二钱，炒　茯神二钱　枣仁三钱，炒　麦门冬二钱
柏子霜一钱五分　石决明四钱　白蒺藜三钱，炒　甘菊一钱

加：

冬桑叶二钱

头晕多痰，脉情滑大。由肝风内扇所致，宜柔肝息风

羚羊角一钱　半夏一钱五分　橘红一钱　麦门冬二钱　川贝一钱五分
钩藤四钱，后下　石决明四钱　光杏仁三钱　牛膝三钱　杭菊一钱

心烦不寐，惊悸神呆，由肝郁生风所致。

川连五分　半夏一钱五分　麦门冬三钱，辰砂拌　枣仁三钱，炒　茯
神二钱　郁金一钱五分　丹参一钱五分　龙齿三钱，煅

加：

橘叶三片　竹茹四分　柏子霜一钱五分

复方：

制洋参一钱五分　麦门冬三钱，辰砂拌　茯神二钱　枣仁三钱，炒
灵磁石三钱，煨　法半夏一钱五分　新会皮一钱　胆草一钱　黑栀二钱

丸方：

桂圆制洋参一两五钱　原生地四两　抱木茯神二两　辰砂染麦门冬
肉三两　酸枣仁三两，炒　橘叶一钱五分　半夏曲二两　胆草一两　栝蒌
仁二两　黑山栀一两五钱　沉香末五钱　细菖蒲一两

共为细末，以嫩钩藤煎汤泛丸，每朝服四钱。

虚　劳

失血后气喘呛，脉来细数。水亏火动也，恐久延成怯。

阿胶二钱，烊冲　北沙参二钱　川贝一钱五分　橘白一钱五分　枣仁

三钱　茯神二钱　女贞子二钱　牡蛎四钱　炒牛膝二钱

加：

枇杷叶一钱

朝凉暮热，气逆咳呛。此阳不恋阴也，将成怯候，不易取效。

炙西芪一钱五分　熟地五钱　沙参二钱　麦门冬二钱　女贞子二钱
橘白一钱五分　淮山药二钱　茯神二钱　枣仁三钱

加：

枇杷叶二钱

咳血久缠，延至食减便溏。是阴损及阳也，姑从中治。

绵芪一钱五分　制於术一钱五分　茯苓二钱　炙草四分　扁豆三钱
苡仁四钱　北沙参二钱　淮山药二钱　橘白一钱五分

加：

建莲肉七粒

积劳内伤，咳血延至气喘，脉来软弱。阴损及阳也，防其
虚脱。

党参三钱　制於术一钱五分　五味三钱　麦门冬二钱　杞子二
钱　茯苓二钱　橘白一钱五分　淮山药二钱　牡蛎四钱，煅

加：

干车一钱五分

咳血便溏，六脉无力。怯之渐也，当用补土生金法。

党参三钱　於术一钱五分　阿胶二钱，炒　茯苓二钱　炙草四分　甘
枸杞二钱　山药二钱　沙参二钱　橘白一钱五分

205

加：

红枣四枚

劳倦内伤，咳呛失血，肢体委顿，烦渴少寐。此营络空虚，神不守舍也，损不肯复，颇为可虑。

党参三钱　熟地四钱　阿胶二钱，烊化　麦门冬二钱　北沙参二钱　茯神二钱　枣仁三钱，炒　牡蛎四钱，煅　淮膝二钱　橘白一钱五分

失血后咳呛便溏，六脉少力。不但阴络有伤，阳气亦不足也，宜扶阳而生阴。

党参三钱，炒　制於术一钱五分　茯苓二钱　枣仁三钱，炒　杞子二钱　橘白一钱五分　淮山药二钱　菟丝饼二钱　米仁四钱，炒

加：

桑叶一钱五分　红枣四枚

遗精咳血，脉络空虚，腰背作痛，神色㿠白。怯之候也，当以甘温补剂。

党参三钱　制於术一钱五分　阿胶二钱　杞子二钱　茯神二钱　枣仁三钱　牡蛎四钱　橘白一钱五分　麦门冬二钱

加：

建莲肉七粒

失血后咳逆自汗，脉数无力。乃阴液内涸，阳无所依也，姑拟潜阳摄阴法，以图幸功。

炙绵芪二钱　熟地四钱　杞子二钱　麦门冬二钱　茯神三钱　枣仁三钱　橘白一钱五分　牡蛎五钱　五味子三钱

加：

淮小麦三钱

咳呛失音，痰中带血，无梦遗精，腰背胀痛。阴涸阳浮之验也，当用清上纳下法。

制洋参　阿胶　沙参　丹皮　麦门冬　玉竹　人中白　橘白　桑叶

加：

枇杷叶二钱　生藕一两

咳血气喘，寒热便溏。病起肝肾下损，延及脾胃，二气交伤，恐草木难以奏效。

党参三钱　制於术一钱五分　阿胶二钱，炒　麦门冬二钱　茯神二钱　枣仁三钱　北五味三分，炒　淮山药二钱　橘白一钱五分

加：

红枣四个

咳血咽痛，恶风内热。阴阳并亏，已成怯象。

陈阿胶二钱　北沙参二钱　人中白一钱　米仁四钱　生蛤壳三钱　白花百合三钱　橘白一钱五分　川贝二钱　桑叶一钱五分

加：

枇杷叶二钱

咳血延至便溏，此劳怯之末传也，甚为棘手。

炙西芪二钱　制於术一钱五分　北五味三分，炙　炒米仁四钱　川贝母一钱五分　橘白一钱五分　茯苓二钱　红枣四枚　麦门冬二钱

加:

桑叶一钱五分

失血后咳逆不休,间有寒热,诊六脉虚数。此阴损及阳也,症已延入怯门,草木焉能振顿?

熟地五钱　制於术一钱五分　杞子二钱　沙参二钱　橘白一钱五分　茯神二钱　淮山药二钱　牡蛎四钱　川贝一钱五分

加:

冬桑叶一钱五分

接方:

黄芪二钱,炙　熟地五钱　麦门冬二钱　制於术一钱五分　北五味三分,炙　沙参二钱　橘白一钱五分　川贝一钱五分　牡蛎四钱　枇杷叶二钱

便溏下血,脾肾两亏也,兼之气逆自汗,六脉无力。颇有衰脱之危,殊为棘手。

制於术一钱五分　炙西芪三钱　菟丝子二钱,炒　山药二钱　白芍一钱五分,炒　北五味三分　茯神二钱　枣仁三钱

加:

红枣四个

咳　嗽

风温伤肺,咳呛多痰,治以辛凉解散。

冬桑叶一钱　薄荷一钱　象贝一钱五分,杵　广皮一钱　杏仁三钱　桔梗一钱　法半夏一钱五分　枳壳一钱五分　花粉三钱

加：

冬瓜子三钱

风温干肺，化热，气逆咳呛，痰多色黄，脉来右寸浮大，暂用泻白法。

桑白皮二钱　地骨皮二钱　杏仁三钱　花粉二钱　川贝一钱五分　米仁三钱　橘红一钱　马兜铃八分

加：

冬瓜子二钱　枇杷叶二钱

风温化燥，咳逆喉痒。仿泻白意，以清肺金。

桑叶一钱五分　地骨皮二钱　川贝一钱五分　沙参二钱　花粉二钱　甘草四分　米仁四钱　冬瓜子三钱

加：

枇杷叶二钱

血溢后，咳呛不止，咽痛失音，诊六脉弦数。此肺络伤而津不上承也，殊非小恙。

紫菀二钱　阿胶二钱　麦门冬二钱　沙参二钱　川贝一钱五分　人中白一钱　苡仁四钱　橘红一钱五分　生鸡子白一枚，同煎

临服入青盐三分。

七情郁结，燥火内燃，咳逆咽干，左脉弦大，治以仲景法。

川连五分　阿胶二钱　麦门冬二钱　北沙参三钱　知母一钱五分　橘白一钱五分　石决明四钱　人中白一钱　生鸡子黄一枚，同煎

加：

枇杷叶二钱

久咳不已，畏风脉数。乃腠理疏而津液亏也，固表育阴兼治。
生黄芪一钱五分　阿胶二钱　北沙参二钱　知母一钱五分　麦门冬二钱　贝母一钱五分　淮山药二钱　橘白一钱五分
　　加：
桑叶一钱　红枣四个

咳呛膈痛，脉来弦数。肝热射肺也，恐络伤失血。
旋覆花一钱五分　苏子二钱　半夏一钱五分　橘红一钱　川贝一钱五分　郁金一钱五分　白杏仁三钱　冬瓜子二钱　石决明四钱
　　加：
桑叶一钱五分

久咳不已，咽痛失音。此虚火刑金也，恐久延成怯。
熟地四钱　枸杞二钱　北沙参二钱　川贝二钱　麦门冬二钱　橘白一钱　生蛤壳三钱　人中白一钱　枇杷叶二钱
　　加：
生鸡子黄一枚

嗽久腰软，水亏火动也，须及早图治。
大原地四钱　沙参二钱　麦门冬二钱　橘白一钱五分　茯神二钱　牛膝一钱五分，炒　炙龟板四钱　女贞子二钱　川贝二钱
　　加：
冬桑叶一钱五分

脾气虚而津不上布，久咳不已，色脉少神，当用补土生金法。

制白术一钱五分　沙参二钱　麦门冬二钱　川贝一钱五分　橘白一钱五分　茯神二钱　淮山药二钱　米仁三钱　枣仁三钱

咳逆多痰，脉来弱软。中气虚而积饮上泛也，仿以六君子法。

制白术一钱五分　茯苓二钱　半夏一钱五分　广皮一钱五分　苏子三钱　甘草四分　白杏仁三钱　米仁三钱

久咳形衰，脉弱神疲。肺肾并亏也，仿金水六君意。

熟地五钱　茯苓二钱　橘红一钱　沙参二钱　麦门冬二钱　白花百合三钱　炙龟皮四钱　生蛤壳三钱　枇杷叶二钱

痰嗽不爽，六脉弦。乃肝火刑金也，恐络伤动血。

旋覆花一钱五分　代赭石三钱，煅　杜苏子二钱　苦杏仁三钱　橘红一钱　淮牛膝二钱　川贝母一钱五分　郁金一钱五分　冬桑叶二钱

久嗽不已，呕逆自汗。阴损及阳也，此属劳怯之基，最难调治。

炙西芪二钱　熟地五钱　川贝一钱五分　茯神二钱　麦门冬二钱　橘白一钱五分　北沙参二钱　淮山药二钱　牡蛎四钱

加：

枇杷叶二钱

远年久嗽，色脉少神。由脾肾虚而水泛为痰也，急宜培补。

党参三钱　制於术一钱五分　熟地四钱，炒　甘枸子二钱　川贝母二钱　杏仁三钱　橘白一钱五分　牡蛎四钱　茯神二钱

加：

胡桃肉二枚

复方：

炙黄芪二钱　制於术一钱五分　北沙参二钱　杏仁三钱　橘白一钱五分　法半夏一钱五分　熟地四钱，炒　杞子二钱　川贝一钱五分

久嗽欲呕，病在肺胃也，腻补不合。

党参二钱　制於术一钱五分　半夏一钱五分　茯神二钱　橘白一钱五分　麦门冬二钱　川贝一钱五分　米仁三钱，炒　石决明四钱

加：

竹茹四分，姜汁炒

久嗽咽痛，脉来细数。肝肾阴亏也，甚为棘手。

熟地四钱　北沙参二钱　紫菀二钱　麦门冬二钱　橘白一钱五分百合三钱　人中白一钱　炙龟板四钱　枇杷叶二钱

加：

生鸡子黄一枚

内热久呛，心烦少寐，病延一载，肉削神衰。此由操劳过度，水亏火动也，法当清补。

元生地四钱　熟地四钱　麦门冬二钱　枣仁三钱　茯神二钱　牡蛎四钱　橘红一钱，盐水炒

加：

枇杷叶二钱　竹茹四分

久嗽脉弱，先后天俱亏，若过进寒凉，必致胃损减食。

制於术一钱五分　熟地四钱　杞子二钱　茯苓二钱　山药二钱　橘白一钱五分　川贝一钱五分　麦门冬二钱，米炒　玉竹二钱

膏方：

党参二两　制於术三两　熟地五两　杞子二两　北沙参二两　茯苓二两　官燕窝一两　海参四两　建莲二两　玉竹二两　麦门冬二两　枇杷叶二两

共煎汁三次，滤去渣，另研川贝母粉一两、淮山药粉二两、沉香末三钱，同入收膏，每服四、五钱。

久嗽咽干，肺胃津亏也，仿《金匮》麦门冬汤。

大麦门冬二钱　沙参三钱　甘草四分　苡仁三钱　川贝二钱　橘白一钱五分　川石斛三钱　人中白二钱

加：

桑叶一钱五分　红枣四个

久嗽不已，咽干作痛。乃肝风炽而肺阴伤也，诊六脉弦数，惟恐络伤动血，仿嘉言治燥法。

冬桑叶一钱五分　阿胶二钱，炒　麦门冬二钱　川贝一钱五分　甜杏仁三钱　郁金一钱五分　石决明四钱　人中白一钱　枇杷叶二钱

嗽久失音，舌红脉弦。是邪郁肺金，外寒内热所致，仿仲景法。

细麻黄四分　杏仁三钱　石膏三钱　甘草四分　桔梗一钱　兜铃一钱　郁金一钱五分　射干一钱　桑叶二钱

加：

枇杷叶二片　鸡子黄一枚

吐 血

咳痰带血，六脉洪大。温邪伤肺也，不宜早进温补。

桑皮二钱 地骨皮二钱 丹皮一钱五分 川贝一钱五分 知母一钱五分 杏仁三钱 橘红一钱 生米仁三钱

加：

冬瓜子二钱 茅根肉四钱

咳频震络，络伤而痰带血出，脉来弦大。只宜薄味以清上焦。

桑叶一钱五分 地骨皮二钱 北沙参二钱 麦门冬二钱 知母一钱五分 花粉二钱 川贝一钱五分 茜草一钱五分 郁金一钱五分

加：

藕节二枚

咳逆见红，脉来洪大。此肺胃之火迫血妄行也，治以甘寒。

犀角一钱，磨 鲜生地三钱 丹皮一钱五分 麦门冬二钱 知母一钱五分 丹参一钱五分 茜草一钱五分 牛膝二钱 生白芍一钱五分

加：

茅根肉四钱

蓄血妄行，胸膈作痛，脉来弦大。阳络伤也，此必有离经之瘀未净，不宜早投滋腻，暂用通络法。

归须二钱 桃仁二钱 苏子二钱 郁金一钱五分 丹参一钱五分 石决明四钱 茜草一钱五分 牛膝炭三钱 橘红一钱

加：

新绛四分

复诊：

生地四钱　丹皮一钱五分　沙参二钱　麦门冬二钱　郁金一钱五分　丹参一钱五分　石决明四钱　牛膝炭三钱　橘红一钱

加：

藕一两

咳逆伤络，失血膈痛。病久脉虚，刻难取效。

生地四钱，炒　丹皮一钱五分　阿胶二钱　麦门冬二钱　牛膝二钱，炒　沙参二钱　石决明四钱　橘红一钱　茜草一钱五分

加：

冬桑叶一钱五分

热逼阳络，血溢颇多，脉来数大，宜乎静养。

川连五分　阿胶二钱　丹皮一钱五分　丹参二钱　茜草一钱五分　生白芍一钱五分　石决明四钱　旱莲草二钱　牛膝二钱，炒

加：

茅根肉四钱

上焦郁热，嗽血多痰，六脉弦紧，治以清润。

桑叶一钱五分　地骨皮二钱　杏仁三钱，去皮　麦门冬二钱　川贝一钱五分　郁金一钱五分　茜草一钱五分　生蛤壳三钱　紫菀二钱

加：

犀角尖八分，磨　茅根肉五钱

复诊：

生地四钱，炒　丹皮一钱五分　沙参二钱　橘红一钱　麦门冬二钱　川贝一钱五分　桑叶一钱五分　杏仁三钱，去皮　紫菀二钱　苡仁三钱

215

久嗽见红，脉来细数。肺络伤也，殊非轻恙。

紫菀二钱　阿胶二钱　丹皮一钱五分　茜草一钱五分　麦门冬二钱　北沙参二钱　川贝一钱五分　米仁四钱　橘红一钱

加：

霜叶一钱五分

三载血发，火动络伤也，恐咳呛日剧，延成怯候。

生地四钱　丹皮一钱五分　沙参二钱　麦门冬二钱　橘红一钱　石决明四钱　淮牛膝二钱　女贞子一钱五分　旱莲草一钱五分

加：

茅根肉五钱

阴不恋阳，咳血脉数。乃劳怯之见端也，慎勿忽视。

生地四钱，炒　丹皮一钱五分　橘红一钱　苏子二钱，炒　牛膝二钱，炒　龟板四钱，炙　生白芍一钱　女贞子一钱　石决明四钱

加：

桑叶一钱五分

内伤失血，血虚则气喘，脉数。阴不恋阳也，以致下午潮热，饮食渐减，乃下损及中，最难痊愈。

西潞参三钱　阿胶二钱　枣仁一钱五分　茯神二钱　麦门冬二钱　橘白一钱五分　北沙参二钱　牡蛎四钱　淮牛膝二钱　枇杷叶二钱

复方：

党参二钱　熟地四钱　杞子二钱　茯神一钱　枣仁三钱　麦门冬二钱　橘白一钱五分　牡蛎四钱　牛膝二钱

加：

胡桃肉三钱

失血过多，营络空，胁肋动，行走喘促。当从肝肾，引阳下纳，希图寸效。

西潞党三钱　熟地五钱，青盐炒　阿胶二钱　枣仁三钱　白芍二钱
加：
胡桃肉二枚　淮膝一钱　紫石英四钱　牡蛎四钱

气冲络伤，失血咳呛。治以清上纳下，勿使延入怯门。

熟地五钱，砂仁炒　阿胶二钱，炒　杞子二钱　茯神二钱　枣仁三钱　紫石英四钱　沙参二钱　麦门冬二钱　橘红一钱　枇杷叶二钱
丸方：
洋参一两五钱，桂圆罗衣　杞子二两　熟地五两　枣仁三两　女贞子二两，制　麦门冬二两　龟板四两，炙　沙参二两　牡蛎四两　淡菜三两
上药为末，烊化阿胶三两，共捣为丸，每服四钱。

失血后咳逆不已，缠绵一载。阴损及阳，乃劳怯之基也，殊非轻恙。

熟地五钱　丹皮一钱五分　阿胶二钱　沙参二钱　麦门冬二钱　煅牡蛎四钱　橘红一钱　山药一钱五分　茯神二钱

久嗽见红，继以足痿。此由血去阴亏，无以营养筋骨也，症属上盛下虚，非朝夕所能取效。

熟地五钱　杞子二钱　归身一钱五分　川断二钱　龟板四钱，炙　北沙参二钱　米仁三钱，炒　麦门冬二钱　橘白一钱五分　枇杷叶二钱

血症频发,延至心悸不安,遍体作痛。乃气不摄血,营络空虚也,此劳怯之基,急宜进补。

西党参三钱　阿胶二钱　白芍一钱五分　枣仁三钱　麦门冬二钱橘白一钱　淮牛膝一钱五分　枸杞二钱　云苓一钱五分

接方:

中熟人参二钱,另煎　熟地五钱　阿胶二钱　枣仁三钱　麦门冬五钱女贞子二钱　淮膝二钱,炒　炙甘草四分

肝气久郁,络伤血溢。

制洋参一钱五分　大白芍一钱五分　石决明四钱　茜草一钱五分　丹参一钱五分　杜苏子二钱　郁金一钱五分　茯苓二钱　淮膝炭二钱

加:

生藕一两

大失血后,阴损及阳,以致色脉少神。近乎怯候,宜甘温纳补。

炙西芪二钱　熟地五钱　杞子二钱　茯神二钱　枣仁三钱　麦门冬二钱　淮山药二钱　橘白一钱五分　牡蛎四钱

加:

红枣四个

失血后,咳逆不已,频发寒热,表里俱虚也。

生西芪二钱　熟地五钱　杞子二钱　沙参二钱　麦门冬二钱　茯神二钱　杜苏子二钱　牛膝二钱　橘白一钱五分

失血后,延至咳呛遗泄溏。二气交伤矣,保扶后天为急。

党参三钱　制於术一钱五分　茯苓二钱　沙参二钱　麦门冬二钱
山药二钱　金樱子一钱五分，去毛　女贞子一钱五分　橘白一钱五分

加：

红枣四枚

努力络伤，膈痛咳血。

苏子三钱，炒　郁金一钱五分　丹参一钱五分　茜草一钱五分　丹皮
一钱五分，炒　牛膝炭二钱　橘红一钱

咳呛失血，肝肺郁热也，法当清理。

羚羊角一钱　桑叶一钱五分　丹参一钱五分　丹皮一钱五分　川贝二
钱，扦　橘白一钱五分　石决明四钱　米仁三钱　黑山栀一钱五分

骤然咳血，膈闷头疼，举动喘促，脉来洪数。此温邪震络也，
恐有留瘀未净，不必急于止涩。

犀角尖一钱　制军三钱　茜草一钱五分　丹皮一钱五分　郁金一钱五
分　橘红一钱　苏子三钱，炒　石决明四钱　牛膝炭二钱　参三七七分，
磨冲

身心劳动，络伤血溢，幸不咳呛，可保无虞。

熟地五钱，青盐炒　阿胶三钱　茯神二钱　枣仁三钱　丹皮一钱五分
牛膝炭二钱　丹参一钱五分　女贞子二钱　远志一钱

久嗽失音，畏风头晕。上盛下虚也，近乎怯候。

生黄芪一钱五分　上清胶二钱　桑叶一钱五分　麦门冬二钱　炙龟
板四钱　茯神二钱　女贞子二钱　红枣四个　广皮一钱五分　川贝一钱五

分　北沙参二钱

肺　痿

久嗽咽干，频吐涎沫。此肺失清肃，不能输津四布也，症属肺痿，不易取效。

紫菀二钱　麦门冬二钱　北沙参二钱　米仁三钱　甘草四分　白及二钱　橘白一钱五分　百合三钱　天竺黄一钱

加：

生鸡子白一枚

久嗽失音，喉中哽痛。津液内损，不司上承，是为肺痿重候。

北沙参二钱　麦门冬三钱　米仁四钱　川贝一钱五分　紫菀二钱生草四分　白花百合三钱　人中白一钱　橘白一钱五分

加：

冬瓜子二钱　枇杷叶二钱

遗　精

素体阴亏，相火易动无制，有梦遗精。治宜养阴，佐以固下。

生地黄四钱　丹皮一钱五分　茯神三钱　龟板四钱，炙　女贞子二钱川柏一钱，炒　芡实三钱　金樱子一钱五分　知母一钱五分

加：

莲须八分

心悸遗精，脉虚无力。由阳不恋阴所致，惟清心固肾，俾得水火交合，病当渐愈。

熟地五钱　枸杞二钱　茯神二钱　枣仁三钱　麦门冬二钱　五味子三分，炙　远志一钱五分　芡实二钱　金樱子一钱五分　桂圆肉七粒

加：

湘莲肉七粒

失血后继之遗精，水亏火动也，育阴固摄，以图幸功。

生地五钱　丹皮一钱五分　龟板四钱，炙　牡蛎四钱　茯神二钱　女贞子一钱五分　淮药二钱　芡实二钱　金樱子一钱五分

加：

莲须八分

心肾不交，精滑少寐。

洋参一钱五分，桂七制　麦门冬二钱　五味三分，炙　茯神二钱　枣仁三钱　柏子霜一钱五分　远志一钱　牡蛎四钱　白莲须八分

阳不恋阴，有梦遗精泄，治从心肾。

丸方：

熟地四两，砂仁末拌炒　生地四两　丹皮一两五钱　茯神二两　麦门冬肉二两　女贞子二两　旱莲草二两　芡实二两　白龙骨三两，煅　新会皮一两五钱　线胶三两

共为末，以金樱膏六两和丸，每服朝四钱，以沸汤泡白莲须汤送下。

221

淋 浊

便浊脉数，湿热下注也，法当分利。

草薢一钱五分　泽泻一钱五分　赤苓二钱　米仁三钱　黄柏一钱，炒
甘草梢五分　通草八分　猪苓一钱五分

加：

淡竹叶二钱

便浊茎痛，此心热下遗于小肠也，仿遵生意。

细生地四钱　丹皮一钱五分　木通一钱　赤苓二钱　泽泻一钱　草
稍四分　生山栀一钱五分　淡竹叶二钱　琥珀五分，研冲，通膀胱，治五淋

久浊元虚，脉来无力。法当健中，佐以升清。

制白术一钱五分　赤苓二钱　泽泻一钱　草薢一钱五分　苡仁三钱
升麻四分　甘草稍四分　淮药二钱

膀胱络伤，尿血茎痛。法当破瘀，佐以升清。

制大黄三钱　归须一钱五分　桃仁二钱　草薢一钱五分　赤苓二钱
草稍四分　牛膝一钱五分，炒　黑山栀一钱五分　炙升麻五分

尿血作痛，少腹坚，大便秘，脉来紧大。此系下焦郁热所致，
恐有瘀滞。

制军三钱　归须一钱五分　单桃仁二钱　萎皮三钱　延胡一钱五分，
炒　赤苓二钱　黑山栀一钱五分　泽泻一钱　草稍四分　琥珀末四分，冲

血淋茎痛，脉来弦数。湿热下注也，法宜清利。

小生地四钱　丹皮一钱五分　萆薢一钱五分　黄柏一钱　泽泻一钱　赤苓二钱　生草稍四分　淮牛膝二钱，炒　车前子三钱，炒研

热入膀胱，尿血茎痛。治以养阴通腑。
细生地四钱　丹皮一钱五分　川连六分　赤苓二钱　甘草稍四分　萆薢一钱五分　阿胶二钱　泽泻一钱　血余炭五分　琥珀末五分

湿热下注，兼努力伤络，腰膂酸痛，尿血茎疼，脉来细涩少神。去当破瘀分利。
制军二钱　归须二钱　赤苓三钱　海金沙一钱五分　瞿麦一钱五分　泽泻一钱五分　草稍五分　杜牛膝三钱
加：
萆薢一钱五分
调入麝香七厘。

肿　胀

寒湿内阻气分，统体浮肿，脉不应指，法当温解分消。
生茅术一钱五分　半夏二钱　木香五分　桂枝五分　川朴八分　椒目五分　猪苓二钱　车前子三钱　赤苓二钱　老姜五分

泄泻浮肿，寒湿伤中也，仿苓姜术桂法。
茅术一钱五分　桂枝五分　干姜五分　车前子三钱　赤苓二钱　陈皮一钱　紫朴八分　半夏二钱　泽泻一钱五分

中虚湿困，统体浮肿，六脉模糊，法当分利。

苓术二钱　川朴八分　米仁四钱　茯苓二钱　白术二钱　半夏二钱　泽泻一钱五分　车前三钱　陈皮一钱

脾阳虚而积饮为胀，法当燥土分利。

生苓术二钱　苏子二钱　白术二钱　米仁四钱　炒莱菔子二钱　葶苈子五分　半夏二钱　陈皮一钱　冬瓜子四钱　赤苓二钱　淮牛膝三钱

接服方：

党参二钱　益智仁二钱　菟丝子三钱　淮牛膝三钱　於术二钱　砂仁五分　肉桂三分　制香附一钱五分　车前子三钱　茯苓皮二钱

寒湿潜踞，腹胀脉微。通阳分利为要。

生白术二钱　炮姜八分　白芍一钱五分　车前子三钱　制香附一钱五分　川朴八分　枳壳一钱五分　半夏二钱　赤苓二钱　冬瓜子三钱

木犯土位，腹膨作胀。此痰根深，刻难取效。

法半夏一钱五分　广皮一钱五分　白芍一钱五分　蔻壳八分　益智仁一钱　米仁四钱　云苓二钱　郁金一钱五分

腹胀气喘，脉不应指。此脾肾阳衰也，仿《金匮》法

炒松熟地三钱　制川附八分　法半夏二钱　车前子三钱　安肉桂五分　沉香三分，磨　陈皮一钱五分　牛膝三钱　赤茯苓二钱　於术一钱五分

噎隔反胃

纳食格拒，甚则吐涎。此系木郁侮土，气滞痰凝，议苦降辛通。

川连三分　半夏二钱　橘红一钱五分　杏仁三钱　干姜五分　代赭石三钱　茯苓二钱　白芍一钱五分　郁金一钱五分

痞

中虚挟湿，结痞渐大，脉细模糊，久防腹满。

川芋术二钱　半夏一钱五分　黑姜五分　橘白一钱　姜皮三分　郁金一钱五分　白芍一钱五分　茯苓二钱　泽泻一钱五分

左胁下结痞作痛，饮食减少，形衰脉弱。此属木部侮土，病势非轻。

当归身一钱五分　木香五分　郁金一钱五分　半夏一钱五分　白芍一钱五分　川楝子一钱五分　蔻仁五分　陈皮一钱　青橘叶一钱五分　焦谷芽三钱

胁痞胀痛，恐有停饮，脉弦滑，当燥土分清。

麻油炒芋术一钱五分　橘红一钱五分　郁金一钱五分　川楝子一钱五分　广木香五分　半夏一钱五分　姜皮五分　赤苓二钱　泽泻一钱五分

痞胀减食，四肢无力。

制於术一钱五分　广藿香八分　川石斛二钱　陈皮一钱五分　白芍一

225

钱五分　茯苓二钱　半夏一钱五分　木瓜二钱

呕　吐

呕逆膈痛，肝胃不和也，法当通补。

二陈汤　吴茱萸四分　干姜五分　香附一钱五分　白芍一钱五分　益智仁一钱

脾阳衰，纳食呕逆，治以辛温。

吴茱萸四分　干姜五分　白芍一钱五分　川朴八分　藿梗八分　半夏一钱五分　代赭三钱　陈皮一钱五分　茯苓二钱　佛手八分

纳食即呕，舌本干红。此中气虚而肝火上亢也，殊非轻恙。

党参二钱　川石斛三钱　法半夏一钱五分　橘白一钱五分　茯苓二钱　谷芽三钱　白芍一钱五分　藿梗一钱五分　山栀一钱五分　代赭石三钱

胸　痹

胸次作痛，六脉模糊。由湿热所阻，清阳不运也，仿平胃法。

生茅术一钱五分　栝蒌皮二钱　半夏一钱五分　制川朴八分　苏子二钱　杏仁三钱　陈皮一钱　干姜五分　赤苓二钱

此胸痹候也，由痰气食滞胶结所致。

白芍一钱五分　半夏一钱五分　干姜五分　橘红一钱　建神曲二钱

益智一钱　蔻壳五分　蒌皮二钱

哮　喘

脉虚，感寒哮喘不卧，先宜表散。

麻黄八分　半夏二钱　杏仁三钱　橘红一钱　桂枝五分　川朴八分
苏子三钱　干姜五分

三年久喘，土衰而无以生金也，腻补不合。

制於术一钱五分　茯苓二钱　半夏一钱五分　杏仁三钱　北沙参二钱
款冬花一钱五分　川贝二钱　橘白一钱五分　牛膝三钱

气喘痰逆，阳虚积湿也，拟降气涤痰，佐以祛湿。

旋赭汤　平胃散

加：

苏子二钱　沉香五分

气喘咳逆，脉来少力，可见此火无根，必须纳补。

制洋参一钱　熟地五钱　牡蛎五钱　北沙参二钱　磁石五钱　牛膝
炭三钱　麦门冬二钱　茯神二钱　橘白一钱

喘急多痰，右脉弦滑。中虚而停饮上泛也，法当燥土祛邪。

炒芋术一钱五分　苏子二钱　牡蛎五钱　制白术一钱五分　半夏一钱
五分　杏仁三钱　陈皮一钱　茯苓二钱

时症（二）

负重气逆，致气机失宣，投药而愈，复作脘痞身热，少腹疼痛，适当天癸，邪势易张，脉作涩数，苔腻，与疏降化邪。

桑叶　制香附　炒栝蒌　归尾　广木香　陈皮　炒生五灵脂各二钱　淡乌鲗炙　川郁金

引：厚朴花五分　路路通二钱

接方：身热已退，腹痛淋带渐舒，脊背腰膂敏等稍有牵掣而痛。带脉虚之征也，目瞑大汗淋淳，乃营卫益亏，阳不护阴，脉细如丝，以和养固摄治。

归全　盐水炒西芪　海螵蛸炙　川断盐水炒　菟丝饼　东白芍炒盐水炒补骨脂　炒枣仁　川斛　煅牡蛎　炙黑甘草　鹿角霜

以糯稻根须一握，红皮枣十枚，煎汤代水。晚服震灵丹一钱，开水送下。

温邪内郁，脘满胁痛，恶寒多而发热少，脉得弦迟，小溲短少，法当疏解。

冬桑叶　光杏仁　赤苓　焦苡仁　郁金　陈皮　焦枳壳一钱五分　焦栝蒌　白蔻仁　白苏梗二钱　梗通

加：

竹茹

又投前法，身热依然，惟头项有汗不解，咳有凝痰，前议增减，以探消息。

淡豆豉三钱　白前一钱五分　陈皮　炒枯芩　炒枳壳　浙贝母　郁金　制半夏　焦米仁　莱菔子

加：

萆薢　车前

沈左　住横江

吐泻后正气大虚，脘满，渴欲饮水，五志之火上冒，小溲滴不爽，脉见细数而软，两尺濡弱少神，舌苔白腻，中罩淡黄，姑以和表宣中为法，谨非浅渺，难许见效。

川贝母　鲜金斛　炒蒌壳　黑栀　白薇　连翘　碧玉散　广郁金　萆薢　梗通　竹茹　枇杷叶

野蔷薇露（微温代茶饮）或米仁（泡汤代茶亦可）

湿热内聚，外触风邪，蒸郁而蒙蔽于上，清窍为之壅塞，时或憎寒，津津灼热，咽肿烦躁，口渴，溺赤，泄利黄水。乃温邪由肺胃下注大肠，风热内迫之征，脉来浮数，右寸应指不扬，舌尖绛，中条带灰，得肺气肃降有权，邪乃有出路之机，姑以清泄温邪。

大豆卷　黄芩　黑栀皮　川贝　连翘心　马勃　鲜竹茹　桑叶　桔梗　鲜斛　辰梗通　牛蒡　枇杷叶

非下利黄水不得用黄芩之入里、桔梗之升提。

又温邪下走，下利黄色，脉象促数，舌尖绛，灰黑满布，神志乍浑，呓语寒战，溺赤，烦扰不寐，温邪弥漫盘踞，风火上亢，煽动无制，邪火遍烁阴津，最怕昏迷痉厥之变，《金匮》云：六腑气绝于外者，其人恶寒；五脏气绝于内者，则下利不禁。鄙拟清宫汤意，参用承阴泄邪，俾一面心肝火炽由是而散，一面风湿之邪从是而出，则表里之邪俱可分解矣。

乌犀角尖　翘心　黑栀皮　细生地　牛蒡　郁金　枇杷叶　鲜斛　川贝　元参心　天花粉　梗通草　苇根尖　濂珠粉五分

若脉数舌绛，邪入营分；若舌绛干灰，烦扰呓语，已深入血分。邪在卫分，汗之宜辛凉轻解，辛凉汗剂即以开肺也。清气热不可寒滞，反使邪不外达而内闭，则病加矣。故虽入营犹可开达，使转出气分而解。倘不细审，动手便误，倘此病犹发斑疹者，生地、花粉不可误投。

又温邪僭踞太阳、阳明，胃中津液先伤，热邪耗阴，无制亢阳，而燎原不息也。呓语烦闷者，是以无邪之热蕴蓄于中，热内窜心胞，症势危急，恐外邪一陷，里络即闭之异，勉拟幽香宣窍化浊，以翼转机于万一。

乌犀角尖 翘心 元参心 鲜生地 石菖蒲汁 芦尖十枚 竹卷心五枝，煎汤代水 羚羊角尖 川贝 鲜斛 丹皮 连心 麦门冬 牛黄丸

用银花三钱、薄荷四分，煎汤化下。

身热时常恶寒，苔白者。
淡豆豉二钱 萎半夏一钱五分

身热、渴饮、恶寒，舌黄。
大豆卷三钱

舌糙黄而干者。
黑栀二钱
通用方：
桑叶一钱五分 炒栝蒌三钱 焦枳壳一钱五分，渴者不用 赤苓三钱 焦米仁三钱 杏仁三钱，研 川郁金二钱 陈皮二钱 竹茹二钱 滑

石三钱

舌满红者。

鲜金斛三钱　连翘心三钱　玄参心三钱　芦根三寸　川贝母二钱，去心　竹心四十枝

舌红神昏者，加至宝丹一丸，分二次服。

再重，用牛黄清心丸一丸。均开水冲。

通用方：

莱菔子三钱

渴饮甚者，连翘二钱。

胸闷甚者，蔻壳一钱，或蔻仁五分。

少者，梗通一钱、猪苓二钱、车前子三钱。

寒热轻者，可用嫩白薇二钱、生苡仁三钱、炒黄芩一钱五分、橘白一钱。

胸极闷者，可用炒川朴一钱五分。

医学妙谛

序

医者意也，意之所注，往往如期而中。夫医之书多矣，自神农尝百草疗病，而后歧伯之刀圭，伊尹之汤液，暨乎汉唐，历宋元明，以迄于今，医书增至千百余种。神明变通，悉可随机而应。第卷帙繁多，学者限于知识，如何口诵心维，此医书之所以难得佳本也。青浦何书田先生，本儒者，精于轩歧，手著《医学妙谛》一书，分门别款，计七十六章，每章引《内经》《灵枢》《素问》及诸名家各种方书，论证根柢、精审不磨之言为宗旨焉。病因治法编为七言歌括，词意秩然有序。后列各症条款，应用方药，加之参论，朗若列眉，为家塾读本也。嘉定陈墨荪少尉，医承世业，学有渊源，更师事先生之嗣平翁同游讲贯，精通《灵》《素》百家，今三折肱矣。此书经咸丰庚申兵燹，已多散佚，墨荪参互考证，缺者补之，复完全帙数。十年来凭此编为人治病，历历中肯，百不失一，真枕中秘也。不欲自秘，将付剞劂氏而邮书问序于余。余素昧医理，公余退圃，翻阅各种方书，略知梗概。今观是书，简而不遗，要而不繁，初学之士熟习而深思之，于以上溯源流，进观堂奥，不难契灵兰之妙谛而参金匮之鸿文也，是为序。

光绪十有八年岁次壬辰仲秋之月赐进士出身诰授光录大夫头品顶戴军机大臣兵部尚书兼都察院右都御史云贵总督使者浙江仁和王文韶序于云南节署

序

　　古之人有言：不为良相，则为良医。故夫察乎天地，通乎神明，调阴阳四时，序得其正，使太和之气翔洽乎寰区，以扶持国家之元运，而攸遂群伦者，相之职也。惟医亦然，此其精蕴，夫岂易言哉。虽然，其理固可推而知也。吾尝涉夫大海矣，波涛极天，弥望无际，然徐而察之，长风一吹，水纹如縠，极之万里，其致同也。而后乃知，至微者固寓乎极大，而极大者实至微所积而成者也。相与医之业，不犹是哉？抉其精则意自有，相忘乎无形而成治者也。今我陈墨荪先生，以《医学妙谛》一书相示，且嘱为序。余受而读之，青浦何公书田之所著也，公名在缙绅间昭昭藉甚，今读其书，乃益悦然于神明之妙。中分为三卷，举凡病情、脉理、治法、药品，悉以韵语括之，而附方于后，驱遗《灵枢》，启发《金匮》，即论文笔，已有风水相遭之奇，而况乎有极大者固寓乎其中哉！神灵在手，造化因心，不刊之作也。今先生将为付梓，公诸海内，先生固公子之门人也，渊源澄澈，故艺精而道明。亟传此书，吾知其实有康济之怀，将使人人登诸寿域，无疾病夭札之虞，功同良相也。又岂特为医家之指南而已哉！钦响不已，爰为之序焉。

　　光绪癸巳秋七月蒙自杨文斌质公甫书于劂山官庙之餐柏轩

目 录

卷上例言

一、何书田太夫子世居青浦北簳山，本儒术，通轩岐之学，临证著手成春，日日远近就诊者，门庭如市，时或舟车往来，吴会士大夫莫不争先延致。在嘉道间为吴下名医之冠。

二、先生成功后不复进取，著述甚富，曾刻《簳山草堂诗文集》行世，暨江浙水利等书，为林文忠公器识，文章经济推重当时，实为医名所掩耳。

三、《医学妙谛》，先生手辑书也。仿《金匮要略》分门别款，每章之前专宗《内经》《灵枢》《素问》及采诸大家千古不磨之论为引证焉。并列各症条款，宜用汤剂，皆出先生平时阅历手定者也。其病因治法，编为歌括，童而习之，以便口诵心维，为家塾读本也。

四、予家世传幼科松承庭训，咸丰癸丑，奉家君命，业医须习大方脉，调理诸症，方称成技。于是命松负笈，从平子夫子授业在门下，甫十月，适家君病足疾，书来促余辞归，临岐分袂，蒙夫子执手殷殷论曰：同事砚席未久，遽唱骊驹，未免耿耿。因袖出一编，语云：此书我家习医秘术，即以赠行。松老矣，回首师门，乌能自已！

光绪十九年岁次癸巳秋八月上浣谷旦小门人嘉定陈松谨识于四明需次

卷 上

杂 症

中风章

（大指次指麻木不仁，或肌肉微掣，即为中风之先兆）

中风之症治须思，审其所中善治之。中腑风邪四肢着，恶寒拘急脉浮迟。中脏唇缓滞九窍，鼻塞便闭不语时。若中血脉口眼歪，又有中经亦要知。六经无病溺调和，口不能言肢不持。中脏当下腑当汗，中经补血养筋宜。中血脉者无他治，养血通气效最奇。若中脏而兼中腑，伤寒两感症同危。

东垣大率主气虚（中风虽缘外中之风，亦因内气之虚也。虚则气多不贯，一为风所入而肢体于是乎废矣），河间肾虚兼火治（肾息失宜，心火盛而肾水亏，故热郁而生痰，痰甚而发热，热痿相因而风生）。丹溪主湿内生痰，总是类中分明注。治之先用开关法，皂半辛黎俱为末，和以麝香吹鼻中，有嚏则生无不活。醒后先投三合汤，陈甘茯半应相当，南蒌归桔芩连术，竹沥姜汁共一汤。左瘫属血痪属气，血虚加芍芎生地（四物恐泥痰，宜用姜汁炒）。瘀血桃仁与红花（瘀血症小便利，大便黑，或腹中怀痛），气弱参芪也同剂。遗尿盗汗亦如之，小便不通不可利。僵蚕全蝎闭塞加，钩藤可治牙关闭。肥人乌附以引经（乌头、附子、童便煮用），气实人参亦须忌（脉右寸有力，用参恐痰涎瘀经络）。风盛自汗身体痛，羌活防风并薄桂。头目不利或头痛，芎芷蔓荆辛芥穗。无汗身疼加芷羌，芎防苍术秦艽配。心血内亏神恍惚，茯神远志菖蒲合。或心动摇惊悸者，竹茹酸枣辰砂益。风痰炽甚须胆星，防枳牙皂栝蒌仁。食伤曲麦山楂枳，便闭还须三化行（三化汤用枳实、川朴、大黄、羌活）。

肝肾虚内风动

胡麻　天麻　桂圆　黄芪　甘草　熟地　萸肉　远志　五味　苁蓉　当归　杞子　首乌　牡蛎　甘菊　蒺藜　虎骨　女贞　牛膝

阳虚卫疏

人参　当归　附子　桑叶　黄芪　天麻　於术　或玉屏风加减

卫虚络痹

桂枝　黄芪　附子　羌活　远志　姜黄

气虚

人参　黄芪　白术　炙草　当归　陈皮　天麻　姜枣

肝肾同治

人参　茯苓　蒺藜　甘菊　陈皮　半夏　枸杞　天麻　钩藤

风湿中脾络

六君子汤加南星　附子

肾阴虚肝风动

熟地　苁蓉　杞子　首乌　菊花　菖蒲

痰火阻窍

羚角　胆星　竹沥　钩藤　连翘　花粉　橘红　丹皮　菖蒲

液虚风动

复脉汤去姜桂，固本汤去熟地加龟板、五味，加虎骨、苁蓉、杞子、淮膝、黄柏。

包络热邪阻窍

至宝丹　犀角　朱砂　雄黄　琥珀　玳瑁　西黄　麝香　龙
脑　金箔　安息

痰火上实，清窍为蒙，下虚上实，多致颠顶之痰。

陈曰：凡中风症有肢体缓纵不收者，皆属阳明气虚，当以人参
为主，附子、芪、草之类佐之。若短缩牵挛，则以逐邪为急。

朱丹溪曰：麻为气虚，木是湿痰散血。

伤风章

（风能兼寒，寒不兼风）

伤风元气本素虚，乘虚而入风邪居。鼻塞身重头亦病，恶风发
热汗有余。脉来浮缓且无力，参苏饮服旋当祛。咳嗽去参加桑杏，
内有痰热芩连进。痰吐如胶旋覆花，胸满痰多贝蒌顺。冬间自汗桂
枝添，若还无汗麻黄令。伤食麦芽曲朴须，中酒乌梅蔻仁定。头痛
芎卷不可无，气喘杏苏亦莫剩。

风伤卫

苏梗　豆豉　杏仁　川朴　桔梗　连翘　木通　滑石

体虚感风

参归桂枝汤加陈皮

中寒章

太阳脉行由背抵腰，外来风寒先伤阳经，经气逆斯病发。

中寒伤寒症非一，伤则渐深中直入。初起怖冷四肢寒，无热不
渴身战栗。脉来无力又沉迟，加味理中汤有益。参甘白术并干姜，

加桂陈皮功妙极。寒甚吴茱萸及川附（用童便炒），半夏茯苓吐有力。生姜煎就须冷服（伏其所主，治其所因也），无脉麝香猪胆吃。泄泻不止加芪升，姜汁三匙呕吐入。舌卷囊缩指甲青，脉绝蒸脐法当习（用麝香、半夏、皂角为末，纳入脐中，生姜一片贴脐上，放大艾丸于上灸之）。

寒邪客肺

苏梗　桔梗　杏仁　连翘　川朴　枳壳　豆豉　橘红　桑皮

风寒伤卫

桂枝汤加杏仁

寒邪兼湿

淡豆豉　苏梗　杏仁　防己　茯苓皮　木通　川朴

寒客太阳，膀胱经气逆

五苓散

劳倦阳虚感寒

杏仁　茯苓皮　生姜　川朴　川桂枝　广皮

暑病章

暑与湿为熏蒸粘腻之邪，治不中窍，暑热从阳上蒸而伤阴化燥。湿邪从阴下沉而伤阳变浊，六气伤人因人而化。

夏月盛暑气注人，令人病热生暑症。总由阴虚挟痰火，脉虚身热症可认。腹痛泄泻兼呕吐，恶心头晕冒暑病。伤暑身热兼头痛，身如针刺躁难静。中暑寒热自汗多，咳嗽倦怠不知性。动而得之病属阳，加味香薷汤可定。香薷麦味茯甘陈，豆朴木瓜次第寻。川连灯心姜枣服，气虚白术与参芪，寒热柴芩为要药，呕吐藿半法尤精。泻用泽猪功最速（去麦味），渴增知粉效如神。绵绵腹痛伤水冷，干姜滑石法从心。小水不利或短赤，泽泻山栀并滑石。撺拢加羌辨暑风，胸满枳槟消食积。自汗不止用芪参，水泻木通泽有益。头痛川芎并石膏，痰闷栝蒌及枳实（以上阳症治法）。若居凉馆喜风凉，恶寒头痛头项强。身形拘急热无汗，静而得之阴寒伤。宜用羌活与茅术，川朴干姜及藿香。柴苏等分姜三片，水煎热服号升阳，兼食神曲滑石妙，内伤冰冷用炮姜。

陈曰：六气伤人，因人而化，阴虚者火旺，邪归营分为多，阳虚者湿胜，邪伤气分为多。

暑伤气分上焦开郁

杏仁　通草　象贝　郁金　射干　石膏　半夏　山栀　豆豉　滑石　豆卷　橘皮　竹茹　苡仁　川朴　元参　香薷　犀角　芦根　丹皮　甘草　赤芍　连翘　竹沥　细生地　益元散　石菖蒲　西瓜翠

以上药皆可参用之。

何源长先生家制定中丸方，计十九味

陈香薷三两　宣木瓜二两　公丁香一两　法半夏二两　广木香一两　紫川朴一两　白檀香一两　建泽泻二两　广藿香四两　陈枳壳一两　紫苏叶二两　飞滑石四两　软柴胡一两　茅山术二两　山楂肉四两　川羌活一两五钱　赤茯苓二两　粉甘草二两　生葛根二两

上药研末蜜丸，每丸重二钱，朱砂为衣，开水送服。孕妇及血症忌之。

暑风伤肺

石膏　连翘　竹叶　杏仁　六一散　苡仁　橘红　甘草　桑皮

暑厥中恶暑热，必先伤气分，故舌发燥，口渴身痛（陈注）

苍术白虎汤加滑石

暑热阻气，中痞不运

半夏泻心汤去干姜、甘草，加杏仁、枳实、竹心、广皮、茯苓、知母、广藿、半夏、黄芩、白芍、山栀、川朴、麦芽、白蔻仁，生脉四君汤，清暑益气汤。

烦劳伤暑胃虚

《金匮》麦门冬汤。如脉左关大，木瓜、麦门冬、沙参、乌梅、甘草。

暑入心营

鲜生地　元参　银花　川连　竹心　石菖蒲　丹参　连翘　犀角

暑病久延伤液

生脉散　三才汤　熟地　人参　天门冬　茯苓　白芍　辰砂

暑热深入劫阴

阿胶　门冬　川连　生地　人参　乌梅

暑瘵寒热，舌白不渴，吐血

西瓜　翠竹芯　苡仁　鲜荷叶　杏仁　滑石

暑邪入厥阴（危症，消渴吐蛔，舌缩，肺气阻塞。若逆传腔中，必致昏厥。心之下有膈膜，与脊胁周围相着，所谓腔中也。暑病必挟湿。陈注）

川连　黄芩　干姜　人参　杨梅　川椒　白芍　枳实

暑兼血症

鲜生地　绿豆皮　通草　石膏　川贝　枇杷叶　白蔻仁　知母　苡仁　丹皮　连翘　郁金　桑叶　元参　竹心　杏仁　橘红　六一散　六味丸加阿胶　麦门冬　沙参

陈曰：《内经》云，病自上受者治其上，上受者以辛凉微苦，如竹叶、杏仁、连翘、薄荷。在中者以苦辛宣通，如半夏泻心汤法。在下者以温行，寒性质重开下，如河间桂苓甘露饮之类，乃治三焦之大意。

暑病用苦辛味自能泄降也（陈注）

桂苓甘露饮（肉桂、云苓、膏、滑石、术，甘寒水泻猪苓）

张司农集诸贤论暑病，谓入肝则麻痹，入肾为消渴。瘦人之病虑涸其阴，肥人之病虑虚其阳，胃中湿热，得燥热锢闭下痢稀水，即协热下痢。

热病之瘀热留络而为遗，毒注肠腑而为溺痢，皆属棘手。

注夏章

湿热蒸人夏日长，气虚体弱热因伤。胸中气促四肢倦，心烦食少不如常。好卧口干或泄泻，清暑益气法无忌。若还盗汗不时出，煎服可加浮小麦。便赤山栀滑石宜，口渴乌梅花粉吃。头痛川芎与石膏，嗽加杏石升苍细（用杏仁、石膏而去升麻、苍术）。木香砂仁胸不舒，泻可茯苓肉蔻益。

湿症章

东南地卑恒多湿，居民感受病非一。或涉水中雨露蒸，或过饮冷因而得。小便短赤身体重，骨肉酸麻行不疾。渐加浮肿及身黄，燥土渗湿汤可则。茯苓香附半陈皮，川朴泽猪苍白术。引用砂仁并枣姜，临服半匙盐可入（炒飞盐）。外湿寒热身肿痛，羌活防通加有力。内湿胸满兼呕吐，喘胀腹膨用枳实。川连山楂炒菔子，溺闭车前木通益。湿热发黄仗茵陈，山栀车前兼滑石。丹溪云湿得燥收，苍术为先不可却。湿从风散独羌须，湿久生热连栀吃。麻黄可用不宜多，汗甚变端恐莫测。

陈曰：湿阻上焦宜开肺气，佐淡渗通膀胱，即启上闸，开支河，导水势下行之理。《内经》云：脾窍在舌，邪滞窍必少灵致，语言欲謇，法当分利，佐辛香以默运坤阳，是太阴里症治法。

仲景云：湿家大忌发散，汗之则变痉厥。切记！

脾阳不运，湿滞中焦，宜用术朴姜半以温通之，苓泽腹皮滑石以淡渗之（陈又注）。

火症章

相火命门君火心，二火一水难相均（惟青属水，《内经》所谓一水不能胜二火）。五脏气升皆是火（气有余便是火），须知妄动炼真阴（《内经》又云：一水不胜五火也）。心火亢枉阳强病，人壮气实咸冷进。癫狂便闭承气汤，大便如常解毒应（治火热错语，呻吟不眠，烦躁脉数，千作呕恶）。实火可泻从上方，随经调治须更定。饮食劳倦身发热，元气不足内伤症。补中益气味甘温，阳虚之火功偏胜。相火炽甚以乘阴，朝凉暮热血虚成。阴中之火甘寒降，知柏四物功堪称。肾水受伤阴虚病，面红耳热浮火乘。左尺洪数无根火，龟柏六味治如神（以上补虚火法）。胃虚过食生冷物，阳气抑过不得伸，火郁之症升散好，升阳散火用之灵。命门火衰阳脱病，面赤烦躁虚火盛。足冷脉沉阴极燥，回阳救急医中圣，六君桂附五味姜，猪胆麝香加可进。阴虚发热火旺甚，脉数无力属心肾。内伤发热乃阳虚，脉大无力脾肺分。气从左起肝之火，阴火还从脐下引。脚下热来侵腹者，斯人虚极药难问。治火之法始知凉，次而寒取效可望。寒取不效从热之，从之不效心茫茫。是徒知热以寒治，至理尚未经细详。不知火热不能退，总由真水不能长。妙法壮水以为主，壮水自克制阳光。寒而热者取之阴，阴即肾水经言彰。肾水既足心火降，火非水偶谁能当（回阳救急汤、六君加附、桂、干姜、五味子、麝香、猪胆汁）？

内伤章

饮食劳倦是内伤，或因饥饱过行房。风寒伤人名外感，辨明调治便无妨。人迎（左寸脉）紧甚手背热，寒热邪作无间歇。恶寒无汗鼻不通，此是外感症可别。内伤之症气口（右寸）洪，手心有热微恶风。寒热间作不知味，更兼气弱言语慵。内伤恶寒得暖解，外感近火寒仍攻。外感内伤相挟者，脉症并见须辨通。内伤不足急补之，外感有余得不同。或先补养或先散，先后之间无苟从。益气汤加姜枣吞，气和微寒散为精。救肾水亏酒炒柏，入心养血红花增。升麻柴胡自汗去，夜间不寐加枣仁（姜炒）。川芎蔓荆头痛用，口渴干葛斯为灵。颠顶痛时辛藁本，怔忡惊悸枣茯神（甚者用远志、柏仁、菖蒲等味）。食加麦曲山楂实，泻添泽芍与云苓。川连枳实除胸闷，有痰茹半茯为君。防己木瓜治脚弱，龙骨牡蛎疗遗精。身热羌防芎芷用（兼风寒头痛者加之），火升知母柏元参。连芩两味清内热，菊花熟地治眼疼。

伤食章

后天之本属脾胃，纳化饮食滋营卫。养生妙诀节饮食，脾胃受伤体弱意。胸腹饱闷并作酸，嗳气恶食腹痛累。甚则发热与头疼，惟身不痛伤寒异。左关平和右关紧，香砂平胃功有济。川芎枳实并藿香，水姜煎服食须忌。消肉楂果消面麸，消糯米食槟神曲。饭食神曲兼麦芽，生冷姜青（皮）瓜（蒌）果（草果）逐。鱼伤橄榄椒紫苏，稻草可将消牛肉。麝香能消蔬果积，葛梅白蔻酒伤入。挟痰半夏与生姜，挟气香砂枳壳益。挟寒苏梗葛根柴，食冷草蔻桂朴吃。伤饮须合四苓汤，呕吐临服加姜汁。茯苓泽术治脾虚，泄泻肉蔻车白术。食积郁久成湿热，芩连大黄不可缺。再入白术并泽泻，去藿砂仁与苍术。丹溪谓受饮食寒，初起温散温利适。久则成郁郁成热，热久生火温不得。宜用辛凉发表之，辛寒理中邪易辟。轻则损谷重逐滞，东垣妙论总莫忽。

陈曰：胃主纳，饮食不下，胃有病也。脾主化，饮食不消，脾有病也。

六郁章

气郁　湿郁　痰郁　火郁　血郁　食郁

滞而不通病名郁，气血痰火湿与食。丹溪制成越鞠丸（方用茅术、香附、山栀、川芎、神曲），能解诸郁有功绩。寒热头疼胸膈痛，目暗耳聋脉沉涩。气郁木香乌药加，砂薄青皮桂枝及。湿郁周身骨节痛，阴寒则发肢无力。脉来沉细茯苓芷，咳嗽气急为痰郁。手足麻木脉滑沉，痰块坚硬咯不出。须加桔梗杏仁蒌，半夏南星及海石。火郁口苦心烦甚，头痛惺惺目昏黑。小便赤色脉沉数，青黛黄连功妙极。午后发热为血郁，小便通处移不得。脉来沉涩或芤结，上下失血桃红入。嗳气作酸为食郁，胸膈饱闷面黄色。痛不思食脉沉紧，枳实砂仁加亦适。春加防风夏苦参，秋冬之令吴茱萸益。

陈曰：郁则气滞，气滞久则必化热，热久则津液耗而不流，升降之机失度。初伤气分，久延血分，甚则延为郁劳。用药大旨宜苦辛润宣通，不宜燥热敛涩呆补。

气病章

捍卫冲和之谓气，妄动变常火之例。《局方》燥热与辛香，以火济火有何利。生冷生气高阳言（误言也），气多是火丹溪意。随症调治辨虚实，虚者右手脉无力。言懒气短身倦怠，胸中虚满不思食。塞因塞用（《内经》有明文）六君子，补中益气亦有益。滞气实者脉洪实，忧愁忿怒因而得。胸胁胀满噎不通，吐酸恶心心郁抑。种种气滞若何医，分心气饮最相宜。通半茯苓赤芍桂，羌桑苏梗青陈皮。术香甘腹引姜枣，香附谷槟胸满施，胁痛芎柴为要药，痛居少腹吴茱萸移。气滞气虚合补剂，六君兼用功诚异。性急加柴热加芩，女人乌药香附利。气滞腰痛枳壳瓜（木瓜），翻胃沉香磨顺气。

痰病章

张仲景五饮互异，其要言不烦，当以温药和之。仲景云：脉沉而弦属饮，面色鲜明属饮，饮家咳甚当治其饮，不当治咳。仲景外饮治脾，内饮治肾。《内经》云：不得卧，卧则喘甚痹塞，乃肺气之逆乱也。着枕咳呛，如上气不下，下必冲上逆，其痰饮伏于至阴之界，肾脏络病无疑，昔肥今瘦为饮。

人身怪病皆痰甚，脾胃虚弱湿不渗。湿热相蒸逆生痰，游行到处皆成病。脾气散精津液生，为气为血体丰盛。或感气郁湿热风，津液皆化为痰饮。痰随气升先治气，气升属火降火胜。实脾燥湿是良方（实脾饮用苍术、木瓜、香附、甘草、川朴、木香、腹皮、白蔻、大枣、生姜因痰生于脾胃也），降火顺气能接命。古人总用二陈汤，随病加减如神应。有火益以栀芩连，降气苏壳苁蓉顺。头疼鼻塞是挟风，紫苏羌活防风进。面红咳喘咯不出，卒倒痰涎为痫痉。热痰青黛芩连蒌，花粉知母桔梗入。身重疲倦名挟湿，面目浮肿气喘急。脉形濡滑为湿痰，燥湿健脾苍白术。吐咯不出痰硬极，动则气喘名夹郁。右脉沉滑左手平，星蒌附（香附）贝兼海石。呕吐恶心胸痞塞，遇寒则甚滑迟脉。寒痰治用肉桂姜，益智款冬细辛吃（细辛不可轻用）。猝倒仆地不知人，角弓反张风痰立。黑卜白附半天麻，僵蚕牙皂兼竹沥。恶心呕吐口咽酸，胸膈饱闷为夹食。右关紧滑名食痰，平胃面芽楂枳实。气虚须用六君汤，贝母花粉二冬（天门冬麦门冬）合。血虚须用四物汤，地芍芎归姜汁益。胁痰白芥子青皮，经络滞痰须竹沥（加姜汁）。

感寒引动宿饮上逆

干姜　桂枝　杏仁　茯苓　苡仁　五味　白芍　半夏　蛤粉　甘草

痰热内闭神昏

半夏　桔梗　郁金　橘红　菖蒲　枳实　姜汁　竹沥

木火犯中胃火

二陈汤去甘草，加丹皮、川斛、桑叶、羚角片、连翘、川朴、降香汁、白蒺藜、半夏、橘红。

湿热蒸痰

茅术　黄柏　栝蒌　枳实　山栀　白蒺藜　黄连　半夏　川朴　橘红　莱菔　降香汁

肾虚多痰（治痰之本）

熟地　茯苓　补骨脂　车前　五味子　淮膝　远志　胡桃肉　枸杞

宜蜜丸。

脾胃阳虚

六君子汤加木香　益智。《外台》茯苓饮　茯苓　人参　白术　枳实　橘皮　生姜　茯苓　桂枝汤。

寒饮浊邪上冲膻中，不卧迷呆

南星　姜汁制茯苓　菖蒲　白附　姜汁　炒桂枝　炙草

中虚湿热

中焦阳气健运不息，阴浊痰涎焉有窃踞之理。二陈加人参　石斛　苡仁　枳实　茯苓。如目黄龈血，不作实热治。

喉痒痰饮挟燥

杏仁　橘红　天花粉　象贝　茯苓　半夏曲

哮喘伏饮

小青龙汤去细辛。

气火不降

二陈汤去甘草，加栝蒌、山栀、郁金、左金丸、枳实、竹沥、姜汁。

胸次清阳少旋，支脉结饮

头中冷痛，筋脉掣痛，四末时冷。末即支也，《外台》茯苓饮、栝蒌、半夏、桂枝、参、术、枳橘饮、薤白、茯苓、姜汁。

肝络久病，悬饮流入胃络，致痛不已，宜太阳阳明开阖方法

人参　甘草　煨姜　茯苓　桂枝　南枣

腑中之气开阖失司，最虑中满。夫太阳司开，阳明司阖，浊阴弥漫，通腑即是通阳。仿仲景开太阳法。

牡蛎　泽泻　干姜　防己　五味

陈曰：喻嘉言谓浊阴上加于天，非离照当空，气露焉得退避。反以地黄五味阴药附和其阴，阴霾冲逆肆空，饮邪滔天莫测，当用仲景熟地、附配生姜法，扫群阴以驱饮邪，维阳气以立基本。

咳嗽章（干咳附）

咳嗽当分二病为，有声无痰咳症知。有痰无声名曰嗽，嗽属脾家湿痰欺。咳为肺经痰气盛，均为肺病总无疑。新者痰食风寒属，或泻或散易治之。久者劳火阴虚症，虽可攻补却难医。治用贝母杏紫苏，花粉桔梗及前胡。栀芩清火宽中壳（枳壳），半夏消痰甘橘荷（薄荷）。引用生姜与灯草，饮时食后起沉疴。风痰添以星（南星）沥汁，肺实桑葶不可无（脉右浮洪有力，或气喘甚）。若还风嗽声难转，麻黄羌活防风苏。清早嗽多肺火动，天麦二冬在所用。上午嗽者胃火伏，知母石膏病自中。下午嗽多属血虚，四物补阴二冬共。阿胶五味款冬花，元参北沙皆可奉。春嗽柴芎芍加入，夏宜清火麦门冬得。秋用桑防冬解表，麻防桂半干姜吃。呕吐痰涎无声者，二陈平胃治之适。再增术枳亦多功，姜汁加引不可忽。

寒

桂枝　杏仁　苏梗　桑叶　桑皮　甘草　苡仁　生姜　象贝

寒包热

麻杏石甘汤

风

杏仁　薄荷　橘红　苏梗　前胡　桑皮　桔梗　象贝

风温化燥

玉竹　沙参　桑叶　花粉　山栀　橘红　贝母　杏仁　甘草　芦根　梨肉

暑不宜重发散

香薷　花粉　杏仁　贝母　麦门冬　鲜竹叶　沙参　滑石　橘

红　甘草　山栀　六一散

温化燥伤胃阴

玉竹　沙参　甘草　梨汁　桑叶　扁豆　蔗浆　麦门冬汤　麦门冬　半夏　人参　甘草　大枣　粳米

胆火犯肺（解木郁之火）

羚羊片　连翘　薄荷　栝蒌　苦丁茶　山栀　杏仁　菊叶

郁火伤胃（益土泄木）

玉竹　桑叶　茯苓　白芍　枣子　甘草　沙参　丹皮　扁豆

肾胃阴兼虚（摄纳下焦纯甘清燥）

熟地　五味　淮膝　茯苓　山药　车前　胡桃　莲子　黄芪　沙参　麦门冬　扁豆　甘草　柿霜　枣子

营热

生地　元参　竹叶　麦门冬　百合　甘草

中气虚

归芪建中汤、异功散

劳嗽（金木同治）

熟地　扁豆　麦门冬　六味丸　沙参　川斛　茯神　异功散加燕窝　都气丸加青铅

劳倦阳虚（左咳甚木乘金也）

干姜　桂枝　枣子　五味　茯苓　甘草

胃嗽呕痰（当用甘药）

沙参　麦门冬　南枣子　扁豆　茯神　糯稻根　有伏邪：麻黄　石膏　杏仁　甘草　半夏　小半夏汤　半夏　生姜　加姜汁

肝犯肺胃（气左升吞酸）

丹皮　钩藤　半夏　桑叶　茯苓　陈皮

小青龙汤去麻黄　细辛　甘草　加石膏　安胃丸

肝风巅胀（宜和阳熄风）

牡蛎　阿胶　淡菜　青黛　左升太过：阿胶　女贞子　鸡子黄　木反刑金　生地　天门冬　糯稻根

胁痛

旋覆花汤加桃仁、柏仁

寒热右胁痛

芦根　苡仁　白蔻仁　杏仁　枣子　枇杷叶

大肠嗽（必便溏畏风）

白术　木瓜　赤石脂　炙草　枣子　茯苓　白芍　禹余粮　姜汁

陈曰：木扣金鸣，清金制木，暑与风寒热兼症，理肺治胃为主。风用辛平，寒用辛温，土虚不生金，用甘凉、甘温二物，合乎阳土阴上。

干咳（治法与前咳嗽门可参看）

干咳日久用滋阴，内热无痰最害人。四物汤堪为主剂，再加知柏及元参。灯心甘草和诸药，桔梗天花火用芩。茯苓贝母消痰用，天麦款桑润燥增。血见丹皮北沙苑，肺伤白芨参芪吞。酸收诃味泻桑壳，辛散姜防用有灵。面红吐血火炎上，童便藕汁效如神。

喘病章

喘病之因，在肺为实，在肾为虚

肺最清高无窒塞，一有邪干便喘急。内因痰火外风寒，六脉浮洪更有力。是为实症五虎汤，半辛甘石及麻黄。桑皮杏壳姜葱益，随症加减无成方。若有痰升痰喘症，茯苓香附南星石。乍进乍退名火喘，麦门冬苏味栀芩益。食因作喘食积因，曲芽腹实楂同进。大便燥结不能通，苏子元明大黄胜。何者乃为正气虚，过劳则发似邪欺。吸入气知脉无力，补中益气汤堪施。黄芩山栀兼火用，茯苓半夏挟痰宜。

肺郁水气不降

麻黄　苡仁　杏仁　甘草　干姜　茯苓　人参　半夏　五味　葶苈　桑皮　川朴　猪苓　泽泻　木通　腹皮　小青龙汤去桂芍，加人参　杏仁　此彻饮以就太阳也。

乙肝升饮邪上逆

越婢汤　麻黄　石膏　甘草　生姜　大枣　旋覆花汤

肾气不纳

熟地　阿胶　黄肉　茯苓　龟板　附子　怀膝　远志　五味　慈石　秋石　山药　黄芪　淡菜　胡桃　杞子　青盐　人参　白术　海参　芡实　莲子　青铅　蛤蚧　补骨脂　八味丸　生姜汁　车前　炙草

精伤者填以浓厚之剂兼镇摄

肾气丸加沉香，都气丸入青铅。

中气虚（此中虚气馁，土不生金也）

人参建中汤去姜

胃虚

黄精　茯苓　胡麻　甘草

肾阳虚浊阴上逆

人参　干姜　泽泻　附子　茯苓　猪苓

陈曰：丹溪有外感之喘治肺，内伤之喘治肾。以肺主出气，肾主纳气耳。先喘而后胀治肺，先胀而后喘治脾。肺宜辛则通，微苦则降，直入中下，非治肺之方法。

哮病章

此症初感外邪，失于表散，邪伏于里，留于肺，时发时止，淹缠岁月。更有痰哮、咸哮、醋哮，过食生冷及幼稚之童天哮诸症

喉中为甚水鸡声，哮症原来痰病侵。若得吐痰并发散，远离厚味药方灵。定喘之汤可参用，化痰为主治须明。

定喘汤　白果　黄芩　苏子　半夏　款冬花　麻黄　杏仁　甘草　桑皮

寒

桂枝　制麻黄　茯苓　五味　橘红　川朴　干姜　白芥子　杏仁　甘草　半夏

小青龙汤亦可参用

病举发

葶苈大枣汤

养正

肾气丸去肉桂、牛膝

哮兼痰饮

真武丸、小青龙汤去麻黄　细辛　加赤砂糖　炒石膏。

气虚

四君子汤增减

陈曰：治以温通肺脏，下摄肾真为主。又必补益中气。其辛散苦寒、豁痰破气之药俱非所宜，忌用金石药，记之。

疟病章

古人论疟不离乎肝胆，亦犹咳不离乎肺也。

寒热往来名曰疟，正气与邪相击搏。风寒暑湿食与痰，亦有阴虚兼气弱。阳分日发邪气轻，阴分深兮间日作。在气早临（气分）血晏临（血分），于阳为热寒为阴。并则寒热离则止（暑气邪气与营卫并行则疟作，离则疟止），营卫邪气交相争。邪不胜正到时早（邪达于阳病退），正不胜邪移晚行（邪陷于阴，病进）。总因感邪汗不泄，汗闭不泄痰郁成。痰郁不散发寒热，要看受病久与新。新疟宜泄宜发散，久疟补气和滋阴。无痰无食不成疟，初起饮服清脾灵。自汗去半加知料，无汗加苍干葛吞。多热黄芩知母进，多寒薄桂胥堪增。头痛川芎羌芷要，烦渴不眠粉葛凭。夏月香薷白扁豆，冬天无汗麻黄应。若既日久精神倦，六脉细微出盗汗。滋阴鳖甲归芍佳，补气参芪洵称善。清脾饮除果厚朴，姜枣加之病渐痊。又生疟母左胁间，令人多汗胁痛连。治宜消导用何药，鳖甲棱蓬附四般。醋煎停匀加海粉，桃青芽曲红花兼。为末和丸日三服，块当化散不为艰。

暑热宜专理上焦肺脏清气

桂枝白虎汤　天水散

湿邪宜治脾胃中焦阳气

藿香正气散　二陈汤去甘草　加杏仁、白蔻、生姜。

足太阳脾虚，面浮胀满

通补用理中汤　人参　白术　甘草　干姜　开腑用五苓散术　桂　茯　猪　泽

足少阴肾痿弱成劳，宜滋阴温养

复脉汤　人参　炙草　桂枝　麻仁　生地　阿胶　麦门冬　生

姜　大枣

足厥阴肝厥逆吐蛔及邪结疟母

乌梅丸　鳖甲煎丸　鳖甲　黄芩　鼠妇　大黄　桂枝　石苇　乌扇　柴胡　干姜　芍药　葶苈　川朴　丹皮　瞿麦　紫葳　半夏　人参　阿胶　䗪虫　蜂窠　赤硝　羌琅　桃仁　清酒煅灶下灰

又瘅疟，但热不寒（宜甘寒生津，重后天胃气，治在肺经）

生地　元参　花粉　薄荷　蔗汁　西瓜翠　麦门冬　知母　杏仁　贝母　梨汁　鲜竹叶

脾胃阳虚，腹胀，舌白不喜饮

於术　人参　半夏　茯苓　生姜　厚朴　知母　杏仁　草果

阴虚热伏血分

熟地　白芍　五味　山药　茯苓　芡实　莲子　鳖甲　知母草果　生地　桃仁　花粉　青蒿　首乌　丹皮　龟板　泽泻　炙草　桑叶　天门冬　六味丸　清骨散　银柴胡　胡黄连　秦艽　地骨皮　鳖甲苏　青蒿　知母　粉甘草

暑热拒格三焦，呕逆不纳

宗半夏泻心法　半夏　黄芩　炙草　大枣　川连　人参　干姜

胃虚呕逆

旋覆代赭汤

热结痞结

半夏　人参　茯苓　川连　枳实　姜汁

疟兼热痢

人参　干姜　广皮　归身　枳实　川连　银花　黄芩　白芍　山楂

心经疟热，多神昏谵语，舌边赤，心黄，防痉厥

犀角　元参　竹叶　连翘　麦门冬　银花

救逆汤　桂枝　炙草　干姜　枣子　蜀膝　龙骨　牡蛎　此方去干姜加白芍可参用

心经疟久动及其营，必烦渴见红，宜滋阴法。

肺经疟久伤及其津，必胃闭肺痹，宜清降法。

陈曰：疟发久邪必入络，络属血分，汗下两者未能逐邪。仲景制鳖甲煎丸治络聚血邪，久则血下，温疟例忌足六经药，如柴葛之类，用桂枝白虎汤主之。古称三阴大疟，以肝脾肾三脏之见证为要领。阳疟之后养胃阴，阴疟之后理脾阳主之。太阳经行身之背，疟发背冷不由四肢，是少阴之阳不营太阳。

霍乱章

霍乱之症起仓猝，外因所感内因积。胃中停蓄难运消，吐泻交作腹痛极。上焦但吐而不泻，下焦但泻无此逆。中焦吐泻两兼之，偏阴多寒偏阳热。因风怕风有汗沾，因寒怕寒无汗焉。因暑烦热并躁闷，因温倦怠身不便。因食胸肺自饱胀，治用藿香正气堪。红花木瓜转筋用，食伤曲麦（芽）山楂添。腹痛须加炒白芍，寒宜肉桂炮姜权。枳实青皮心下痞，柴胡干葛寒热缠。小便不利猪苓泽（泻），中暑发热连薷传。手足厥冷脉将绝，盐纳脐中烧艾烟。火灸人醒后施药，细将寒热阴阳参。又有一种干霍乱，腹痛欲死病势悍。不吐不泻绞肠痧，盐水吐之神妙案。但得吐泻病无妨，米饮热汤切莫劝。

藿香正气散

广藿　白芷　茯苓　陈皮　夏曲　紫苏　腹皮　白术　川

朴　桔梗　甘草　生姜　枣子

清脾饮

白术　青皮　甘草　草果　茯苓　黄芩　川朴　柴胡　半夏　生姜

泄泻章（古称注下症）

泄泻之原分六说，虚湿寒痰食与热。五泄之名（湿多成五泄）《内经》传（溏泄瘕洞滑也），三虚之旨先贤诀。饮食伤脾虚不化，色欲伤肾肾虚极。肾虚自不能容藏，忿怒伤肝木土克（肝虚则木来克土）。健脾利水是主方，燥湿升提不可缺。芍陈曲朴木香车，二苓木通泻二术（苍白二术）。肠鸣腹痛属火明，方中益以栀连芩。腹不痛者是属湿，苍白术半加茵陈。完谷不化属虚意，术扁山药砂仁参。或泻不泻或多少，属痰半夏天南星。痛甚而泻泻痛止，属食枳实山楂增。泻不甚而腹微痛，是为寒泻香砂仁。新泻宜泻宜消食，久泻升提温补益。泄久下陷亦用升，升麻柴胡更有力。肾虚送下四神丸，防风羌活兼风入。虚泄久泄古有方，黄土一匙冲服食。

暑湿热

胃苓汤　即平胃散合五苓汤益气汤　白蔻　桔梗　郁金　橘皮　藿香　杏仁　川朴　降香　茯苓　猪苓　广皮　寒水石　泽泻　滑石　木瓜　檀香汁

香砂异功散即六君子去半夏加木香　砂仁

四苓散即五苓去桂　可加椒目　益智　川朴　橘白　黄连　石膏　扁豆　甘草　神曲　吴茱萸　砂仁　山楂　麦芽　丝瓜叶　资生丸

湿热

人参　柴胡　羌活　山楂　防风　川朴　茯苓　茵陈　苡仁　麦芽　川连　白芍　益智　茅术　黄芩　广皮　川柏　升麻　甘草　泽泻　半夏　猪苓　六曲　藿香　白蒺藜　五苓散　四苓散　小温中丸去川芎

中暑必头胀喜冷饮，咳呕，心中胀，舌白兼泻

柴朴　半夏　石膏　黄芩　杏仁　橘皮

中伤湿滞

胃苓汤加桂木　生姜　四君子加炮姜　肉桂

寒湿中宜运通，下直分利

柴朴　藿梗　益智　木香　木瓜　广皮　扁豆　炮姜　砂仁　茅术　吴茱萸　肉果　白术　腹皮　四苓散　真武汤　术　苓　芍　附　姜

肝犯胃，消渴吐清涎，腹痛

川连　黄芩　乌梅　白芍　干姜　荷叶　厚朴　猪苓　椒目　泽泻　木瓜　桑叶　延胡　桂木　甘草　半夏　广皮　米仁　石脂　枣仁　人参　川楝　异功散加木瓜亦可参用

胆郁伤脾

柴胡　白芍　青皮　黄芩　桑叶　丹皮

脾胃阳虚

干姜　白芍　煨升麻　益智仁　广皮　当归　泽泻　葫芦巴　煨葛根　木瓜　炮姜　川朴　谷芽　半夏　香附四君子汤

晨泄用治中汤

人参　甘草　青皮　白术　干姜　陈皮

夕泄用四神丸

吴茱萸　肉豆蔻　五味　补骨脂

四神丸加法青皮　沙苑子　杜仲　当归　木瓜　小茴香　理中

汤加法五味　赤石脂　枸杞　葫芦巴　胃苓汤　茅术　陈皮　白术　茯苓　泽泻　川朴　甘草　肉桂　猪苓　桂苓术甘汤加法　鹿角　煨姜　南枣　禹粮石脂丸加法　枸杞

中虚腹痛

炙草　白芍　炼饴糖　南枣　茯苓

食伤

人参　炙草　谷芽　葛根　广皮　荷蒂

陈曰：脾阳微，中焦聚湿则少运，肾阴衰，回摄失司为瘕泄。是中宜旋则运，下宜封乃藏。肾阳自下炎蒸，脾阳始得变运。王氏以食下不化为无阳，陈参曰：热胜湿蒸，气伤人倦，阴茎囊肿，是湿热甚而下坠入府，与方书茎窍症有间。足肿是阳微湿聚，治胃必佐泄肝，制其胜也。仲景云：脉弦为胃，减大则病进。脾脏宜补则健，胃腑宜疏乃清。脾宜升，胃宜降，苦寒必佐风药，是李东垣之旨。久泄必伤肾，八味承气乃从阴引阳。水泻少腹胀满，少腹为厥阴肝经，肝失疏泄，当以五苓利水导湿，仿古人急开支河之喻。

何书田曰：少阳为三阳之枢，相火寄焉。风火煽胃而腐熟五谷，少阴为三阴之枢，龙火寓焉。熏蒸脏腑而转输糟粕，胃之纳，脾之输，皆火之运也。然非雷藏龙驯，何能无燥无湿无冒？明燎上之患，必土奠水安，斯不泛不滥，无清气在下之患。故曰：五泄之治平，水火者，清其源崇，堤土者，塞其流耳。

痢疾章

古称滞下，乃湿热气薄肠胃。河间、丹溪金用清热导法。六脏属阳，以通为用，五脏皆阴，藏蓄为本。先泻后痢，脾传肾则逆，即土克水意。由伏邪垢滞从中不清，因而下注矣。

痢疾原来下血脓，里急后重腹痛攻。总因食积兼气滞，青黄赤白黑不同。白自大肠来气伤，赤是血伤小肠中。气血俱伤兼赤白，食积为黄是真的。白脓结腻是属痰，黑者须知死血色。诸痢下迫皆属火，勿妄以白为寒则。后重滞应调气舒，清血便脓应日除。通滞之汤条芩利，木通苏梗（炮）姜槟俱。热用黄连痛煨木，胸中不宽砂壳须。小便短则车前滑，后重将军不可无。头疼身热风邪痢，葛羌苍术防风驱。恶心作酸食积痢，麦芽曲实山楂配。内伤痢疾小腹疼，桃红紫黑血能治。身不热而腹不疼，大孔迫甚黄水利。此为气郁用升麻，更有柴防不可弃。噤口烦热腹痛加，水谷入胃即吐地。胃热石莲参（陈仓）米宜，酒积葛梅白蔻济。天行疫疾老幼传，合用散毒无他剂。夏月香薷扁豆增，银花肠澼血能清。诸痢日久须豆芍，补脾山药术云苓。下陷升柴亦必用，白久气虚黄芪参。红久血虚归芍进，血痢不止阿胶应。荆芥蒲黄同炒黑，姜炭加之少许吞。若还不停血余益，痢久之人虚极明。四君四物可兼用，脉迟肉蔻炮姜灵。

暑湿热成痢用药方（用药方法与泄泻依稀）

厥阴伏热，先厥防痉。

川连　黄芩　丹皮　白芍　陈皮　女贞子　川柏　银花　炮姜　阿胶　茯苓　炒生地　滑石　甘草　北秦皮　枳实　谷芽　白头翁

协热痢

白头翁汤　白头翁　黄连　加黄芩　北秦皮　黄柏　白芍　茯苓　川朴　陈皮　山楂　益元散　木香　银花　扁豆　泽泻

脾营虚寒，脉沉微，不渴，舌白

归身　白芍　肉桂　炮姜　益智仁　青皮　炙草　楂肉　茯苓

血痢 血水有红有紫，纯血难治

茅术　川朴　炒樗皮　肉果　槐米　归身　银花　山楂　炒地榆　广皮　炙草　白芍　人参　肉桂　羌活　白术　煨姜　南枣　六味丸　山楂　猪苓　黄芩　制军　加法　延胡　川连　黄柏

阳虚下痢 治以温药通之

胃苓汤加炮姜　益智　青皮　赤石脂　粳米　公丁香　六君子汤加肉桂

阳明不阖（堵截阳明法，变胀主为末传，脉见弦动，是无胃也）

人参　赤石脂　粳米　炮姜

脾肾兼虚

人参　覆盆子　补骨脂　巴戟天　熟地　茯苓　菟丝子　禹余粮　赤石脂　莲肉　萸肉　山药　淡苁蓉　芡实　炮姜　木瓜　五味

痢伤阴液

复脉汤去桂枝　麻仁　熟地　归身　麦芽　茯苓　炙草　炙升麻　山药　乌梅　白芍　生地　阿胶　防风根　木瓜　丹皮　楂肉　山栀　泽泻　粉猪苓

虚气下陷 陷者举之

人参　炙草　归身　防风　荷叶　西芪　广皮　白芍　升麻

久痢伤肾，下焦不摄

人参　菟丝　补骨脂　熟地炭　五味　鹿茸　茯苓　赤石脂　春砂仁　山楂　当归　白术　沙苑子　杜仲　附子　淡苁蓉　苓姜术桂汤　济生肾气汤　黑地黄丸　苍术　熟地　五味　干姜

噤口痢

川连　人参　草决明　山楂　熟地　黄芩　白芍　木香汁　银

花 干姜 阿胶 白头翁 汤亦用

疟变痢

柴胡 人参 白芍 焦楂 甘草 吴茱萸 黄芩 当归 丹皮 茯苓 乌梅 香附 附子 肉桂 秦皮 牡蛎 复脉汤 泻心汤
救逆汤去干姜

肠风 兼血痢无积泪之声

赤石脂丸 四苓汤 加滑石 桂心 此分消其湿 生地炭 炒黄肉 炒归身 炒枸杞 川断肉 五味子

噤口日久，圊次多

四君子汤加扁豆 苡仁 桔梗 砂仁 炮姜炭 肉果 为散，香粳米饮调服之。石莲 葛根 青皮 乌梅

早晨痢重

肾气丸 炒焦蒇 干地黄 山萸肉 山药 丹皮 茯苓 福泽泻 附子 桂枝

午时痢重

参苓白术散 人参 茯苓 白术 甘草 山药 扁豆 苡仁 建莲 砂仁 桔梗 陈皮

陈曰：酒客湿滞，肠中久痢，非风药之辛佐苦味入肠，何能胜湿逐热？久病饮食不减，是肠中病也。参曰：痢久阴液消亡，无以上承，必唇燥舌干，肛坠胀，阴液涸则小便不通，胃气逆则厌食欲呕。此皆痢之疑症也。久痢久泻为肾病。

热病阴涸，急救其阴，胃关得苏方妙，否则犯喻嘉言所指客邪内陷，液枯致危之戒。宜用甘酸化阴法。脉右搏大，乃痢疾所大忌，脾阳动则冀运行，健痢自瘳。

痢日久则望脏腑自复，非助以提补不可。

痢而口渴者属太阴，呃忒之来由乎胃少纳谷，致逆则土败之势也。

呃逆章

俗称打呃名呃逆，胃火上冲肝火翼。肺金之气下降难，和胃清金肝自抑。橘皮竹茹丁蒂汤，丁柿橘皮竹茹吃（丁、陈辛温，运中气之痞塞，茹、蒂苦寒，治下焦之逆气）。饮食太过储胸膛，曲芽枳实和槟榔。痰涎塞壅脉来滑，木香苓夏应同尝。水停心下汩汩声，白术泽泻猪云苓。发热烦渴脉来数，石膏知母柴胡芩。滞气盈兮胸腹满，砂夏木香此其选。胃中虚冷脉来迟，附术干姜官桂暖。脉形无力气甚虚，六君子汤妙自如。沉香磨用治诸呃，姜汁和蜜全消除。

胃虚，虚阳上逆

仲景橘皮竹茹汤　橘皮　竹茹　人参　甘草　南枣　生姜

肺气郁痹

郁金　枇杷叶　豆豉　射干　川贝母　通草

此开上焦之痹，理阳驱阴，从中治法，与下阳虚、浊阴上逆一门同参看。

阳虚浊阴上逆

人参　附子　丁香皮　柿蒂　茯苓　干姜　川椒　代赭石　乌梅　半夏　粳米

脾肾两寒阳气竭

木香流气饮煎　当归　炙草　干姜　或加肉桂　虚寒加丁香　理中汤加丁香　肉桂　附子　肉果霜　炙草　枳实　大黄

食滞呃

269

六和中饮加木香、干姜。

陈参曰：肝肾阴虚，气从脐下冲起，此相火上炎，挟其冲气，用大补阴丸峻补真阴，承制相火。此丹溪法（黄柏　熟地　猪脊髓　知母　龟板）。

阴火上冲而吸气不能入胃，脉反逆，阴中伏阳，即为呃。用滋肾丸以泻阴中伏热，此东垣法（黄柏　知母　肉桂）。

又曰：凡人之心胸背部，须藉在上清阳舒展，乃能旷达。

卷　中

杂　症

痞块积聚章

满而不痛谓之痞，满而痛者即是结。结者积聚有余因，痞者中气不足致。一消一补诚分明，脾气素虚者自异。补则积滞邪愈深，消则土伤虚愈至。消补相兼养正宜，枳实之丸为主治。不动为癥动为瘕，瘕假癥真有妙义。右胁食块萉曲草（草果），左胁血块芎桃桂。痰块在中海石须，栝蒌白茯槟榔备，壮健亦用青棱蓬，瘦弱参芪少许配。香砂青陈可共加，苏梗当归姜枣类。妇人有块俱死血，莫将痰食为疑似。

痰热内闭

豆豉　山栀　枳壳　菖蒲　杏仁　半夏　郁金　栝蒌　川连　白金丸　白矾

热邪里结

枳实　白芍　橘皮　乌梅　杏仁　泻心汤有三：生姜　干姜　半夏　人参　甘草　黄芩　川连　大枣。人参　甘草　干姜　半夏　大枣　黄连　黄芩。人参　半夏　黄芩　黄连　人参　甘草　干姜　大枣。

热邪入厥阴　吐蛔消温

泻心汤去人参　甘草　加枳实　白芍

271

气闭化热

栝蒌　钩藤　白蔻　郁金　橘皮　白蒺藜　山栀　苏梗　桑叶　杏仁　麻仁　绿豆壳

暑邪阻气

竹茹　黄芩　知母　桔梗　麻仁　郁金　半夏　滑石　枳壳　保和丸　神曲　山楂　半夏　连翘　广皮　卜子　茯苓

湿阻热分

半夏　茯苓　杏仁　橘皮　乌药　广藿　良姜　郁金　白蔻

中阳不运

桂枝　藿香　干姜　半夏　厚朴　茯苓　草果　附子　广皮

胃寒滞涩

吴茱萸　干姜　川楝子　半夏　茯苓　广陈皮

胸次清阳不运

宗仲景转旋胸次之阳，苓桂术甘汤。

寒热客邪互结

姜炒　川连　半夏　黄芩　淡干姜　枳实

陈曰：古人治痞不外以苦为泄，辛甘为散二法。外感如仲景泻心汤，内伤如仲景苓桂甘姜法。上焦不舒，枳、桔、杏、蒌开降，栀、豉除热化腐，疏畅清阳之气法。古人有形至无形，妙论也。

木犯土虚中挟滞

川朴　茯苓　白芍　广皮　益智　丁香　人参　半夏　川楝　吴茱萸　姜汁　牡蛎

湿热食滞

茅术　广皮　白芍　莱菔子　白术　黄芩　枳壳　鸡内金

痰凝脉络（右胁有形高突，按之不痛）

白芥子　栝蒌　蛤粉　山栀　广郁金　橘红　姜皮　半夏

血络凝痹

归须　木通　益母草　蜣螂　䗪虫　香附　延胡　小青皮　韭
白　郁金　川朴　枳壳　茺蔚子　川芎　橘核　单桃仁

陈曰：积为血伤入络，必仗蠕动之物以搜逐病根。初为气结在
经，久则血伤入络。经络系于脏腑外廓，仲景于劳伤血痹通络方法
每取虫蚁飞走诸灵，伏梁病亦在络也。

积为阴邪聚络，大旨当以辛温入血络治之。盖所以容此阴邪
者，必无阳动之气以旋运之，而必有阴静之血以倚仗之。故必仗体
阴用阳之品，方能入阴出阳，以施其辛散温通之妙。

张景岳云：心之积名伏梁，起脐上，大如臂，上至心下，令人
烦闷。脾之积曰痞气，在胃脘，覆大如盘，令人黄疸。肺之积曰息
贲，在右胁下，覆大如杯，令人洒淅寒热，喘咳肺壅。肝之积曰肥
气，在左胁下，如覆杯，有头足，令人发咳。肾之积曰奔豚，发于
少腹，上至心下，若豚，或攻上攻下无时，令人喘逆，骨蒸少气。
阴气所积曰积，阳气所聚曰聚。积者五脏所生，聚者是六腑所生也。

呕吐恶心章

胃司纳食，主乎通降。其何以不降而反上逆？呕吐者多由肝气
冲逆，阻胃之降而然也。故《灵枢》经脉篇云：足厥阴所生病者，胸
满呕逆。况五行生克，木动必犯土，胃病治肝，隔一之治也。凡呕
吐青黑，必系胃底肠中逆泻而出。

干呕（即哕）有声吐有物，声物兼有吐斯实。吐轻呕重干呕凶，
呕乃渐出吐频出。不呕不吐为恶心，总是胃虚不能食。胃中有火膈
有痰，降火调气治痰适。平胃散可加减投，橘半竹茹汤亦得。烦渴

脉若洪数来，黄芩竹茹山栀该。吐水冷涩沉迟脉，干姜肉桂吴茱萸偕。呕吐痰沫脉洪滑，南星苓术门冬裁。水停心下声汩汩，茯苓泽泻猪苓入。饱闷作酸暖气升，食伤麦曲槟榔及。及病不食脉细微，茯苓人参与白术。酒伤白蔻泻葛（花）添，伤风合用紫苏葛（根）。

痰饮呕吐都是浊阴所化，阳气不振，势必再炽。仲景以温药和之。

肝犯胃

温胆汤　陈皮　半夏　茯苓　甘草　枳实　竹茹　合左金丸川连　吴茱萸　安胃丸

旋覆代赭石汤　旋覆花　代赭石　人参　半夏　甘草　生姜　大枣

厥阴浊逆　治法同上

胃阳虚浊阴上逆

白术　川朴　益智　半夏　茯苓　姜汁

苓姜术桂汤　加川朴　川椒　黄连　附子　粳米

中阳虚

人参　附子　半夏　砂仁　干姜　白术　炙草　茯苓　川椒　大枣

阳虚吸受秽浊气

人参　木香　广藿　川朴　广皮　丁香　茯苓　煨姜　砂仁　肉果　益智

肝肾虚，冲脉气动

苁蓉　上肉桂　沙蒺藜　茯苓　杞子　鹿角霜　当归身

呕伤胃中，邪热劫津

温胆汤去甘草加山栀　豆豉　姜汁。

邪热内结

半夏泻心汤去姜 枣，加枳实、山栀、杏仁、姜汁。

暑减内结 治法同上

肝火刑金

桑皮 丹皮 苏子 山栀 枇杷叶 郁金 栝蒌 橘红 杏仁 竹沥 沙参 麦门冬 豆豉

温热结于厥阴（身热肢冷，神昏呕吐，厥逆险症）

川连 半夏 干姜 山楂 滑石 石菖蒲 黄芩 枳实 广皮 竹心 连翘 绿豆皮

痰涎呃逆，续呕黑汁倾囊（危症，此由胃底肠中溷淆而出）

真西甘草四两，熬浓服之，呃停呕止可救。

吐蛔（古人以狐惑虫厥都是胃虚少谷之故，仲景之蛔虫厥都从惊恐得之）

延胡 芦荟 吴茱萸 枳实 茯苓 人参 细辛 红枣 安胃丸 半夏泻心汤 理中汤加栝蒌 香附 川椒 旋覆代赭汤加白芍 附子

噎膈反胃章

经云：三阳结谓之膈。一阳发病，其传为膈。丹溪谓噎应反胃，多由气血两虚而成。噎膈多由喜、怒、悲、忧、恐五志过枉，或纵情嗜欲，恣意酒食，致伤气内结，阴血内枯而成。治当调养心脾，以舒结气，填精益血，以滋枯燥。

反胃乃胃中无阳，不能容受食物，命门火衰不能熏蒸脾土，以致朝食暮吐，暮食朝吐。治宜益火之源以消阴翳，补土通阳以温脾胃。

噎膈之症多因火，熏蒸津液成痰阻。七情妄动五脏伤，阴血渐槁无生所。咽喉通塞不能食，病起贲门上焦膈。中膈饮食得水入，食下半日又吐出。下膈饮食如平人，朝食暮吐浑无力。治主加味二陈汤，韭汁牛乳服之适。血虚四物气四君（子汤），痰饮沥贝栝蒌应。瘀血归尾桃韭汁，气急槟术沉香吞。便结大黄合四物，桃仁苏子蒌麻仁。反胃为轻噎膈重，三阳热结精血空。薄味勤药静养之，香草之品切忌用。

陈曰：按经云：味过辛热，肝阳有余，肺津胃液皆夺为上燥，阳气结于上，阴气衰于下，为关格。

附子泻心汤

附子　黄芩　川连　大黄　大半夏汤　半夏　人参　白蜜　加黄连　姜汁　进退黄连汤　人参　川连　桂枝　枳实　竹沥　枇杷叶　杏仁　干姜　茯苓　半夏　姜汁

肝阴伤胃汁枯

陈参曰：酸甘济阴，胃属阳土，宜凉宜润。肝为刚脏，用柔则和，酸甘两济其阴。

人参　乌梅　生地　阿胶　杏仁　玉竹　川贝　天门冬　麦门冬　白芍　胡麻　梨汁　柿霜

烦劳阳亢，肝胃津液枯

清燥救肺汤　生地　麦门冬　黑芝麻　杏仁　柏仁　白苏子　松子

为汁，熬膏，末，丹溪法。

胃阳虚

陈参曰：胃气下行为顺。积劳伤阳，治宜通补清利，苦降辛通，利痰清膈。

大半夏汤　半夏　人参　白蜜　《外台》茯苓饮　贝前吴茱萸理中汤　即理中汤加吴茱萸　益智　新会　栝蒌　杏仁　竹茹　茯

苓　附子　枳实　豆豉　粳米　竹沥　姜汁　川连　郁金　丁香皮

忧郁痰阻

川连　茯苓　半夏　杏仁　橘皮　栝蒌　姜汁　竹沥　桔梗　枳实

肝郁气逆　并通厥阴阳明

半夏　茯苓　姜汁　杏仁　橘皮　竹沥

液亏气滞

半夏　枳实　枇杷叶　茯苓　竹沥

肺胃气不降

陈曰：轻剂清降，苦辛寒开肺。

杏仁　郁金　栝蒌　枇杷叶　山栀　豆豉

酒热郁伤肺胃

川连　枳实　豆豉　紫菀　桃仁　白苏子　半夏　杏仁　郁金　茯苓　姜汁　枇杷叶

阳衰脘痹血瘀

桃仁　红花　延胡　半夏　郁金　蒌仁　橘皮　人参　茯苓　益智　归身　姜汁　制军　枳实　川连　韭白汁

吞酸吐酸章

饮食入胃脾不逆，湿热相蒸为酸病。吐出酸水名吐酸，吐不出口吞酸认。此而不药渐恶心，反胃噎膈日渐进。吐因津液气随升，郁积已久湿热甚。乃从火化（木火也）遂作酸，病属于热分明应。吞应积热在内藏，酸水酿成寒束定。外寒束之难外行，心胃之间作酸甚。二陈（汤）越鞠（丸）主治之，寒用吴茱萸热连进。再戒忿怒以平肝，滋味薄时胃清净。

水肿章

肿本乎水，胀由乎气。水分阴阳，外来者为有余，即为阳水，其或固大病后脾肺虚弱，不能通调水道。或因心火克金，肺不能生肾水，致小便不利。或因肾经阴亏，虚火烁肺金而溺少，误用行气分利之剂，致喘急痰盛，小水短少，酿成肿症。此内发者为不足，即为阴水。

人之生兮资水谷，脾主谷兮肾水属。水旺土虚不胜水，水气泛溢浮肿肉。实脾饮于阴水宜（便利不渴而肿胀者为阴水也），阳水舟车丸可录（舟车丸宜慎用）。口渴面赤气阻便（秘而肿胀者为阳水也），上为风肿麻防要。下属湿肿苈防（己）足。又有虚症气血分，四物汤兮合四君。朝宽暮急血虚病，暮宽朝急气虚成。先胀后喘用二术（苍白术），先喘后胀加麦（冬）苓。水胀总由湿热积，渗道少通遂闭塞。邪水随气注络中，甚至唇肿脐突出（唇肿脐突者死症）。虽云湿胜实脾虚，大法补中最有益。

舟车丸　甘遂　大戟　大黄　黑丑　芫花　轻粉　橘皮　青皮　木香　实脾饮见前

脾胃阳虚（腑阳不行）

人参　茯苓　益智　白芍　白术　归身　广皮　附子　砂仁　槟榔　炮姜　草果　肉果　川朴

肾胃阳虚

肾气丸　五苓散　人参　干姜　茯苓　附子　菟丝　葫芦巴　刚人参　干姜　制半夏　枳实

木火犯胃

川朴　山栀　楂肉　川楝子　白芍　川椒　枳实　铁锈水　逍遥散去白术合左金丸。

湿壅三焦，肺气不降（宜清肃上焦治之）

蜜炙麻黄　杏仁　紫菀　苡仁　茯苓皮　枇杷叶　石膏　前胡　姜皮　川通草

木郁气滞，血滞，便涩，通幽法

川楝　橘核　桂枝　香附　桃仁　当归　小荷柔叶　楂肉　钩藤　延胡　神曲　丹皮　禹余粮丸

湿滞凝滞（小溲不行，当开太阳）

川朴　川椒　干姜　牡蛎　汉防己　橘核　桂木　五味　通草　海金砂　寒水石　五苓散

湿郁兼热（苦辛通肾）

半夏泻心汤见前。

下焦寒热流经（辛香通经府之郁）

生於术　北细辛　川独活　炮川乌　汉防己　白茯苓

气血郁积，兼挟湿热

清理相火，健运中州，小温中丸。

湿热寒水之气交横，气喘溺少

崇土制水，暖下泄浊，禹余粮丸。

肝脾不和，兼挟暑邪

半夏　广藿　川朴　甘草　茯苓　山楂　郁金

脾胃不和清阳痹结（以滑润治之）

栝蒌　川楝　桂木　生姜　桃仁　薤白　延胡　归须　半夏　茯苓

臌胀章

经云：浊气在上则生䐜胀，太阴所至为臌胀。即腹胀。病能篇云：骤胀属热。

膹胀水肿一原病，皆是脾虚不得运。气入于脏膹胀成，腹大身瘦食不进。实土分消是妙方，二苓二术陈皮香（木香）。香附朴砂桑泽（泽泻）腹（皮），沉香磨汁兼水姜。腹实痛块红筋系，血膹归芍红（花）丹（皮）尝。水膹水腹若秘结，五苓散加腹皮入。食积膹胀大腹凝，槟牵（牛）菔子棱蓬术。气实膹胀或吐酸，胁肋痛胀并面黑。分心（气饮）羌桂苓夏通，青皮桑腹甘苏（梗）芍。气虚胀满劳役来，气急溏泄元气衰。补中益气汤必用，分条而治休疑猜。地气为云天为雨，天地不变否为膹。脾土之阴既受伤，转运之司亦失所。胃虽受谷不运行，清浊相淆隧道阻。郁而为热热为湿，湿热相生病即取。此病宜补不宜攻，燥湿补中是为主。

陈参曰：气陷则跗肿，气呆则脘闷。

又曰：木乘土位，清阳不得舒展，浊气痞塞而攒踞也。

又曰：虚肿胀由足入腹，治在少阴肾、太阴脾。

脾阳单胀（宜健阳运湿，温通脾阳）

五苓散见前　紫朴　陈广皮　木瓜　人参　炮姜　大腹皮　附子　煨草果　草蔻　益智　荜拨　茅术　干姜　川桂木　川椒

肾气

加减八味丸　《济生》肾气丸。

养阳明

大半夏汤　半夏　人参　白蜜

陈参曰：冲脉隶于阳明，胃阳伤极，中乏坐镇之真气。冲脉动则诸脉皆震动，浊阴散漫，由此卧着欲立矣。

疏厥阴

逍遥散　当归　白芍　柴胡　茯苓　白术　山栀　甘草　生姜　薄荷　加味丹皮

何书田曰：六腑为阳，以通为补。通阳则浊阴不聚，守补恐中焦易钝。喻嘉言谓：能变胃而不受胃变。脏寒生满病，燥暖水脏之阳，是培火生土法。喘胀要旨，开鬼门以取汗，洁净府以利水，无非宣通表里。

经云：从上之下者治其上。又云：从上之下而甚于下者，必先治其上而后治其下。

古语云：膏粱无厌发痈疽，淡泊不能生膜胀。

虚损发热诸症章

久虚不复谓之损，损极不复谓之劳。元无所归则热灼，劳力伤阳，酒色伤阴。又云：阴复及阳，最难克复。

阴虚恹恹肾阳竭，午后发热少饮食。数天无力脉象明，干咳失血盗汗出。阳虚汗出并头疼。脉细迟弱午前热。阴虚血虚肾精亏，阳虚气虚劳倦得。阴虚四物苓柏丹，二冬柏（仁）味（五味）龟（板）知（母）甘（草）。清骨散可骨蒸用，枣仁芪术自汗堪。咳嗽气急桑贝菀，栝蒌贝母治有痰。见血胶（阿胶）沙（参）丹（参）菀（紫菀）角（犀角），泄泻山药苓薏添。盗汗浮麦堪益伍，牡蛎黑豆用之妥。衄血栀芩茅草根，声哑喉干粉（花粉）桔（桔梗）可。阳虚益气与补中，散火升阳亦得所。外感寒伤阳则虚，阳虚阴盛虚损初。此损自上而及下，一损于肺皮毛枯。二损于心血脉少（不能荣于脏腑，女则月事不通），三损于胃宜急图（遇于胃则不治矣）。感热伤阴阴则虚，阴虚阳盛损却殊。此损自下而及上，一损于骨痿徂肾（不能起床）。二损于肝筋即惫，三损于脾速当扶（饮食不化过于脾，不治之症）。

阴虚

复脉汤六味丸。

阳虚

人参　鹿角霜　归身　西枸杞　茯苓　五味　淡苁蓉　怀药　沙苑子

阴虚阳浮（宜介类潜阳，镇逆填下）

阳虚奇脉兼病

鹿角　沙苑子　杞子　菟丝子　苁蓉　柏子仁　归身

阴阳兼虚

熟地　西芪　归身　淡苁蓉　青盐　鹿角　茯苓　杞子　五味子　八味丸　复脉汤

上损及胃

麦门冬　生地　熟地　人参　女贞　枸杞　扁豆　茯苓　甘草　五味　山药　建中汤去生姜

下损及中

八味丸加减，异功散　建中汤　鹿角　菟丝子　杞子　家韭子

胃虚呕泻

人参　赤石脂　炒粳米　乌梅　新会皮

阴虚阳浮，兼胃阴虚

生地　人参　扁豆　麦门冬　炙草　茯苓

脾肾兼虚

人参　煨益智　广皮　茯苓　沙苑子　五味资生丸加坎炁《济生》肾气丸加茯苓　菟丝

劳伤心神

归脾汤　白术　人参　西芪　归身　茯神　远志　枣仁　木香　龙眼　甘草　生姜　大枣

中虚（当用胃药坐镇中宫）

用四君子汤　人参　白术　茯苓　甘草　春，麦门冬汤　麦门冬　半夏　甘草　大枣　人参　粳米　夏，生脉散　人参　麦门冬　五味

小建中汤　桂枝　甘草　白芍　生姜　大枣　饴糖加黄芪　又十四味建中汤

肾气不纳

人参　菟丝子　茯苓　坎炁　五味子　胡桃

气血滞、升降阻

用旋覆花汤　旋覆花　青葱　新绛　加桃仁　归须　蒌皮

冲任皆虚

紫河车　大熟地　云茯神　淡苁蓉　五味子　川黄柏

劳力伤脾胃

用霞天膏。

劳动伤经脉

归身　苁蓉　沙苑　杞子　茯苓　川芎

何书田曰：烦劳伤气宜治上治中，甘凉补肺胃之清津，柔剂养心脾之营液。或甘温气味建立中宫，不使二气日偏，营卫得循行之义。纵欲伤精当治下而兼治八脉，又须知填精补气之分，益火滋阴之异。或静摄任阴，温理奇阳。

陈参曰：肾虚气攻于背，肝虚热触于心，宜血肉有情重镇，以理其怯，填补以实其下。形不足者温之以气，精不足者补之以味。

失血章

心生血兮肝藏血，随处而行无处缺。目视舌言耳能闻，足能步

履手能摄。如何错过致妄行，劳伤火动因而得。吐因肺胃即热蒸，逐口吐出随火升。呕或醉怒或劳役，胃口之血无端行。咯血之血出于肾，阴火上炎殊分明。咳衄肺金心火克，咳者为重衄为轻。犀角地黄汤主理，归骨（地骨）栀芩麦知杞。侧柏藕汁共茅根，童便服之浮火已。咳嗽沙参天麦门冬，寒热龟甲青蒿庸。有痰贝蒌花粉入，有泻药（山药）苡苓甘同。不止（失血不止）蒲黄炒荆芥，韭汁大黄去紫块。血不藏室体极虚，八珍可用阿胶配。

陈参曰：《内经》分上下失血为阳络阴络，是腑络取胃，脏络取脾。

治血先理腑胃（甘凉肃降法）

沙参　玉竹　花粉　郁金　茜草　绿豆皮　麦门冬　桑叶　川斛　杏仁　竹心

又治心营（轻清滋养法）

生地　丹参　地骨皮　连翘　元参　山栀　生粉草

风淫津涸（甘寒法）

芦根　薄荷　羚角　蔗汁

温淫火壮（苦寒法）

石膏　黄芩　山栀　杏仁

暑遍气分（开解法）

滑石　苏梗　杏仁　橘白　薄荷　苡仁　白蔻

暑逼营分（清芳法）

犀角　生地　青蒿　山栀　银花　丹皮　连翘

以上外因。

嗔怒伤肝阳（血随气逆，用胶芪，气为血帅法）

白苏子　郁金　丹皮　钩藤　丹参　降香　川贝母　杏仁　桑叶　橘红　蒺藜

郁勃伤肝阴（木火内燃阳络，柔肝育阴法）

阿胶　麦门冬　白芍药　生地　甘草　鸡子黄

烦劳损心脾（气不摄血，甘温培固法）

用归脾汤见前。保元汤　人参　黄芪　肉桂　甘草

纵欲伤肾

青铅六味丸　肉桂　七味丸并加童便。

精竭海空，气泛血涌（危症急固真元，大补血法）

人参　五味子　紫河车　熟地　枸杞子　紫石英

以上内因。

烟辛烁肺（治上法）

用千金苇茎汤　鲜苇茎　苡仁　桃仁　瓜瓣　加茅根

酒热戕胃（治中法）

用甘露饮　生地　熟地　天门冬　麦门冬　石斛　茵陈　黄芩　枳壳　甘草　枇杷叶　加藕汁

坠堕伤瘀血泛，先导下后通补。

怒力伤（属劳伤之根，阳动则络伤血溢，治与虚损有间，宜滋阴补气为主）

用当归建中汤　即小建中汤加当归　虎潜丸　旋覆花汤。

何书田曰：血之主司系心肝脾，血之生化系阳明胃。胃为血之要道，当先治胃。《仁斋直指》云：一切血证经久不愈，每以胃药收功。薄味调养胃阴，如《金匮》麦门冬汤及沙参　扁豆　鲜斛　茯苓。甘温建立中阳，如人参建中汤及四君子加减。沉著浓厚，属肝肾之血，用熟地　枸杞　归身　牛膝　茯苓　青铅。阴虚阳升，头中微痛，当和阳镇逆，用生地　阿胶　牛膝　白芍　茯苓　青铅。

思虑太过吸伤肾阴，时时茎举，此失血属骄阳独升，用人中

白　龟板　知柏等味。心火吸肾，随阳升腾，阳翔为血溢，阳坠为阴遗腰痛。足胫冷何一非精夺下元损见症，治以人参　熟地　河车膏　紫石英　茯苓　五味　枸杞　沙苑，谓莫见血以投凉，勿因嗽以理肺，为要旨耳。肾传脾胃，元海无纳气之权，急急收纳根蒂。人参、河车膏、坎气、枸杞、熟地、五味、沙蒺藜、茯苓、胡桃等味，在所必用。

陈参曰：夏月藏阴，冬日藏阳。阳不潜伏，升则血溢，降则遗精。血宜宁静，不宜疏动，动则有血溢之虞。投凉剂则清气愈伤。

附衄血治法

温邪（四季皆有因，病衄血，宜用辛凉清润法）

杏仁　淡芩　山栀　郁金　元参　连翘

风温（春令）

元参　赤芍　连翘　桑叶　丹皮　橘皮　茅花

酒热伤胃

生扁豆　麦门冬　北沙参　粳米

湿热胃火上蒸出衄

玉女煎　熟地　知母　生石膏　麦门冬　牛膝

胆火上升心营热兼衄

犀角　生地　丹参　知母　牛膝　侧柏叶　元参　连翘　山栀　丹皮　荷叶

阴虚阳冒致衄

生地　龟板　阿胶　麦门冬　生白芍　川柏　牛膝　天门冬　茯苓　川石斛　人参　山药　熟地　丹皮　泽泻　石决明　莲子　芡实　元参　山萸　补骨脂　淡菜

便血章

便血不外风淫肠胃、湿热伤脾二义。《内经》谓是阴络受伤,阴络即脏腑隶下之络也。

溺血郁热由膀胱,五苓散合莲子汤。知柏山栀皆可入,不痛为虚益气良(玉茎中不痛,可用补中益气汤)。下血大肠多湿热,肠风脏毒清浊译。粪前近血热在下,粪后远血热上臟。四物荆槐榆悉妙,棕灰陈(皮)壳(枳壳)苓甘襄。发热柴胡胶(龟)板效,血虚熟地血余尝。瘀块桃红丹尾鳖,延胡赤芍同前方。

湿热

荆芥炭　川连　乌梅　广皮　茅术　地榆　甘菊炭　黄芩　白芍　川朴　槐米　於术　茯苓　桑叶　泽泻　丹皮

阳虚寒湿

茅术　广皮　炙草　柴胡　人参　附子　川朴　炮姜　升麻　地榆　茯苓　防风根　白芍　荷叶　建神曲　葛根

大肠血热

生地　地榆炭　黄柏　料豆皮　柿饼　山栀　丹参　炒樗皮　槐花　炒黄芩　丹皮　元参　五加皮　当归　炒银花　白芍

脾胃阳虚(下血如注)

四君子汤加木瓜　炮姜　禹余粮石脂丸

阴伤肠胃

生地　丹皮　竹心　茯苓　补阴丸　元参　连翘　天门冬　牛膝　虎潜丸

阴虚血涩(肛坠掣痛,肛门若火烙,阳不和平,仍是阴精失涵)

生地炭　火麻仁　归须　冬葵子　料豆皮　楂炭

脾肾虚

六味丸加芡实　五味子　莲肉　归脾丸

肾阳虚

人参　苁蓉　补骨脂　柏仁　韭子　鹿茸　鹿角　巴戟天　远志肉　茯苓　熟地　菟丝子　归身

肾阴虚

熟地　龟板心　归身　知母　山药　山萸　料豆皮　白芍　茯神　地榆　丹皮　五味子　乌梅　花龙骨

劳力络伤（瘀必结于络，络及肠胃而后下，乃一定之理）

人参　陕当归　茯苓　炙草　大白芍　肉桂

血瘀在络

归须　旋覆花　柏子仁　桃仁　新绛　青葱管

阳明不阖

人参　炒川柏　山萸肉　赤石脂　乌梅　禹余粮　五味子　白粳米　清心莲子饮　人参　柴胡　黄芩　地骨皮　车前子　黄芪　茯苓　甘草　石莲子　麦门冬

何书田曰：便血一症，古有肠风、脏毒、脉痔之分，其实不外乎阴络受伤也。能别其血之远近而决其脏腑之性情，则不致气失统摄，血无所归，如漏卮不已耳。肺府致燥，涩宜润降，如桑麻丸及天门冬、地黄、银花、柿饼之类。心病则火燃，血沸宜清化，如竹叶地黄汤及补心丹之类。脾病必湿滑，宜燥升，如茅术理中汤及东垣益气汤之类。肝病有风阳，痛迫宜柔泄，如驻车丸及甘酸和缓之剂。肾病见形消腰拆，宜填补，如虎潜丸及理阴煎之类。至胆经为枢机，逆则木火煽营，宜桑叶、山栀、丹皮之清养。大肠为燥腑，每多温热，风淫宜辛凉苦燥。胃为水谷之海，多气多血，脏病腑病无不兼之，宜和宜补，应热应寒，难以尽言。脾胃为柔脏，可受刚药，心肝为刚脏，可受柔药。罗谦甫治便血以平胃散作主，加桂附干姜，重加炒地榆以收下湿，颇见神效。温煦奇肾用斑龙丸。疏补中土用枳术丸，守补心脾用归脾丸，脾湿肾燥用黑地黄丸，大补精气用天真丸，升降脾胃用平胃散，堵截阳明用禹余。粮、赤石脂丸。复从前之汤液，用五仁汤。善病后之元虚，用养营汤。

汗症章

经曰：阳加于阴谓之汗。又曰：汗者心之液。又曰：肾主五液，故凡汗症未有不出心肾虚而得者。夫心为生阳之脏，凡五脏六腑，表里之阳，皆心主之，以行其变化，故随其所在之处而气化为津，亦随其火扰所在之处而泄为汗，是汗本乎阴，乃津液之所化也。

克肖天地名曰人，天地有雨人汗生。时逢久雨天地否，久汗之人病自成。觉来无汗寐时出，盗汗阴虚兼内热。不动而汗时时来，自汗阳虚兼有湿。脉细阳弱太阴亏，自汗补阳调胃戢（戢者绝其汗也）。浮麦地芍陈蛎梅，加减归脾服多帖。盗汗滋阴降火宜，当归大黄功最奇。麻黄根兼知（母）杞（枸杞）骨，前方选用堪同施。宁神安心药为妙，汗为心液当先知。

卫阳虚（宜镇阳理阴）

陈参曰：火与元气不两立，气泄为热为汗，以治在无形实火，宜清虚火宜补。

真武汤　茯苓　白芍　白术　附子　生姜　玉屏风散　黄芪　防风　白术　人参　附子　西芪　於术　人参　茯苓　炙草　浮小麦　半夏　牡蛎　南枣

营卫虚（自汗）

黄芪建中汤加防风根

劳伤心神

生脉散　四君子汤

胃阴虚

人参　茯神　枣仁　白芍　炙草　龙骨

阳虚自汗，补气以卫外，阴虚盗汗，补阴以营内。

柏子仁丸　柏仁　牛膝　卷柏　泽兰　续断　熟地

陈参曰：津散于外而为汗，此为虚者言。若实证则不可拘泥也。心之阳虚不能卫外而固密，则外伤而自汗。肾之阴虚不能营内而退藏，则内伤而盗汗。自汗由阴蒸于阳分也，盗汗由阳蒸于阴分也。

头痛章

头为诸阳之会，与厥阴脉会于颠，诸阴寒邪不上逆，惟阳气窒塞，浊邪得以上据，厥阴风火乃能逆上作痛。头痛症皆由清阳不升，风火乘虚上扰所致也。

头痛之症虽主风，亦有痰火虚不同。顶颠属风太阳火，眉棱骨痛由痉攻。脑后血脉虚来大，滑痰弦数火风逢。九味羌活汤主治，芩连治火殊多功。痰合二陈虚四物，气血四君亦可庸（用也）。风亦属阳头为会（诸阳之会），两阳相争痛势凶。气血虚者无力拒，风不与争痛故松。若因痰饮作痛者，胸膈饱闷非风从。

风火头痛（宜辛散轻清法）

羚羊片　元参　薄荷　山栀　桑叶　夏枯草　连翘　丹皮　菊叶　黄芩　苦丁茶　荷叶　木通　蔓荆子　白芷

肝风头痛（宜熄风滋肝法）

首乌　枸杞子　生地　菊花　白芍　料豆衣　柏仁

夏秋伏暑头痛

石膏　连翘　羚羊片　蔓荆子　木通　山栀　苦丁茶　荷叶边　飞滑石　生草　紫川朴　桑叶

胆胃伏邪

羚角片　菊叶　连翘　葛根　牛蒡子　赤芍　白芷

凡头痛而属阴，虚阳越者，用复脉汤、甘麦大枣法加阿胶、牡蛎、生地、白芍、沙参。因阳虚浊邪阻塞气血，瘀痹而痛者，用虫类搜逐血络，宣通阳气。

炮川乌　半夏　细辛　生姜汁　露蜂房　川芎　当归　炙全蝎

陈参曰：头风初起，以桑叶、山栀、丹皮、荷叶边轻清凉泄，使少阳内遏之邪倏然而解。若久则伤及肝阴，参入酸凉柔剂可也。或肝阴久耗，厥阴无一息之宁，痛掣之势已极，此岂轻剂可解？惟复脉汤之纯甘壮水，胶芍之柔婉以熄风和阳，庶足俾刚亢之盛一时顿息。

心痛章

心痛从来类分九，胃脘疼痛当心口。风热悸冷饮食虫，痊与去来痛皆有。得暖缓时属于寒，前后应痛因郁久。血痛逆气唧唧声，痰痛脉滑吐痰垢。恶心恶食因食伤，嘈杂喜饥胃火诱。口吐黄水是蛔虫（时作时止，痛止能食者），闷痛吐宽郁痰厚。初起得寒温散之，姜半（夏）香砂青（皮）广（皮）蔻（仁）。稍久或郁郁火生，曲（六曲）壳（枳壳）苓栀滑（石）芎（川芎）守。痛则不通郁自成，通则不痛便无咎。

惊伤心痛（闻雷或炮被惊，心下漾漾作痛，此肝阳上逆，不容升达也，养血平肝治之）

逍遥散去柴胡加钩藤 丹皮。

积劳损伤心痛（劳伤血痹，痛极昏厥，宜通络和营法）

生鹿角 官桂 半夏 当归须 桃仁 姜汁

脾寒厥痛（吐涎肢冷，病在脉络，宜辛香开通法）

高良姜片 姜黄 草果 生茅术 丁香梗 川朴

心劳受伤作痛（重按而痛减者，攻劫难施，宜用辛甘化阳良法）

人参 川椒 白蜜 桂枝 炙草

陈曰：心痛寒甚用炮姜 肉桂，火甚用炒川连 竹茹。如因瘀血，用桃仁泥、延胡索、五灵脂、当归须，痰饮用制南星 栝蒌，虫厥用椒目 乌梅 使君子。若真心痛，十指甲俱青，夕死旦危，不治。

腹痛章

腹痛之症芍药甘，甲乙化土方须谙。苍（术）朴（白）术苓（香）附（枳）实（白）芷，用药堪与心痛参。虚者手按痛止软，手不可近是实焉。寒痛绵绵小腹冷，火痛时作时止然。痛处不移瘀血聚，或东或西气攻坚。痰则脉滑小便秘，怒痛肝伤两胁连。血虚偎偎筋抽引，气虚呼吸少气绵。泻后痛减知食积，燥湿导滞汤为先。冒暑吐泻香薷需，伤湿木通茅术痊。

上中二焦气阻腹痛（呕吐脉数而涩）

半夏 白蔻 山栀 豆豉 广皮 桔梗

阳气不运腹痛（兼腰痛，冷则尤甚）

桂枝 香附 小茴香 艾绒 青皮 白茯苓

郁伤脾阳作痛

半夏　延胡索　生姜　苏梗　川朴　川楝子　草果

秽浊阻气腹痛（用芳香逐秽法）

藿香　莱菔子　川朴　半夏　广皮　白杏仁

阴浊内阻，腑阳不通（用通阳泄浊法）

生晒术　附子　茯苓　小茴香　制川朴　淡吴茱萸　良姜　半夏　生益智　生姜汁

肝气郁而腹痛

逍遥散去白术加郁金　香附。

郁久血滞，癸水不调，痛而无形

肉桂　香附　吴茱萸　木香　当归　川芎　五灵脂　白芍

郁怒饮气入络

制南星　牡蛎　桂枝　川楝子　橘核　东引李根皮

暑伤中气作痛

人参　广皮　益智仁　谷芽　白芍　茯苓

郁伤肝脾，络血瘀凝（用宣达营络法治之）

桃仁　老韭白　归须　桂木　穿山甲　阿魏丸　当归　白芍　甘草　制军　枳实　桂枝

劳伤中阳，腹痛浮肿，食入痛甚

当归　益智　煨姜　枣肉　白芍　广皮　炙草

陈曰：营分虚寒，当脐而痛，冬发春愈，加肉桂　茯苓。

胁痛章

胁痛多属少阳，厥阴伤寒胁痛，皆在少阳胆经，以胁居少阳之部耳。杂症胁痛皆属太阴肺经，以肺脉布于肝络耳。

胁与肋属肝胆部，肝主藏血又主怒。凝血成瘀疼痛加，郁怒不舒痛则布。怒痛且膨得嗳宽，血痛不臕无时住。痛连胃脘挟宿食，右胁气滞湿痰注。逍遥四物小柴胡，朴果青砂二苏（叶梗）附。热须黛（青黛）胆（胆星）痰芥星，健脾二陈亦可付。

肝郁胁痛

川楝子　山栀　橘叶　川连　茯苓　降香末　半夏　川斛　牡蛎　香附　夏枯花　白芥子

湿热壅滞胁痛

小温中丸

金不制木，咳血后胁痛

川贝母　杏仁　白蔻仁　枇杷叶　橘红　降香末

营络虚寒（重按得缓属阴络虚也）

桂　干姜　小茴香　大枣　归身　茯苓　炙甘草

寒入络脉，气滞胁痛（口吐涎沫，身发寒栗）

半夏　川楝子　吴茱萸　高良姜　茯苓　延胡索　蒲黄　荜拔

血络瘀痹（用辛泄宣瘀法）

陈参曰：进食痛加大便燥结，久病已入血络。

桃仁泥　川楝皮　郁金　新绛　当归须　延胡索　丹皮　五加皮　山栀皮　柏子仁　冬桑叶　左牡蛎

肝肾阴亏（五心热，咽痛，左胁疼）

陈参曰：宜甘缓理虚，温柔通补方法。

生地　天门冬　柏子仁　人参　麦门冬　生白芍

肝胃皆虚，胁痛

人参　枣仁　柏子仁　桂元　茯神　当归　花龙骨　金箔

胁痛兼痰饮

半夏　白蒺藜　钩藤　广皮　茯苓　白芥子　甘草

风入络胁痛（易饥吐涎）

生地　白芍　天门冬　杞子　桃仁　阿胶　柏仁　丹皮　泽兰

胆络血滞胁痛（上吐下泻，春深寒热不止）

青蒿　郁金　元红花　丹皮　归须　泽兰叶

陈参曰：治胁痛症不外仲景旋覆花汤，河间金铃子散，以及辛温通络、甘缓理虚、温柔通补、辛泄宣瘀等法。《内经》肝病三法，治虚亦主甘缓，况病必伤阳明胃络，渐归及右，肝肾同病矣。当用甘味（人参、茯苓、甘草、大枣）佐镇摄（金箔、龙骨）治之。

腰痛章（膝腿足痛附）

先天之本惟两肾，位在腰间精足甚。房劳太过致精亏，邪气客之腰受病。六味可增附断（川断）龟，补骨杞味仲柏知。一切寒药皆禁用，妇人血滞更血亏。太阴腰痛因湿热，芩柏仲苇苍白术。日轻夜重瘀不通，归尾桃红赤（芍）膝（牛膝）没（没药）。身寒即发寒炮（姜）桂（肉桂），痰积二陈风小续（小续命汤）。闪气肾离法同瘀，又有肾着治宜速。便利身重腰冷水，利湿苓甘姜术足。

湿郁腰痛

防己　茯苓皮　杏仁　草果　苡仁　桂枝　川朴　晚蚕沙　萆薢　滑石　菊花　小茴

寒湿伤阳腰痛（宜辛温通阳泄浊法）

杜仲　杞子　五加皮　茯苓　归身　牛膝　炒白芍　炙草　胡桃　大枣　沙苑子　羊肾　煨姜　川桂枝

湿伤脾肾之阳腰痛（嗜饮便涩，遗精，痛，麻木）

用祛湿缓土法，苓桂术姜汤，术菟丸。

老年奇经病腰痛（用血肉有情之品，温养下焦）

鹿角霜　淡苁蓉　淮牛膝　柏子仁　炙虎骨　猺肉桂　西杞子　川杜仲　川石斛　如麻木甚者加萆薢　蒺藜。

陈参曰：腰者肾之府，肾与膀胱为表里，在外为太阳，在内属少阴。又为冲督任带之要会，则腰痛不得专以肾为主病。内因治法：肾藏之阳有亏，则益火之源以消阴翳，用附桂八味丸。肾藏之阴内夺，则壮水之主以制阳光，用知柏八味丸。外因治法：里湿伤阳用辛温，以通阳泄浊。湿郁生热用苦辛，以胜湿通气。不内不外因治法：劳役伤肾以先后天同治，倾跌损伤辨其伤之轻重与瘀之有无，为或通或补。

膝腿足痛附

温湿热蒸，阻流行之隧，宜宣通之

石膏　杏仁　生苡仁　威灵仙　滑石　防己　寒水石

足膝肿痛（久不止内热）

生虎骨　仙灵脾　淮牛膝　金狗脊　陕归身　川萆薢

右腿痛不肿，入夜势笃（此邪留于阴，治从肝经）

杜仲　小茴香　穿山甲　归须　北细辛　干地龙

足痛攻冲（吐涎，大拇指疼）

吴茱萸　独活　归身　附子　细辛　防己

两足皮膜抚之则痛（此厥阴犯阳明胃也）

川楝子　小青皮　归须　橘红　延胡索　炒山栀　桃仁　楂肉

饱食则哕，两足骨髓皆痛，此阳明不克司束筋骨。

用转旋阳气法（苓桂术姜汤）

陈参曰：腿足痛，外感者推寒湿、湿热、湿风之流经入络。《内经》云：伤于湿者，下先受之，以治湿为主，或佐温佐清佐散为宜。若内伤，不外肝脾肾三者之虚，或补中或填下或养肝为治。

臂背痛章

背者胸中之府，肺俞为病，即肩背作痛。又背为阳明之府，而阳明为十二经之长，虚则不能束筋骨利机关，即肩垂背曲而臂亦作痛矣。阳明脉衰，肩胛筋衰不举而痛楚也。

手臂因何作疼痛，经络血虚风湿中。二术（苍白）南（星）秦（艽）二活（羌独）防（风），寒桂（枝）艾血芎归用。热芩痰芥气参芪，伤用威灵红桃送。背属太阳膀胱经，此经气郁痛不禁。羌活胜湿汤最妙，一点冷痛痰二陈。劳役过度时时痛，十全大补应安平。

营虚脉络失养，风动筋急（痛绕耳后，仿李东垣舒筋法）

当归　川桂枝　防风根　生芪　生於术　片姜黄　另服化脉活络丹一丸

劳倦肩背疼

桂　术　五加皮　苡仁　防己　白蒺藜　茯苓

阳明虚肝风动（当用柔甘温养法）

首乌　杞子　柏子仁　甘菊炭　归身　胡麻　羚角片　海桐皮　煨天麻　童桑枝　白蒺藜

寒郁气隧胸引肩背皆痛

宗《内经》诸痛皆寒之义，以温药两通气血。

川桂枝　川椒目　熟附子　橘皮　乌药支　淡吴茱萸　延胡索　制香附　苏梗　远志肉　炒於术　白茯苓　元红花

肝浊冲逆作痛

干姜　乌梅　炒白芍　川黄连　川柏　细辛　炒川楝

失血，胃络虚，肩背痛（宜填补阳明）

人参　炒枣仁　白芍　茯神　陕归身　炙甘草

督脉虚，肾气上逆

陈参曰：肾气攻背，项强溺频，是督脉不摄。用奇经药以峻补真阳为主。

鹿角霜　归身　杜仲　沙苑子　青盐　鹿角胶　杞子　茯苓　菟丝子

陈参曰：凡冲气攻痛，从背而上者，系督脉主病，治在少阴。从腹而上者，系冲脉主病，治在厥阴。此治病之宗旨也。故肺俞之风用防风散，痰臂流背痛用指迷丸。

痛风章

遍身走痛名痛风，血虚气滞风湿攻。湿热生风不克土，痰壅经络难宣通。风淫末疾四肢属，日甚夜轻气血从。治主四物桃红益，痰热二陈蒌相同。上风羌防芷薄桂，下湿薏藤宣汉庸。小便如涩四苓散，桑枝酒炒加汤中。此虽血瘀筋不着，总由血虚不内荣（失养）。寒气凝滞湿痰结，因风行走痛自凶。

陈参曰：五行六气流行最速，莫如风火，重按疼痛少缓，是为络血。

血络瘀痹（久痛必入络，气血不行发痹）

金沸草　桃仁　生鹿角　新绛屑　归尾　青葱管

积伤入络作痛

归须　降香末　小茴香　木香　柏子仁　野郁金

阴分伏热痛风

头颠至足麻木刺痛，用东垣滋肾丸。

肝肾虚下焦痛

病后精采未复，多言伤气，行走动筋，当以甘温和养。

人参　当归身　白茯神　枸杞　沙苑子　甘菊炭

陈参曰：相火寄于肝，龙雷起于肾，并从阴发越，根蒂先亏，藏纳失职矣。

何书田曰：经云诸痛痒疮，皆属于心。夫心主君火，自当从热而论，然此但言疮耳，不可概诸他病也。诸痛古人总以通字立法，非攻下通利之谓，谓通其气血则不痛也。然必辨明气血在气分者，但行其气，弗动其血。在血分者，兼乎气治，所谓气行则血随之矣。症实者气滞血凝，通其气而散其血。症虚者气馁不能充运，血衰不能滋荣，当养气补血，兼寓通于补。

陈参曰：诸痛宜辛润宣通，不宜酸寒敛涩，恐留邪也。

头眩章

经曰：诸风掉眩皆属于肝。头为六阳之首，耳目口鼻皆系清空之窍，所患眩晕非外来之邪，乃肝胆风阳上冒耳。内风乃身中阳气疲动。

头眩昏晕气血虚，风寒暑湿痰火居。《内经》头眩责肝木（风木主动），丹溪痰火原相居。元气挟火动痰致，虚火上炎痰则无。化痰清晕二陈用，菊藁（本）荆桔羌防抚（芎）。劳役气虚补中妙，产后血虚四物须。冒暑薷香麦薷味，寒而无汗麻黄苏。

火重头眩（宜清泄上焦窍络之热）

山栀　天花粉　桑叶　元参　连翘　湖丹皮　生地

肝风头眩（肾宜温肝宜凉）

阿胶　麦门冬　白芍　牡蛎　生地　萸肉　甘菊

络热眩晕

羚羊角　元参　生地　石菖蒲　连翘　郁金

营血虚头眩

西枸杞　胡麻　左牡蛎　川石斛　桑叶　柏子仁

内风挟痰头眩

煨天麻　法半夏　云茯苓　甘菊花　白蒺藜　广橘皮　西杞子　鲜竹沥

阴虚阳升头眩（补肾滋肝，育阴潜阳，兼镇摄治）

大熟地　山萸肉　五味子　牡蛎　淮牛膝　龟板心　麦门冬　灵磁石　茯神　炒远志

属下虚头眩

都气丸加车前　淡天门冬。

动怒郁勃（痰火风火并炽，头眩）

二陈汤、龙荟丸加减治之。

何书田曰：精液有亏，肝阴不足，血燥生热，热则风阳上升，窍络阻塞，头目不清，眩晕跌仆。治宜缓肝之急以熄风，滋肾之液以驱热。如虎潜丸、侯氏黑散、地黄饮子、滋肾丸、复脉饮汤等方。介以潜之，酸以收之，厚味以填之，或清上实下之法。风木过动，必犯阳明，呕吐不食，法当泄肝安胃，或填补阳明。又法辛甘化阴，清金平木，治痰须健中，熄风可缓晕。

陈参曰：肝肾虚则多惊恐，阳动莫制，皆脏阴少藏耳。

卷 下

杂 症

痹症章

痹与风病相似，但风则阳受之，痹则阴受之，故多沉着且痛。大凡邪中于经为痹，邪中于络为痿。《金匮》云：经热则痹，络热则痿。初病湿热在经，久则瘀热入络。

痹症有五原归一，皮脉与肌筋与骨。风行寒痛湿著彰，《内经》三气风寒湿。以致麻木疼痛加，不能行动但能食。痹者闭不通之云，邪阻正气经络塞。皆由虚损腠理开，三气乘虚自外袭。留滞于内为病多，湿痰浊血都凝涩。法治驱邪养正先，畅达气血通络脉。峻补真阴为属阴，风燥之品用不得。舒筋赤芍草姜黄，沉（香）汁归（当归）羌（活）海桐（皮）益。

湿热致痹（宜舒通脉络，使清阳流行）

生芪　法半夏　防风　桑枝膏　生术　川羌活　姜黄　川桂枝　陕当归　羚羊角　猺肉桂　炙甘草　汉防己　苡仁　生地　白茯苓　炙龟板　杏仁　阿胶　川通草　料豆皮　紫川朴　天花粉　绵茵陈　石膏　老苏梗　川石斛　湖丹皮　郁金

暑伤气，湿热入络为痹

人参　生於术　广皮　生姜汁　茯苓　半夏　川黄连　枳实　鲜竹沥　泽泻

寒湿为痹（宜微通其阳，兼通补法）

金狗脊　川杜仲　仙灵脾　熟附子　生虎骨　淮牛膝　川桂枝　白术　杞子　茯苓　防己　晚蚕沙　当归　萆薢　泽泻　苡仁

肝胆风热为痹（宜甘寒和阳法）

羚羊角　元参　桂枝　茯苓　石斛　杞子　白蒺藜　丹皮　桑枝　生地　天门冬

肝胃虚滞为痹（阳气烦蒸当两补厥阴、阳明）

黄芪　首乌　白蒺藜　於术　归身　料豆衣

气滞热郁为痹（因病后过食肥腻）

栝蒌皮　苏梗　广郁金　苦杏仁　橘皮　半夏曲

血虚络涩为痹

鲜赤首乌　童桑枝　黑芝麻　九制首乌　川桂枝

热入下焦血分为痹

归身　柏子仁　钩藤　川萆薢　牛膝　丹皮　白菊花　苡仁　生虎骨　茯苓

风寒湿入下焦经隧为痹（宜辛温以宣通经气）

活络丹　川乌　地龙　穿山甲　大黑豆皮

卫阳疏，风邪入络为痹（风淫治以甘寒法）

羚羊片　杏仁　海桐皮　元参　童桑枝　川桂枝　花粉　汉防己　连翘　绿豆皮

肝阴虚，疟邪入络为痹

大熟地　阿胶　天门冬　五味　龟板胶　秋石　麦门冬　茯神

气虚成痹

舒筋汤加黄芪、广皮、茯苓、桂枝、防风根

营虚成痹

人参　归身　炙草　南枣　茯苓　白芍　桂枝

精血虚延痹

鹿角胶　枸杞子　桑椹子　天门冬　茯苓　淡苁蓉　川杜仲　沙苑子　虎骨

陈参曰：治痹之法只宜峻补真阴，宣通络脉，使气血得以流行，不得过用风燥药，以再伤真阴。

痿症章

邪中于络为痿，又络热则痿。痿不外乎肝、肾、肺、胃四经之病。肝主筋，肝伤则四肢不为人用，而筋骨拘挛。肾藏精，精血相生，精虚则不能灌溉诸末，血虚则不能营养筋骨。肺主气，为清高之脏，肺虚则高源化绝，化绝则水涸，水涸则不能濡润筋骨。阳明为宗筋之长，阳明虚则宗筋纵，而不能束筋骨以利机关。经云：湿热不攘，大筋软短，小筋弛长。软短为拘，弛长为痿。

四肢软弱痿症成，不痒不痛难趋行。五痿筋脉骨肉气，治法独取阳明经。阳明本为宗筋长，主润宗筋合相养。虚则宗筋纵不收，束骨利关职不掌。总由肝肾肺胃伤，四末无用肝脾殃。肺热何由得濡润，高源化绝水涸彰。清心补肾二四（四君四物等汤）利，栀芩化热桔引肺。（杜）仲（牛）膝（栝）蒌（麦）冬（黄）芪（五）味（木）瓜，木通通窍（升）麻提气。治痿之法专补阴，壮骨补虚药须备。

肺热叶焦

如形瘦脉数，玉竹　地骨皮　百合　北沙参　麦门冬　杏仁　桑叶。如面瘰跗软，连翘。

湿热蒸铄筋骨为痿

茅术　川柏　寒水石　防己　茵陈　茯苓　晚蚕沙　萆薢　杏

303

仁　飞滑石　木通　龙胆草

胃气窒塞为痿（气塞胃呆，筋骨不利）

加味温胆汤　更衣丸。

邪风入络为痿（口鼻歪斜而起）

羚角　大生地　元参　川石斛　犀角　川萆薢　黄柏

阳明虚，营络热，内风动成痿（宜清营热、熄内风法）

犀角　元参　明天麻　钩藤　生地　连翘　冬桑叶　丹皮

胃阳督任皆虚为痿（当两固中下）

鹿角胶　淡苁蓉　巴戟肉　归身　牛膝　柏子仁　补骨脂　白茯苓　杞子　川斛

肝肾两虚为痿（熄风纳下）

河间地黄饮子　熟地　巴戟肉　山萸肉　淡苁蓉　附子　官桂　石斛　白茯苓　石菖蒲　远志　麦门冬　五味子

虎潜丸

熟地　虎胫骨　知母　当归　川柏　败龟板　锁阳　白芍　牛膝　广陈皮　羚羊肉

脾肾阳虚为痿（晕中肌麻，腹鸣瘕泄，用脾肾两补）

冲任虚寒为痿（用薛氏加减八味丸）

督阳奇脉兼虚为痿

鹿角　淡苁蓉　菟丝子　远志　白茯苓　覆盆子

督阳虚为痿（如历节汗出，筋骨腰脊酸软，冬月尤甚）

麋茸　麝香　生羊肾子　归身　川乌酒煮为丸

骨痿（由精血内夺，奇脉少气，当填精补髓）

鹿角屑　羊肉胶　虎骨　巴戟天　猪脊髓　线鱼胶　龟板　怀熟地　淡苁蓉　沙苑子　枸杞　川黄柏　青盐　川杜仲　白茯苓　牛膝　陈归身

陈参曰：治痿之法，经云独取阳明，无非流通胃气，以为脉主乎束筋骨利机关也。头颈轰然热蒸，痰涎涌出，味酸，此督脉不司纳束，肾虚收纳无权，阴火上炎，内风齐煽，宜通纳入脉，以收拾散失之阴阳。

麻木章

麻木不仁症何治，二陈四物汤须识。总是湿痰死血成，活血开痰法先试。两臂桂枝不可无，下部灵仙牛膝使。补中益气青（皮）附（香附）香（木香），白芥红（花）桃（仁）药兼备。

营虚，肝风挟痰，指末胀麻

煨天麻　羚羊片　桂枝　茯苓　胆星　白芍　钩藤　石决明　桑枝　秦艽　归身

肝肾虚，眩晕耳鸣，心悸指末麻

生地　西杞子　远志　石菖蒲　桂枝　阿胶　羚羊角　茯神　炙龟板　牡蛎　归身　白蒺藜　胡麻　湖丹皮　白芍　料豆皮　桑叶　炒山栀

痫症章

痫症或因惊恐，或由饮食不节，或由母腹中受惊，以致内脏不平，经久失调，一触积痰，厥气内风猝然暴逆，莫能禁止。待其气平然后已。至于主治，要在辨其虚实耳。

痫痉晕倒时流涎，声类畜叫五痫传。痫醒身软痉反是，皆由痰与惊专权。惊则神志不守舍，舍空痰如心窍填。肝胆胃经挟痰火，三阳合并升而然。行痰为主清热次，犀角二陈（石）菖（蒲）胆

（星）连（川连枳）。壳蒌（皮）藤橘姜竹沥，茯神郁（金）（远）志宜同煎。

惊恐痰火升，发痫

黄连　山栀　广皮　胆星　黄芩　枳实　远志　菖蒲

阳气郁窍，络阻发痫厥

羚羊角　川柏　姜半夏　连翘　陈胆星　远志　广郁金　元参　钩藤　白芍　川黄连　煨天麻　广皮　清阿胶

水火郁血滞，兼痫（妇人经来紫黑）

生地　紫丹参　炒山栀　西珀屑　丹皮　胡黄连　茺蔚子

肝肾阳开发痫

入冬不寐，阳不潜藏。虎潜丸，见前。

陈参曰：痫症有风热，有惊邪，皆兼虚与痰所致。幼科方书小儿有五痫，五脏各有畜所属。声如羊者心痫，声如犬者肝痫，声如牛者脾痫，声如鸡者肺痫，声如猪者肾痫。痉，风病也。《难经》督脉为病，脊强而厥。张仲景云：脊强者，五痉之总名。其症卒口噤，背张而瘈疭。

癫狂　怔忡　不寐　健忘等章

癫出积忧积郁，病在心脾包络之阴，蔽而不宣，致气郁痰迷，神志为之混淆。狂由大惊大恐，病在肝胆胃经，三阳并而上升，致火炽痰涌，心窍为之闭塞。不寐总由阳不交阴所致，若因外邪而不寐者，当连去其邪，攘外即所以安内也。若因里症而不寐者，或焦劳过度而离宫内热，或忧劳积郁而耗损心脾，或精不凝神而龙雷振荡，或肝血无藏而魂摇神漾。胃病则阳跷穴满，胆热则口苦心烦，审病用方，法无一定。

狂症属阳主多怒，癫症属阴主多喜。心热为狂肝实癫，均为热症河间议。心经有损七情伤，镇心安神最为利。天王补心用三参（人参、丹参、元参），酸枣地归二冬味。远志柏仁桔茯神，灯草辰砂石菖配。怔忡健忘都可医，加减天王补心治。怔忡人呆将捕如，惕惕不宁神明殊。心为人主血为主，神不守舍心血虚。健忘虽因气血隔，盛怒伤志亦成疾。静则神藏躁消亡，心气不充神惫极。阳不变阴非外邪，此方亦可不寐吃（即天王补心丸）。

发狂木火动心神虚

人参　元参　枣仁　天门冬　丹参　茯神　川连　麦门冬　生地　远志　桔梗　柏仁　菖蒲

发癫，郁火，心肾不交（脉不鼓指）

生地　酒炒连　山栀　茯神　竹叶　川柏　炙龟板　菖蒲　远志

心火不寐

鲜生地　元参　竹叶心　净银花　麦门冬　绿豆皮

胆火不寐

丹皮　半夏　钩藤　温胆汤　山栀　桑叶　橘红

脾营虚

用归脾汤为主

不寐胃病，阳跷脉虚

早服八味丸，晚服半夏秫米汤。

不寐怔忡，胆液亏，阳升虚烦

《金匮》酸枣仁汤　枣仁　甘草　知母　茯苓　川芎

不寐健忘，肝肾阴亏，阳浮（咸苦酸收甘缓法）

龟板胶　熟地　萸肉　五味子　宁淡菜　川柏　远志　白茯

苓　鹿角胶　大熟地　淡苁蓉　羊肾子

何书田曰：癫之实者，以滚痰丸开痰之壅塞，清心丸泄火之郁勃。虚者当养神而通志，归脾丸、枕中丹。狂之实者，以承气汤、白虎汤直折阳明之火，生铁落饮重制肝胆之邪。虚者当壮水以制火，二阴煎之类。

生地　枣仁　元参　茯苓　麦门冬　甘草　黄芩　木通

思虑烦劳，身心过动，风阳内扰则营热。心悸惊怖，不寐，胁中动跃，治以酸枣仁汤。

枣仁　知母　川芎　甘草　茯苓　补心丹　枕中丹　清营之热佐以敛摄神志。

陈参曰：《灵枢经》云：阳气下交于阴，阳跷脉满，令人得寐。

黄疸章

疸分阴阳，而总以湿得之。阳疸者，湿从火化，瘀热在里，胆热液泄，与胃之浊气相并，上不得越，下不得泄，熏蒸过郁，侵于肺则身目俱黄，热流膀胱溺变赤，其色明，阳主明，治在胃。阴黄者，湿从寒水，脾阳不能化热，胆液为湿所阻，渍于脾，浸淫肌肉，蕴于皮肤，黄如熏，其色晦，阴主晦，治在脾。黄疸者，身黄、目黄、溺黄之谓也。

黄疸分五名固有，黄汗女劳湿热酒。总归湿热相郁蒸，脾胃兼虚为日久。茵陈五苓散主之，随病增减方堪施。病久腹胀兼黑色。此为不治先当知。

谷疸（不宜下犯足太阴，防变胀）

猪肚丸　猪肚　苦参　白术　牡蛎

又方　绵茵陈　茯苓皮　蔻仁　花粉　枳实　苦桔梗

疸后郁伤心脾

用归脾丸

酒疸

四君子汤加陈皮　白芍　当归　柴胡　生姜　大枣

陈参曰：酒客多蕴热，宜先清中分利，后顾脾阳。

湿热郁蒸黄疸

湿在上宜辛散法，取以风胜，防己　大豆卷　苡仁　银花　滑石　生牡蛎　枳实　法半夏　姜汁。

湿在下宜苦泄法，取以淡渗，黄柏　赤小豆　石膏　杏仁　山栀　连翘　通草　花粉。

疸变肿胀

大腹皮　海金沙　粉猪苓　鸡肫皮　紫川朴　川通草

黄疸，脉络瘀热，此与水谷气交蒸

河间金铃子散加枳实　柴胡　半夏　黄芩　山栀　谷芽

黄疸脾液外越（夏热泄气。脾虚为黄，非湿热之疸）

人参　白扁豆　茯神　炙草　怀山药　米仁

何书田曰：脉弦胁痛少阳未罢，仍主和。渴饮水浆阳明化燥，急当泻热。如狂蓄血主攻，汗后溺血主补。表虚者实卫，里虚者建中。女劳有秽浊，始以解毒，继之滑窍，终当峻补肾之真阴。

梦遗章

有梦为心病，无梦为肾病，湿热为小肠膀胱失精之藏。制虽在肾，而精之主宰则在心。其精血下注，湿热混淫而遗滑，所致者责在小肠膀胱，故治是症，不外宁心益肾，填精固摄，清热利湿诸法。有梦治心，无梦治肾。

左肾藏精右气火，相火一动精不固。外动酒浆湿热欲，内动多思多想故。精者有水本静居，无以扰之凝然如。一扰便动且妄行，遗精滑精渐致虚。年少元阳气极盛，如瓶之满满而溢。心有妄念邪火乘，如瓶之侧侧而出。相火易动真元虚，精道不固肾液竭。如瓶之罅漏渐干，此病最重最难涩。安神降火主治之，四物归脾收涩吃。

阴虚阳越兼遗滑（用厚味填精，介类潜阳，养阴固摄诸法）

熟地　覆盆子　芡实　山药　湖连　桑螵蛸　茯神　川斛　沙苑　线鱼胶　生地　萸肉　麦门冬　远志肉　天门冬　川柏　女贞　金樱膏　柏仁　青盐　牡蛎　炙龟板　淡菜　炙草

阴虚湿热遗滑（苦泄兼通腑）

川柏　川萆薢　知母　泽泻　川莲　苡米仁　芡实　茯苓　猪苓汤

下损及中梦遗（有梦而遗，烦劳过度，致脾胃两伤，心肾不交，上下两损，当培土固摄）

妙香散　补心汤　生脉　四君　归脾汤　冬术膏　桑螵蛸散

肾气不摄，梦遗兼滑

熟地　山萸肉　山药　湖连　金樱子　五味　紫河车　芡实　龙骨　菟丝子　覆盆子　沙苑子

兼失血

熟地　五味　山药　人参　枸杞　茯神　牛膝　鱼螵蛸花　龙骨　桑螵蛸

何书田曰：房劳过度，精竭阳虚，寐则阳陷而精道不禁，随浊随泄，不梦而遗，当用《济生》固精丸（花龙骨、左牡蛎、菟丝子、家韭子、白茯苓 五味子 桑螵蛸 白石脂）升固八脉之气。饮食宜厚，脾胃酿成湿热，留伏阴中而梦泄者，当用刘檀石脂肚丸（白术 牡蛎，以猪肚 苦参一具同煎），清脾胃蕴蓄之温热。无梦遗精，肾关不固，精窍滑脱而成也用桑螵蛸散（人参、菖蒲、远志、秦当归、茯神、龙骨、龟板、桑螵蛸）与阴固摄滑涩互施。上实下虚，火风震动，脾肾液枯，用斑龙二至百补丸（人参、鹿角、菟丝子、熟地、杞子、山黄肉、五味子、天门冬、茯苓、淮牛膝、芡实、龙眼、西黄芪、麦门冬、山药、金樱子、楮实）通摄下焦。龙相交炽，阴精走漏，用三才封髓丹及滋肾丸。大补阴丸（熟地、金狗脊、知母、川柏、炙龟板）峻补真阴，承制相火，以泻阴中伏热。

浊症、淋症章

浊属心肾，淋为肝胆。痛则为淋，不痛为浊。遗由精窍，淋在溺窍，异出同力，最宜分别，切勿混治。

浊症原分赤与白，白属气分赤属血。脾胃湿热注膀胱，水液浑浊皆属热（本《内经》）。主治清心莲子饮，痰注膀胱二陈合。白由肾虚萆薢饮，赤是血虚合四物。淋症血石劳气膏，滴沥疼痛常呼号。心与小肠相表里，心火犹动相火烧。欲住不住住又至，总将津液常煎熬。八正四苓合四物，山栀知柏淋应消。

浊淋二症参看湿热下注

萆薢 木通 海金沙 赤茯 猪苓 泽泻 川黄柏 山栀 茵陈 鲜竹叶 丹皮 汉防己 子和桂苓饮 刘檀石猪肚丸

阴虚湿热淋浊

滋肾丸 丹溪大补阴丸合水陆二仙膏加牡蛎、金樱膏、六味丸，去萸肉加车前、牛膝。

心火下陷淋浊（心阳亢而下注，利其火府）

分清饮加山栀　丹皮　茯苓　猪苓。清利火府用导赤散加赤苓　瞿麦。

又方

川连　生地　人参　桔梗　川柏　茯苓　丹参　菖蒲

气闭成淋

紫菀　栝蒌皮　郁金　降香　杏仁　枇杷叶　山栀

食入痞满便淋（照前方去紫菀、山栀，加苡仁）

膀胱蓄热血淋（小便短赤带血）

用导赤散加赤茯苓　西血珀屑五分

又方　黄柏　知母　山栀　生地　龙胆草　丹皮　酒大黄　淡竹叶　当归　郁李仁　元红花

精浊阴亏

炙龟板　熟地　天门冬　肥知母　淡秋石　川柏　茯苓　猪脊筋

肾虚不摄，淋浊（脉细腰酸，遗沥胃减，宜收纳肝肾）

茯苓　青盐　胡桃　肾气汤加淡苁蓉　鹿角　大茴香

败精浊瘀阻窍

用虎杖散加韭白汁　制大黄　麝香少许

入络通血　白丑　桃仁　归须　桂枝　小茴　杜牛膝　归尾　山栀　川楝子　韭白　两头尖　川柏　远志　淡苁蓉　柏仁　茯苓　生鹿角　大黄　小茴　加麝香

又方

阿胶　生地　女贞子　料豆皮　琥珀屑

淋浊（奇脉病）

败精内滞因溺强出，积久精血皆枯，当以冲督任带调理，亦如妇人之漏带也。

鹿茸　小茴香　归身　人参　杞子　龟板心　茯苓　柏霜　补骨脂　覆盆子　菟丝子

又方

鹿茸　韭子　胡桃　沙苑子　舶茴香

何书田曰：便浊只在气虚与湿热。实者宣通水道，虚者调养中州，虚实两兼又宜益脏通腑。精浊总由肝肾损伤，而有精瘀精滑之分。精瘀当先理离宫腐浊，然后补肾。精滑用固补敛摄，不应，从真元气调之。张景岳所谓其无形以固有形也。然人必知八脉，治用孙真人九法，升奇阳，固精络，使督任有权，漏卮自已。尿血一症，虚者居多，若有火亦能作痛，当与血淋同治。如清之不愈，专究乎虚，则上注心脾，下从肝肾，久则主乎八脉。

陈参曰：厥阴内患最急，少腹绕前阴如刺，小水点滴难通，环阴之脉络皆痹，气化机关已息，必须仿朱南阳法，兼参李频湖意用滑利通阳，辛咸泄急，佐以循经入络之品。古人云：九窍不和多属胃病，六腑为治，以通为补。脾宜升则健，胃宜降则和。盖太阴之土得阳始运，阳明之土得阴则安。脾喜刚燥，胃喜柔润，张仲景急下存津，治中胃也。李东垣大升阳气，治在脾也。

八正散　治湿热便秘。

车前子　瞿麦　山栀　灯草　细木通　滑石　大黄　扁蓄草　甘草　木香

湿热盛而宣彻其泉源也。陈注。

小便不通不禁、大便不通、二便秘、脱肛等章

人身秽浊二便消，通则浊降塞则淆（便通则浊降清升，否则清浊混淆矣）。小便不通膀胱热，用药可与淋同条。小便不禁膀胱火，火邪妄动难自料。水不得安故不禁，二神丸合桑螵蛸（川连　川芎　甘草　生地　当归）。大便不通肠液竭，活血润燥方无抛。二便闭时肝肾热，八正散服两可消。肛门秘结肺热致，肺与大肠表里明。脱肛肺脏虚寒甚，泻痢入虚陷下遭。汤用补中益气妙，热脱四物知柏邀。

阴茎囊肿，是湿甚而下坠入府，用河间法。

石膏　寒水石　杏仁　泽泻　滑石　紫川朴　猪苓

小便不通，小肠火结

导赤散加丹皮　赤茯苓

膀胱气化失司

用五苓散

湿壅三焦（用河间分消法）

杏仁　桔梗　滑石　川朴　连翘　木通　香薷　陈皮　猪苓　木瓜　川连　寒水石　泽泻　芦根　黄芩　海金沙　防己　生石膏　枳壳　六一散

湿郁热伏小肠痹

用小温中丸

肾阳不通

五苓散加干姜　炮姜　附子　猪胆汁

肾与膀胱阴分蓄热致燥，无阴则阳无以化，用

滋肾丸　通下焦至阴之热闭。

湿热大肠痹

宜清热燥湿小温中丸。

大便秘，火腑不通

用更衣丸

湿火便秘（用大苦寒坚阴燥湿法）

川柏　萆薢　独活　海金砂　细辛　川连　防己　蚕沙　川锦纹

肾燥热便难（宜温通下焦，用滋肾丸）

郁热燥结气阻（苦寒泄热，辛以开郁，此三焦通治法）

川连　莱菔子　川楝子　广皮　芦荟　炒山楂　炒山栀　制朴　青皮　赤茯苓　杏仁　广郁金

血结便秘

桃仁泥　冬葵子　川郁金　郁李仁　降真香

又方　桃仁承气汤

血液枯燥，大便不通（宜养血润燥为法）

归身　柏子仁　麦门冬　沙苑子　麻仁　松子仁　茯苓　奎白芍

又方　生地　阿胶　龟板

又方　红花　牛膝　菠菜　五灵脂　桃仁　丹皮　韭菜　郁李仁

又方　枸杞子　天门冬　人中白　川萆薢

三才汤　五仁汤　虎潜丸去琐阳　加淡苁蓉　通幽汤　生地　红花　熟地　桃仁　甘草　归身　升麻

老年阳衰风闭（用温润通调之法）

半硫丸

二便闭，小肠火结

芦荟　川楝子　桃仁　夜分胀用小温中丸　红花　当归须　李仁

湿热肺气不降

苇茎　桃仁　西瓜翠衣　滑石　通草

又养胃法　北沙参　麦门冬　杏仁　薏仁　知母

湿热壅腑便闭

川连　山栀皮　枳实　青皮　黄芩　莱菔子　川朴　丹皮

气血结痹便闭

川楝子　桃仁　川桂枝　当归须　郁李仁　红花　制川军　小茴香　川芎　山楂炭　肉桂　葱白　青皮　五灵脂　香附

血枯经阻便涩

大生地　牛膝　郁李仁　归身　车前子　淡苁蓉　柏仁　冬葵子　茯苓　小茴香

厥阴热闭

二便皆涩，少腹胀满，背寒烦渴，此为癃闭，当用秽浊气味之品，直泻厥阴之闭。

两头尖　韭根　小茴香　橘红　穿山甲　归须　川楝子　乳香　川连　山栀　通草　海金沙　川柏　淡吴茱萸　青皮　滑石

又仿李东垣治癃闭法，用滋肾丸。

陈参曰：凡小便闭而大便通调者，或膀胱热结，或水源不清，湿症为多。大便闭而小便通调者，或大肠气滞，或津液不流，燥症居多。二便俱闭当先通大便，则小便自利矣。肾司二便，肝主疏泄，须辨阴结阳结，或下病治上之法，开提肺气。喻嘉言：上燥治肺，下燥治肝。

脱肛，湿热气虚下陷

从东垣治法，用补中益气汤　人参　西芪　於术　甘草　陈皮　当归　柴胡　大枣　升麻　生姜

脱肛，纯属气虚下陷

人参　归身　白术　广皮　绿升麻　川连　白芍　炙草　乌梅　石莲子

肾气不归（少腹痛，肛坠，便滑）

熟地　五味　远志肉　怀山药炭　茯苓　萸肉　菟丝饼　禹余粮

年老气陷脱肛

人参　补骨脂　阳起石　鹿茸　大茴香

又　禹粮石脂丸

陈参曰：脱肛一症，有因泻痢气陷而脱者，有因中气虚寒不能收摄而脱者，有因酒湿欲伤而脱者，有因肾虚湿注而脱者。或年老气血已衰，或年少气血未旺，亦致脱肛。经云：下者举之。徐之才曰：涩可去脱。皆治脱肛之法。《叶天士指南》治此症不外升举、固涩、益气三法。至气热血热肛而反挺出者，则用芩、连、槐、柏、皮四物升柴之类。然亦间有此症，非可训之法，存之以备一说。脱肛症不宜过用苦凉，大约以叶氏治法为正。

三消症章（嘈症附）

经云：二阳结谓之消。二阳者，手、足阳明也。手阳明大肠主津病，消则目黄口干，是津不足也。足阳明胃主血，热则消谷善饥，是血中挟火，血不足也。未传能食，必发痈疽，不能食，必传如胀满，皆不治。经云：饮食入胃，精气输脾。又脾与胃膜相连，又脾主为胃行其津液。脾属阴，主血，胃属阳，主气。胃易燥，全赖脾阴以和之。脾易湿，必赖胃阳以运之。故一阴一阳合冲和之气，而为后天生化之源也。若脾阴虚，则胃家游溢之精气全输于脾，不能稍留津液以自润，则胃过于燥而有火矣。故急欲得食以自资，迟则嘈杂尤甚。若失治则必延成消膈之症。

上消肺因心移热，二便如常饮水适。中消胃热食偏多，大便硬坚小便赤。下消肾热渴饮汤，耳轮焦干便淋沥，虽分肺胃肾三般，总是肾水不足得。肾水不足虚火炎，津液干枯血虚极。地黄饮子六味丸，清息用之定有益。

郁火致消（善饥而渴目加瘰，心郁火燃当清阳明之热，以滋少阴）

生地　麦门冬　生白芍　石膏　知母　西甘草

朱丹溪消渴方　生地　花粉　川连　藕汁　牛乳

烦劳心营热（肌瘦饥渴，是上中二消病）

乌犀角　元参　沙参　地骨皮　鲜生地　麦门冬　柿霜　生甘草

又　固本丸加人参

肝阳犯胃成消

石膏　生地　生白芍　人参　川斛　粳米　阿胶　知母　生甘草　麦门冬　陈皮　佩兰

元阳变动，烁津成消（此甘缓和阳生津法）

河间甘露饮　炙黑草　生白芍　生地　麦门冬　知母　生枣仁

肾消（饥渴便浑，舌碎面赤，是阴虚阳气上燔）

六味丸加牛膝　车前　补足三阴

肾阴虚，胃火胀成消（脉左数能食）

六味丸加天门冬　麦门冬　龟板　女贞子　川萆薢　旱莲

肾阴虚，心火亢（形瘦脉搏，渴饮善食，三消症也）

陈曰：古人谓入水无物不长，入火无物不消。河间每以益肾水、制心火、除肠胃燥热、济身中液枯是真治法。用玉女煎。三消症虽有上中下之分，其实不外阴亏阳亢，津液枯涸，热淫而已。当以仲景之肾气丸、《本事方》之神效散为主。肾气丸助真火蒸化，升津液，上承神效散，取水中咸寒之物，遂其性而治之。方用白海浮石、蛤壳粉、蝉退为末，以大鲫鱼七个，捣烂调服。

肾消两腿渐细，腰足无力，此因中消之后，胃热入肾，销烁肾脂，令肾枯槁，溲如膏脂。晋人云：肺主气，肺无病则气能管束精液。其精微者营养筋骨血脉。余者为溲。肺病则津液无气管束，而精微者亦随溲下如膏脂也。

白茯苓丸

茯苓　元参　人参　川萆薢　覆盆子　熟地　川连　川斛　蛇床子

白蜜为丸，磁石汤下。

附嘈症

嘈有虚实真伪，其病总在于胃。胃过于燥则火升，而嘈得食可止。久延便变消渴症。

阳升嘈杂

生地　柏子仁　茯神　麦门冬　料豆皮　川斛

心肠热嘈，必烦热头汗

淮小麦　茯神　南枣　柏子仁　炙草　辰砂

血虚嘈杂（兼咽疮）

生地　麦门冬　生白芍　炙草　天门冬　女贞　火麻仁　茯神

肝阴虚发嘈（妇人半日一发，夜则更甚）

生地　清阿胶　茯神　天门冬　紫丹参　白芍

陈参曰：脾阴虚则胃燥而有火矣。治当补脾阴，养营血，兼补胃阴，甘凉濡润，稍佐微酸。

脚气章

脚气脚膝时酸疼，赤肿兼患胀腹心。不肿热痛干脚气，气肿而痛湿气明。因风则麻因寒痛，呕吐喘急忧危临。寒温湿渗风宜汗，热下诸法须评论。又有下陷致跗肿，脾气虚弱胃气沉。脾坤静德乾健运，中气冲和清浊分，脾土受伤不制水，水谷之气下陷应。足跗肿者用何法，补中益气汤提升。

湿热跗肿，酸软（足背赤肿，皮亮溲黄）

川独活　猪苓　木瓜　黑栀皮　滑石　赤茯苓　泽泻　椒目　料豆皮　知柏八味丸

寒湿腿酸，跗肿痛

川桂木　熟附子　茯苓皮　蚕沙　川独活　宣木瓜　制香附　牛膝

脾明虚寒，腿肚及跗浮肿（按指下陷酸冷）

巴戟肉　猺桂　香附　於术　金狗脊　川附子　茯苓　独活　牛膝　宣木瓜　淡苁蓉　人参　炮姜　车前　五加皮　益智　山萸　山药

足三阴虚，脚背足心跗肿，气逆喘急，水泛为痰

熟地　虎胫骨　杜仲　白芍　龟板　人参　熟川附　杞子　香附　牛膝　茯苓　上肉桂　麦门冬　干姜　陈皮　广沉香　五味　附桂八味丸

疝症章

七疝在肝，《内经》谓冲脉为病，又谓任脉为病。男子结七疝，女子带下瘕痕，同为肾经主之。胁中少腹皆肝脉，游行之所，气凝紧为腹聚，久结形为痕疝。暴疝多寒，久疝多热。《素问》诸经之疝云：任脉为病，结七疝，督脉生病。为冲疝。脾传之肾，病名疝瘕，三阳为病，发寒热，传为㿉疝。邪客于足厥阴之络，令人卒疝暴痛。

陈参曰：少阳上聚为瘕，厥阴下结为疝。

气冲疝（上冲心不得前后，能上不能下，为冲）

狐疝（夜出昼入如狐，乃肝木病）

癀癃疝（肾脉滑甚为癀癃疝囊，脓血溺秘，乃脾邪传肾也）

癫疝（顽痹不仁，丸大如升如斗）

厥疝（肝木乘脾，厥逆上升也）

疝瘕（脾传之肾，少腹实热而痛，状如黄瓜）

癀疝（足阳明病癀疝，脉滑为癀疝，乃肝木乘胃也，囊大脓血）

以上系七般疝气。

热郁于中，寒包热，小腹急痛连睾丸。导气汤加荔橘核，附姜故（破故纸）仲青通餐。偏坠不痛本肾气，苍芷滑（石）半（夏）加可宽。妇人厥阴寒气聚，小儿食积治无难。

督任阳虚疝（气坠下结，升阳为主）

鹿茸　沙蒺藜　归身　鹿角　菟丝子　桂枝

奇脉阳虚疝（疝瘕绕脐，汩汩有声）

淡苁蓉　杞子　沙蒺藜　红枣　小茴香　归身　白茯苓

筋疝（怒劳所伤也）

淡苁蓉　小茴香　归身　胡桃　山羊肾　补骨脂　家韭子　茯苓　青盐　捣为丸

肝疝犯胃（纳食涌吐，宿疝上冲）

墨附子　淡吴茱萸　猪胆汁　淡干姜　川楝子

浊阴聚肝络疝（脐旁动气，少腹结疝，睾丸偏坠）

淡苁蓉　枸杞子　白茯苓　安息香　归身　小茴香　川连　川楝子　广木香　吴茱萸　延胡索　青橘叶　桃仁　穿山甲　炒橘核　归尾　小茴香　郁李仁　山楂　泡吴茱萸　小青皮　左牡蛎　葱白　川桂枝　建泽泻

膀胱寒湿，凝滞疝气（阴囊茎痛）

321

五苓散加防己　独活

郁怒肝疝肿胀（用丹溪通阳泄浊法）

归须　橘核　小茴香　青皮　木香　炒山栀　青葱　川楝子　香附　小茴　延胡索

久疝湿邪热郁

川柏　龙胆草　山栀　芦荟　细辛　知母　海金砂　猪苓　泽泻　川连　木香　冬葵子　川桂枝　山栀　橘核　郁李仁　川楝子

又方　肉桂　当归身　鹿角　川芎　小茴　炙甘草　茯苓　生姜　羊肉胶为丸

疝兼疟母

阴疟久延，邪入肝络，少腹痛渐硬结，阴前后处筋痛。

淡苁蓉　穿山甲　杞子　归身　大茴香　黑川乌　水安息　鹿茸　黑豆　小茴香

陈参曰：疝不离乎肝，又不越乎寒。以肝脉络阴器，为至阴之脏，足太阳之脉属肾络膀胱，为寒水之经。故仲景以温散祛寒、调营补气为主，而子和又以辛香流气为主。谓肝得疏泄乃愈，则金铃子散、虎潜丸二法是也。

喉痹章

经云：一阴一阳结谓之喉痹。一阴者手少阴君火，心之脉气也。一阳者，手少阳相火，三焦之脉气也。夫二经之脉并络于喉，故气热则内结，结则肿胀，甚则痹，痹甚死。十二经惟太阳别下项，其余皆凑咽喉。《内经》何以独言一阴一阳，以君相二火独胜则热且痛矣。

喉痹总因风热冲，血虚虚火游行攻。更挟风痰喉间客，遂有此症肿痛凶。缓者祛风与清热，急用桐油探吐松。

风火上郁喉痹（用辛凉清上法）

薄荷　射干　大力子　杏仁　绿豆皮　连翘　桑皮　马勃绒　滑石　西瓜翠

肺燥热喉痹

北沙参　川斛　桑叶　地骨皮　川贝母　元参　花粉　绿豆皮　苡仁　芦根　枇杷叶　百部

浊秽上受，咽喉肿痹（此清降开灌法）

连翘　广郁金　山栀　广橘皮　马勃　大力子　杏仁　竹叶丸

气分热毒喉痹

银花　马兜铃　连翘　芦根　川贝　白金汁　通草

又方　杏仁霜　甘草　苦桔梗　川贝

阴虚火炎喉痹（日久不愈）

生地　元参　鸡子黄　阿胶　麦门冬　糯稻根须

又六味丸　方内中牛膝　莲子　芡实煎丸皆可。又复脉汤加天门冬　牛膝　去生姜　桂枝。又猪肤汤。

少阴喉痛（肌肉消烁，下焦易冷，骨髓已空）

用填髓法：生羊骨髓、猪骨髓、鹿角胶等分，捣为丸。

陈参曰：喉症古方法治法用辛散咸软，去风痰，解热毒为主，如元参升麻汤、《圣济》透关散，及玉钥匙、通圣散、《普济》消毒饮，皆缓本而以治标为急者也。恐缓则伤人，故急于治标。

陈曰：近时喉痹之证，多因失血从水不制火而起。治法以滋水敛阳为主。

宜宗丹溪之说。

耳病章

肾开窍于耳，心寄窍于耳。耳为清空之窍，阳交会流行之所。一受风热火郁之邪，及水衰火实，肾虚气厥者，皆致耳鸣失聪。

耳为肾窍病属肾，肾虚耳聋不能听。少阳脾湿绕耳中，邪气感之耳鸣应。湿热扰胃胃火炎，亦致耳鸣红肿甚。右属阳明左少阳，肿而出脓风热病。

风温上郁耳鸣

温邪暑热火风侵窍，用轻可去实法轻清泄降。

薄荷　杏仁　通草　苦丁茶　菊叶　荷梗　连翘　桔梗　马勃　绿豆皮　银花　川贝　羚羊片　大力子　元参　蔓荆子　荷叶汁　夏枯花　滑石　鲜竹叶　石膏　黄芩　益元散　连翘　山栀

胆火上郁耳聋（头痛耳胀，治法与上略同）

青蒿　丹皮　象贝　石决明　桑叶　山栀　连翘　滁甘菊

郁伤心肾，胆火上炎，耳聋

清泄耳鸣，病由于郁，用煎方，以清少阳，丸药以补心肾。

生地　夏枯草　山栀　生草　丹皮　女贞子　赤苓　白芍　五味子　茯神　辰砂　磁石　建莲子

沉香丸方用熟地　龟板　麦门冬　牡蛎

气闭耳鸣

连翘　川朴　木通　苦丁茶　杏仁　广皮　防己　鲜荷叶汁

肾虚耳聋

阴虚阳亢，内风上施蒙窍，当壮水制阳，填阴镇逆，佐以咸味入阴，酸味和阳。

大熟地　锁阳　牛膝　磁石　萸肉　龟板心　茯神　远志　秋石　五味

八十高年耳聋（且下虚上实，当填补下焦）

六味丸加磁石　龟板　五味　远志

陈参曰：耳病治法不外乎通阳镇阴，补心益肾清胆等法。体虚失聪，治在心肾，邪干窍闭，治在胆经。

目病章

经云：五脏六腑之精华，皆上注于目。目者肝之窍也，肝与胆为表里，肝液胆汁充足，目乃能远视，故无论外感内症，皆与肝胆有关。六淫之邪，风火与燥气居多，内起之症，肝胆与心肾为多。

白睛属肺曰气轮，乌球属肝曰风轮。大小眦心曰火轮，上下胞脾曰肉轮。瞳神属肾曰水轮，五脏五轮多肝经。目得血养视乃明，肝有风热目病生。

风温上郁目赤（左脉弦）

桑叶　夏枯草　连翘　草决明　菊叶　青菊花　苦丁茶　桑皮　料豆衣

燥热目赤且痛

鲜荷叶　山栀　赤芍　绿豆皮　夏枯草　生草　菊叶　苦丁茶　料豆衣　薄荷　桑白皮　连翘

暑热郁蒸目红

桑叶　谷精珠　通草　绿豆衣　米仁　望月砂　茯苓

木火上郁目赤疼肿

羚羊片　夏枯草　桑叶　谷精草　石决明　丹皮　绿豆皮　米仁　连翘　炒山栀　生地　菊叶

血络虚热，眼痛，白上红丝

325

羚羊片　连翘　川桂枝　青菊叶　丹皮　秦当归

脾肺蕴热（目胞浮肿，不饥不运）

桑皮　大腹皮　苡米仁　通草　茯苓　广陈皮　生姜皮

阴虚火郁（微寒汗出，下有痔漏，左眼疼）

六味丸去萸肉，加白芍　蔓荆子。

胃虚肝风（右眼多泪，心嘈杂）

嫩黄芪　归身　煨姜　大白芍　茯神　大枣

肝阴虚（左目痛热泪，翳膜）

桑叶　望月砂　黄甘菊　石决明　杞子　料豆衣　赤首乌　小胡麻（即黑芝麻）

肝肾虚目痛（治法同前）

熟地　归身　茯神　白蒺藜　萸肉　五味　菊花　柏子仁　生地　山药　桑椹子　大天门冬　杞子　谷精草

陈参曰：治法外感者必有寒热，头痛鼻塞，骨疼，脉见紧数浮洪方可清散。内固者如肝胆之风热盛，当散热除风，如肾经之水。火衰，当壮水益火。若阴血虽亏，而风热未尽，则当审其缓急，相参而治。

鼻病章

经云：肺和则鼻能知香臭。又云：胆移热于脑，令人辛頞鼻渊，传为衄蔑瞑目，是知初感风寒之邪，久则化热，热郁则气痹而窒塞矣。蔑，音蔑，鼻出血也。

无形之气运于鼻，鼻塞声重风寒被。胆热移脑鼻渊生，喜饮鼻赤伤肺气。

清邪郁久肺气窒塞（鼻起红椒，当开上宣郁法）

蔓荆子　连翘　鲜荷叶　苦丁茶　滑石　香白芷

精虚鼻渊　脑髓不固，淋下无秽气，此劳怯之根也

天真丸　人参　西芪　白术　天门冬　山药　淡苁蓉　当归
羊肉

热壅肺气

知母　梨肉　贝母煎膏

脑热鼻渊兼左鸣左甚

初用苦辛凉散法　山栀　飞滑石　羚羊片　苦丁茶　夏枯
草　菊叶　连翘　久则用咸降滋填镇摄法　虎潜丸

又方

大熟地　虎骨　锁阳　羖羊肉　归身　怀牛膝　龟板　陈
皮　肥知母　白芍　加法天门冬　淡菜　猪脊筋

口病舌病章

口属脾经舌属心，舌和五味自知音。肝热口酸心热苦，脾热口
甘疳亦生。肾热口咸虚则淡，寒亦口咸食酸明。肺热口辣内热苦，
口干欲饮皆热因。

心脾郁热，曰舌生疳，唇赤且燥

小生地　生甘草　麦门冬　鲜石斛　滑石　炒山栀　生薏米
银花　连翘心　通草

湿温郁蒸（口舌满布糜疳，唇红秽气，胃火胸烦）

淡豆豉　犀角尖　黑山栀　金石斛　花粉　鲜生地　羚羊
片　净银花　西甘草　川贝　青蒿子　连翘　淡竹叶　郁金　鲜苇
茎　野蔷薇　花露　荷花露　枇杷叶露　玫瑰露

牙痛章

牙痛不外风火虫虚，此但言其痛也。他如牙宣、牙䘌、牙疳、牙菌、牙痛穿牙、去骨槽风、走马青腿牙疳之类，皆由乎湿火热毒，肝郁湿痰，蕴结牙床。须分上下二齿，辨明手足阳明及少阴之异。

木生于土牙生床，床本阳明牙肾乡。下床嚼物大肠属，上床不动胃经当。牙宣肿痛胃湿热，竹叶石膏是主方。

温邪上蒸牙疼（痛连头颠，用玉女煎法）

火郁牙痛（连顶颠，属厥阴）

犀角　元参　生草　连翘　夏枯草　铃角　知母　银花　山栀

风热牙痛（龈胀头痛，用轻清泄上法）

芦根　西瓜翠　连翘　滑石　绿豆皮　银花

阴虚火炎牙痛（嗜饮，牙宣，衄血，咳血）

人中白　鲜石斛　大泽泻　旱莲草　生牡蛎　绿豆皮

牙痛后络痹（颊车穴，闭口不能张，用宣通法）

羚角片　煨天麻　制僵蚕　桂枝尖　炒山栀　炒丹皮

骨槽风痛（或缓或甚，连空穴胀痛甚，心烦）

先用阳和汤法　猺天桂　鹿角胶　大熟地　净麻黄　白芥子　甘草

走马青腿牙疳即名牙啸，牙龈出衄紫色，口臭，脉反涩细，两腿青如靛，此湿热郁火蕴结阳明，肝肾阴亏。

犀角　石膏　知母　怀牛膝　银花　元参　郁金　生地　熟地　丹皮　人中白　麦门冬　旱莲　女贞子　连翘　碧玉散　茯苓　龟板心　炒山栀　羚羊片　生草　川石斛　川贝　安南桂　料豆衣

杂症歌括

目 录

杂症中风总括

风从外中伤肢体，痰火内发病必官，体伤不仁与不用，心病神昏不语言，尝分中络经府脏，更审虚实寒热痰，脱症撒手为脾绝，开口眼合是心肝，遗尿肾绝鼾声肺，闭症握固紧牙关，初以通关先取嚏，痰壅不下吐为先。

中风死候

寸口脉平卒中死，生气独绝暴脱之，五脏几息呼吸泯，譬如坠溺岂能期，脉来一息七八至，不大不小尚能医，大小浮昼沉夜死，脉绝不至死何疑，脱症并见皆死候，摇头上窜气长嘘，喘汗如油痰拽锯，肉脱筋痛发枯直。

通关（散）星皂细荷半，开关（散）乌梅冰片南，巴油纸皂烟熏鼻（法），龟尿舌下（解读法）点难言。

无汗吐宜防（三圣散）藜蒂，有汗瓜蒂（散）入全蝎（散），重剂藜豆矾皂胆，痰壅吐以巴矾丸。

乌药顺气（散）实中络，㖞斜顽麻风注疼，麻黄枳桔乌蚕共，白芷干姜陈草芎。

大秦艽汤虚中络，㖞斜偏废减参珍，秦艽生地石膏共，姜独防芷细辛芩。

中经气实宜换骨（丹），㖞斜瘫痪芷芎防，冰麝朱香槐苦味，仙人麻首蔓苍桑。

小续命汤虚经络，八风五痹总能全，麻杏桂芍通营卫，参草归

333

芎气血宣，风淫防风湿淫已，黄芩热淫附子寒，春夏石膏知母入，秋冬桂附倍加添。

黄芪五物（汤）虚经络，偏废虚风无力瘫，心清语謇因舌软，舌强神昏是火痰，补卫黄芪起不用，益营芍桂枣姜煎，左加当归下牛膝、筋瓜骨虎附经添。

三化（汤）气实风中府，昏冒闭满小承羌，形气俱虚及风燥，搜风顺气（丸）自然康。

牛黄清心实中藏，痰壅神昏不语言，口眼㖞斜形气盛，两手握固紧牙关。

参附汤治虚中藏，唇缓涎出不语言，昏不知人身偏废，五脱证见倍参煎。

经络闭证卒中恶，气促神昏不识人，无汗拘急身偏痛，肉桂麻草杏（千金）还魂（汤）。

藏府闭证腹满闭，昏瞀痰结在喉间，危急汤药不能下，夺命（散）巴芷半葶南。

三生飲治中风寒，厥逆沉伏涌气痰，星香乌附俱生用，气虚加参脱倍添。

祛风至宝（汤）中风热，浮数面赤热而烦，通圣加蝎天麻细，白附羌独连柏蚕。

青州白丸中风痰，㖞斜瘫痪涌痰涎，小儿惊痰为妙药，白附乌星半夏丸。

羌活愈风（汤）治外中，手足无力语出难，肌肉微掣不仁用，大秦艽汤参再添，官桂黄芪杜防已，知枳柴薄蔓菊前，苍麻半朴杞地骨，调理诸风症可安。

清热化痰（汤）治内发，神短忽忽语失常，头眩脚软六君麦，芩连葛枳竹星香。

四肢不收无痛痹，偏枯身偏不用疼，其言不变志不乱，邪在分腠五物能，甚不能言为瘖痹，夺厥入藏病多凶，地黄桂附蓉巴（戟）远，萸斛冬味薄菖苓。

涤痰（汤）内发迷心窍，舌强难言参蒲星，温胆热盛芩连入，神昏便闭滚痰攻。

类中风总括

类中类乎中风证，尸厥中虚气食寒，火湿暑恶皆昏厥，辨在喎斜偏废间。

尸厥无气而脉动，或脉微细有无间，缘于病后气血竭，人参（独参汤）参附（汤）星香（汤）痰，气闭腹满二便闭，或腹急痛备急丹，服后转鸣吐下駃，喉间痰结夺命先。

补中益气（汤）疗虚中，烦劳过度气不升，虚冒有痰加冷半，郁冒生麦地归茸。

木香调气（汤）实气中，暴怒气逆噤昏痰，气浮肢温气沉冷，木藿砂蔻草丁檀。

八味顺气（散）虚气中，标本兼施邪正安，参苓术草扶元气，乌芷青陈利气痰。

食中过饱感寒风，或因怒恼塞胸中，忽然昏厥肢不举，瓜蒂（散）姜盐（汤）探吐平。

附子理中（汤）疗寒中，腹痛拘急噤牙关，有汗身寒或吐泻，附子参术草姜干，无汗身寒加麻细，阴毒川乌用生煎，呕吐丁香吴茱萸入，脉微欲绝倍参添。

凉膈（散）火中神昏冒，栀翘芩薄草稍黄，兼治一切胸膈热，便燥谵妄与斑狂。

暑中须分阴与阳，阴邪无汗似寒伤，壮烈心烦或呕泻，香薷（饮）扁朴二香汤，更兼昏愦蒸蒸汗，面垢喘渴证为阳，不省熨脐（法）灌蒜水，益元（散）苍参白虎汤。

渗湿（汤）湿中内昏冒，震亨湿热热生痰，厚味醇酒生冷水，胃苓香附抚砂连。

除湿（汤）阴雨湿蒸雾，卧湿涉水瘴山岚，头重身痛便溏肿，羌藁升柴防水煎。

调胃气平（散）疗恶中，庙塚忤恶卒然昏，面黑错忘苏合主，次以木香平胃匀。

伤风总括

伤风属肺咳声重，鼻塞喷嚏涕流清，鼻渊脑然不喷嚏，浊涕秽久必鼻红。

参苏饮治虚伤风，实者（川弓）茶调（散）及头疼，芎芷薄草羌茶细，荆防痰半然膏清。

苍耳散治鼻渊病，风热入脑瞑头疼，涕流不止鼻塞然，苍耳辛夷芷薄葱。

鼻渊初病施苍耳，黄连防风（通圣散）久病方，孔痛胆调冰硼散，鼻血犀角地黄汤。

痉病总括

痉病项强背反张，有汗为柔无汗刚，生产血多过汗后，溃疮犬咬破风伤。

（痉病死症）

痉病脉散多应死，反张离席一掌亡，眼小目瞪昏不语，额汗如珠命必伤，刚痉菖根汤发汗，柔痉桂枝加葛良，若兼杂因小续命，过汗桂枝加附汤，伤血桂枝合补血，里实淤血（桃仁）承气（汤）方，溃疡十全加风药，破伤狗咬另参详。

破伤风

破伤亡血筋失养，微伤风入火之端，燥起白痂疮不肿，湿流污水紧牙关。

火盛（防风）通圣加蝎尾，风盛全蝎（散）左龙丸，外因烧酒火罐法，大风班（蝥）大（黄）酒同煎。

痹病总括

三痹之因风寒湿，五痹筋骨脉肌皮，风胜行痹寒痹痛，湿胜着痹重难支，皮麻肌木脉色变，筋挛骨重遇邪时，复感于邪入藏府，周同脉痹不相移。

周痹患定无歇止，左右不移上下行，似风偏废只手足，口眼无斜有痛疼。

（痹病主死症）

痹在筋骨痛难已，留连皮脉易为功，痹久入藏中虚死，藏实不受复还生。

（痹入府藏症）

肺痹烦满喘咳嗽，肾胀尻踵脊代头，脾呕痞硬肢懈堕，心烦悸噫恐时休，数饮卧惊肝太息，饮秘胀泻在肠究，胞秘沃痛鼻清涕，三焦胃附胆无忧。

痹虚加减小续命（汤），痹实增味五痹汤，麻桂红花芷葛附，虎羊芪草二防羌。

三痹木通（汤）长流水，湿加防已风羌防，寒痹附麻兮汗人，胞肠五苓附子苍（苍术五苓散　附子五苓散）。

三痹（汤）十全无白术，牛秦续杜细独防，独活（寄生汤）加桑除芪续，入脏乘虚久痹方。

黄芪益气（汤）虚皮痹，皮麻不识痒与疼，补中益气加红柏，味秋苓夏桂加冬。

蠲痹（汤）冷痹身寒厥，附归芪草桂羌防，肌热如火名热痹，羚犀（加味）升阳散火汤。

痿症总括

五痿皆因肺热生，阳明无病不能成，肺热叶焦皮毛痿，发为痿躄不能行。

心热脉痿胫节纵，肾骨腰脊不能兴，肝筋拘挛失所养，脾肉不仁燥渴频。

（痿痹辨似）

痿病足兮痹病身，仍在不疼痛里分，但观治痿无风药，始晓虚实别有因。

（痿病治法）

痿燥因何治湿热，遵经独取治阳明，阳明无故惟病肺，胃壮能食审症攻，控涎小胃湿痰热，阳明积热法三承，胃弱食少先养胃，久虚按症始收功。

加味二妙（汤）湿热痿，两足痿软热难当，防己当归川萆薢，黄柏龟板膝秦苍。

时令湿热清燥（汤）效，阴虚湿热虎潜（丸）灵，久虚痿软全金主，萆瓜　牛菟杜　苁蓉。

脚气总括（十全大补丸加味金刚丸）

脚气风寒湿热病，往来寒热状伤寒，腿脚痛肿热为火，不肿不热是寒干。

（脚气死症）

脚气脉急少腹顽，不三五日入心间，呕吐喘满目额黑，恍惚谵妄命难全。

脚气表解攒风散，麻桂杏草萆乌良，里解导滞（汤）羌独活，防己　当归　枳大黄，湿盛重肿胜湿饼（子），二丑蔄曲遂成方，寒湿五积（散）加附子，寒虚独活寄生汤。

当归拈痛（汤）虚湿热，茵陈四苓与羌防，人参当归升芩草，苦参知母葛根苍。

加味苍柏（散）实湿热，二活二术生地黄，知柏芍归牛膝草，木通防己木瓜榔。

两膝肿大而疼痛，腿胫枯细鹤膝风，大防风（汤）附羌牛杜，十全大补减茯苓。

内 伤

内伤劳役伤痹气，饮食伤胃伤其形，伤形失节温凉过，气湿热暑火寒中。

（内伤外感辨似）

内伤脉大见气口，外感脉大见人迎，头疼时痛与常痛，恶寒温解烈火仍，热在肌肉从内泛，热在皮肤扪内轻，自汗气短声怯弱，虽汗气壮语高声，手心然兮手背热，鼻息气短鼻促鸣，不食恶寒内外辨，初渴后渴少多明。

补中益气（汤）升阳清，热伤气陷大虚洪，头痛表热自汗出，心烦口渴畏寒风，困倦懒言无气动，动则气高喘促声，保元（汤）甘温除大热，血归气术补脾经，佐橘降浊散滞气，升柴从胃引阳升，阴火肾燥加地柏，阳热心烦安神（丸）亨。

调中（益气汤）弦洪缓沉涩，湿热体倦骨酸疼，气少心烦忽肥瘦，口沫食出耳鸣聋，胸膈不快食无味，二便不调殠血脓，保元升柴苍橘柏，去柏加木（香）亦同名。

内伤升阳益胃汤，湿多热少抑清阳，倦怠懒食身重痛，口苦舌干便不常，洒洒恶寒属肺病，惨惨不乐乃阳伤，六君白芍连泽泻，羌独黄芪柴与防。

补中升阳泻阴火，火多湿少困脾阳，虽同升阳益胃证，然毋泻数肺阳伤，补脾胃气参芪草，升阳柴胡升与羌，石膏芩连泻阴火，长夏湿令故加苍（补脾胃泻阴火升阳汤）。

冬加姜桂草蔻益，秋芍白蔻缩梹榔，夏月气冲芩连柏，春加风药鼓清阳，长夏沉困精神少，人参麦味泻芩苍，肺热咳嗽减参去，春加金沸款冬芳，夏加麦门冬五味子，秋冬连根节麻黄，头痛蔓荆桑芎入，巅脑藁本苦细尝，沉重懒倦或呕逆，痰厥头疼半夏姜，口干嗌干或表热，加葛生津清胃阳，大便燥涩元明粉，血燥归桃熟大黄，痞胀香砂连枳朴，寒减黄连加炒姜，胃疼草蔻寒益智，气滞青皮白蔻香，腹痛芍草芩桂审，脐下痛桂熟地黄，内外烦疼归和血，胁下痛急草柴良，身重脚软已苍柏，身疼发热藁防羌。

长夏湿暑交相病，暑多清暑益气（汤）功，汗热烦渴倦少气，恶食尿涩便溏行，补中去柴加柏泽，麦味苍曲甘葛青，湿多痰厥清燥（汤）地，猪茯柴连减葛青。

血虚胃弱过食凉，阳郁（升阳）于脾散火汤，肌肤筋骨肢内热，扪之烙手热非常，羌独芍防升柴葛，人参二草枣生姜，火郁（汤）加葱减参独，恶寒沉数发之方。

内伤水来侮土病，寒湿白术附子汤，涎涕腹胀时多溺，足软无力痛为殃，腰背脾眼脊背痛，丸冷阴阴痛不常，苍附五苓陈半补，虚宜（加味）理中附苓苍。

资（人参）生（汤）脾胃俱虚病，不寒不热平补方，食少难消例饱胀，面黄肌瘦倦难当。

清胃理脾（汤）治湿热，伤食平胃酌三黄，大便粘秽小便赤，饮食爱冷口舌疮。

理中（汤）治虚寒湿伤，食少喜热面青黄，腹痛肠鸣吐冷沫，大便腥秽似鸭溏。

胃强脾弱脾胃病，能食不化用消食（健脾丸），平胃炒盐胡椒共，麦柏楂曲有蒺藜。

开胃进食（汤）治不食，少食难化胃脾虚，丁木藿香莲子朴，六君砂麦与陈曲。

一切伤食脾胃病，痞胀秽呕不能食，吞酸恶心并噫气，平胃（散）苍朴草陈皮，快膈枳术痰苓半，伤谷二芽缩神曲，卤滞山楂曲莱菔，滞热芩连柏大宜。

葛花解醒（汤）发酒汗，懒食热倦呕头疼，参葛术苓白蔻缩，神曲干姜陈木青。

秘方化滞（九）寒热滞，一切气积痛攻方，巴豆醋制棱莪术，青陈连半木丁香。

虚劳总括

虚损成劳因复感，阳虚外寒损肺经，阴虚内热从肾损，饮食劳倦自脾成，肺损皮毛洒寒嗽，心损血少月经凝，脾损食少肌消泻，肝损胁痛懒于行，肾损骨痿难久立，午热夜汗骨蒸蒸，从下皮聚毛落死，从上骨痿不起终，恐惧不解则伤精，怵惕思虑则伤神，喜乐无极则伤魄，悲哀动中则伤魂，忧愁不已则伤意，盛怒不已则伤志，劳倦过度则伤气，气血骨肉筋精极。

虚劳死症

阴劳细数形尽死，阳劳微革气脱终，枯白颧红一侧卧，嗽哑咽痛咯星红，五藏无胃为真藏，形肉虽存不久停，一息二至名曰损，一息一至行尸名，大骨枯槁大肉陷，动作益衰精髓空，真藏未见一岁死，若见真藏剋期凶，喘满动形六月死，一月肉痛引肩胸，身热破䐃肉尽脱，十日之内不能生，真藏脉见目眶陷，目不见人倾刻倾，若能见人神犹持，至所不胜日时终。

虚劳治法

后天之治本血气，先天之治法阴阳，肾肝心肺治在后，脾损之法同内伤。

阴虚火动用拯阴（理劳汤），皮寒骨蒸咳嗽侵，食少痰多烦少气，生脉归芍地板贞，薏苡橘丹连合草，汗多不寐加枣仁，燥痰桑贝湿苓半，阿胶咳血骨热深。

阳虚气弱用拯阳，倦怠恶烦劳则张，表热自汗身酸痛，减去升柴补中方，更添桂味寒加附，泻入升柴诃蔻香，夏咳减桂加麦味，冬咳不减味干姜。

肾虚午热形消瘦，水泛为痰津液伤，咳嗽盗汗生精血，消渴淋浊口咽疮（六味丸）熟地黄药丹苓泽，加味劳嗽都气汤，引火归元加肉桂，火妄刑金生脉（地黄汤）良，桂附（地黄汤）益火消阴翳，知柏（地黄汤）壮水制阳光，车牛桂附名肾气，阳虚水肿淋浊方。

大补阴丸制壮火，滋阴降火（汤）救伤金，龟板知柏地髓剂，二冬归芍草砂仁，咳加百味汗地骨，血痰金贝虚芪参，虚热无汗宜散火，有汗骨蒸亦补阴。

一切气虚保元汤，芪外参内草中央，加桂能生命门气，痘疮灰陷与清浆。

脾胃气虚四君子（汤），脉软形衰面白黄，倦怠懒言食少气，参（七味白）苓术（散）草枣姜强，气滞加陈异功散，有痰橘半六君汤，肌热泻渴藿木葛，虚疟六君果梅姜。

一切血病芎归汤，产后胎前必用方，气虚难产参倍入，交骨难开（开骨散）龟发良。

调肝养血宜四物（汤），归芎芍地酌相应，气虚血少参芪补，气燥血热知柏清，寒热紫丹炒栀子，但热无寒丹骨平，热甚芩连寒桂附，止血茅蒲破桃红（六物汤　加味四物汤　地骨皮饮）。

一切气血两虚症，八珍四物与四君，气泛色枯毛发落，自汗盗汗悸忘臻，发热咳嗽吐衄血，食少肌瘦泄泻频，十全大补（汤）加芪桂，（人参养）荣去芎加远味陈。

虚劳腹痛小建中（汤），悸衄之血梦失精，手足烦热肢酸痛，芍草饴桂枣姜同，卫虚加芪黄芪建（中汤），营虚当归建中（汤）名，温养气血双和饮，三方减饴加地芎。

补肝汤治肝虚损，筋缓不能自收持，目暗慌慌无所见，四物酸枣草瓜宜。

加味救肺（饮）治肺损，嗽血金家被火刑，归芍麦味参芪草，百花紫苑马兜铃。

天王补心（丹）心虚损，健忘神虚烦不眠，柏子味苓归地桔，三参天麦远朱酸。

归脾（汤）思虑伤心脾，热烦盗汗悸惊俱，健忘怔忡时恍惚，四君酸远木归芪。

（人参）固本（方）（凡）肺肾两虚病，肺痿咳血咳成劳，二冬二地人参共，保元生脉脾同调。

逍遥（散）理脾而清肝，血虚骨蒸烦嗽痰，寒热颊赤胁不快，妇人经病脉虚弦，术苓归芍柴薄草，加味栀丹肝热添，肝气滞郁陈抚附，热加吴茱萸炒黄连。

痨瘵总括

痨瘵阴虚虫干血，积热骨蒸咳嗽痰，肌肤甲错目黯黑，始建不泻下为先。

痨瘵治法

痨瘵至泻则必死，不泻能食尚可痊，初取利后宜详审，次服柴胡清骨煎，虚用黄芪鳖甲散，热衰大补养荣参，皮热柴胡胡连入，骨蒸鳖甲青蒿添，阴虚补阴诸丸剂，阳虚补阳等汤圆，咳嗽自同咳嗽治，嗽血成方太平凡。

干血大黄蟅虫（丸）治，积热蒿黄胆便煎，癸亥腰眼灸七壮，后服传尸将军丸。

（柴胡）清骨（散）骨蒸久不痊，热甚秦知草胡连，鳖甲青蒿柴胡骨，韭白髓胆童便煎。

黄芪鳖甲（散）虚劳热，骨蒸晡热喝而烦，肌肉消瘦食减少，盗汗咳嗽出痰血，生地赤芍柴秦草，知芪苑骨半苓煎，人参桂桔俱减半，鳖甲天门冬柴陪添。

自汗盗汗总括

自汗表阳虚恶冷，阳实蒸热汗津津，盗汗阴虚分心肾，心虚不固火伤阴。

自汗表虚黄芪草，玉屏风散术芪防，气虚加参阳虚附，血虚黄芪建中汤。

盗汗心下火伤阴，归芪二地柏连芩，心虚酸枣芍（仁汤）归地，知柏芩芪五味参（当归六黄汤）。

失血总括

九窍出血名大衄，鼻出鼻衄脑如泉，耳目出血耳目衄，肤出肌衄齿牙宣，内衄嗽涎脾唾肾，咯心咳肺呕属肝，精窍溺血膀胱淋，便血大肠吐胃间。

失血死候

失血身凉脉小顺，大疾身热卧难凶，口鼻涌出而不止，大下溃腐命多倾。

失血治法

阳乘阴热血妄行，血犯气分不归经，血病及府渗入浊，中来藏病溢出清，热伤失血宜清热，劳伤理损自然平，努即内伤初破逐，久与劳伤治法同。

热伤一切失血病，犀角地黄（丸）芍牡丹，胸膈满痛加桃大，热甚吐衄入芩连，因怒呕血柴栀炒，唾血元参知柏煎，咳加二冬嗽二母，涎壅促嗽郁金丸。

劳伤吐血救肺饮，嗽血加调郁金汤，形衰无热气血弱，人参养营加麦良。

饮食用力或持重，努破脉络血归芎，呕血漉漉声上逆，跌扑堕打有瘀行。

参地（煎）衄吐血不已，热随血减气随亡，气虚人参为君主，血热为君生地黄。

嗽血壅逆虚苏子（降气汤），精热痰黄泻肺丸，蒌仁半贝金葶杏，三黄惟火有除添。

保肺（汤）肺痈吐浓血，白芨苡仁贝金陈，苦桔苦亭甘草节，初加防风溃芪参。

尿血同出痛淋血，尿血分出溺血名，溺血精窍牛（膝）四物（汤），淋血八正地金通。

溺血诸药而不效，块血窍滞茎急疼，珀珠（散）六一朱砂共，引煎一两整木通。

便血内热伤阴络，风合肠风湿藏疡，槐花（散）侧枳连炒穗，风加秦防湿楝苍。

便血日久凉不应，升补参芪苍桂秦，归芍丹陈二地草，热加吴连虚入参。（升阳去湿和血汤）

消渴总括

试观年老多夜溺，休信三消尽热干，饮多尿少浑赤热，饮少尿多清白寒。

消渴生死
三消便硬若能食，脉大实强尚可医，不食舌白传肿泻，热多舌紫发痈疽。

消渴治法
便硬能食莫大强，调胃金花斟酌尝，不食渴泻白术散，竹叶黄芪（汤）不泻方，黄芪黄芩合四物，竹叶石膏减粳姜，气虚胃热参白虎，饮一溲二肾气汤。

神　病

神之名义

形之精粹虞名心，中含良性本天真，天真一气精神祖，体是精兮用是神。

神之变化

神从精气妙合有，随神往来魂阳灵，并精出入阴灵魄，意是心机动未形，意之所专谓之志，志之动变乃思名，以思谋远是为虑，用虑处物智因生。

五藏神精

心藏神兮脾意智，肺魄肝魂肾志精，气和志达生喜笑，气暴志愤恚怒生，忧思系心不解散，悲哭哀苦凄然情，内生惧恐求人伴，外触骇然响动惊。

神病治法

内生惧恐心跳悸，悸更惊惕是怔忡，善忘前言曰健忘，如昏似慧恍惚名，失志伤神心胆弱，痰饮九气火相乘，清热朱连归地草，余病他门治法精。

恐畏不能独自卧，胆虚气怯用仁熟（散），柏仁地枸味萸桂，参神菊枳酒调服。

癫痫总括

经言癫狂本一病，狂乃阳邪癫是阴，癫疾始发意不乐，甚则神痴语不伦，狂怒凶狂多不卧，目直骂詈不识亲，痫发吐涎昏嚜倒，抽搐省后若平人。

癫狂痫疾三圣（散）吐，风痰（青州）白丸（子）热滚痰（丸），痰实遂心（丹）气矾郁（丸），痰惊须用控涎丹，无痰抱胆（丸）镇心（丹）治，发灸百会自然安，初发皂角灌鼻内，涎多咳止点汤盐。

诸气总括

一气触为九寒炅，喜怒劳思悲恐惊，寒收外束腠理闭，炅泄内蒸腠理通，喜则气缓虚极散，劳耗思结气难行，怒气逆上甚呕血，下乘脾虚飧泄成，恐则气下伤精志，惊心无倚乱怔忡，悲消荣卫不散布，壮行弱着病丛生。（寒气　炅气　怒气　劳气　思气　悲气　惊气）

诸气辨证
短气气短不能续，少气气少不足言，气痛走注内外痛，气郁失志怫情间，上气气逆苏子降，下气气陷补中宣，臭甚伤食肠胃郁，减食消导自然安。

诸气治法
寒热热寒结者散，上抑下举惊者平，喜以怒胜悲以喜，劳温短少补皆同。

木香流气（饮）调诸气，快利三焦荣卫行，达表通理开胸膈，肿胀喘嗽气为疼，六君丁皮沉木桂，白芷香附果苏青，大黄枳朴槟蓬术，麦门冬大腹木瓜通。

分心气饮治七情，气滞胸腹不流行，正（气）减芷朴（加）通木附，麦桂青皮槟壳蓬。

苏子降气（散）气上攻，下虚上盛气痰壅，喘咳涎嗽胸膈满，气秘气逆呕鲜红，橘半肉桂南苏子，前朴沉归甘草同，郁食气血痰湿热，越菊（丸）苍栀曲附芎。

四七七气郁生痰，梅核吐咯结喉间，调和诸气平和剂，半苓厚朴紫苏煎，快气橘草香附入，妇人气病效如僊，恶阻更加芎归芍，气痰浊滞送白丸。

惊实镇心（丹）朱齿血，惊虚妙香木麝香，山药茯神参芪草，朱砂桔梗远苓菖。

遗精总括

不梦而遗心肾弱，梦而后遗火之强，过欲精滑清气陷，久旷溢泻味醇伤。

心肾虚弱朱龙志，（丸）龙骨神苓菖蒲参，久旷火旺地知柏，胃虚柏草缩砂仁。（坎离既济汤　封髓丹）

精出不止阳不痿，强中过补过淫成，久出血痛形羸死，或发消渴或痛痛，阳盛坎离加龙骨，实热解毒大黄攻，调补骨脂韭山药，磁石苁蓉参鹿茸。（补精丸）

浊带总括

浊带精窍溺自清，秽物如脓阴内疼，赤热精竭不及化，白寒湿热败精成。

浊热清心莲子饮，寒（萆薢分清饮）萆菖乌益草苓，湿热珍珠（粉丸）炒姜柏，滑黛神曲椿蛤同。

黑锡（丹）上盛下虚冷，精竭阳虚火上攻，上壅头痛痰气逆，下漏浊带白淫精，骨脂茴香葫芦巴，肉蔻桂附木金樱，沉香阳气巴戟肉，硫铴法结要研明。

痰饮总括

阴盛为饮阳盛痰，稠浊是热沫清寒，燥乏粘连咯不易，湿多易出风掉眩。

膈满呕吐为伏饮，支饮喘咳肿卧难，饮流四肢身痛溢，嗽引胁痛谓之悬。

痰饮素盛今暴瘦，漉漉声水走肠间，饮留胸肺喘短渴，在心下悸背心寒。

诸痰橘半（二陈汤）茯苓草，惟有燥者不相当，风加南星白附子，热加芩连寒桂姜，气合四七郁香附，虚入参术湿入苍，燥芩旋海天门冬橘，风消枳桔贝蒌霜。

茯苓（指迷丸）风消枳壳半，痰饮平剂指迷丸，寒实瓜蒂透罗治，热实大陷小胃丹。

流饮控涎苓桂治，伏饮神佑半苓丁，支饮葶苈悬十枣，溢饮越术小青龙。（越婢加术汤）

咳嗽总括

有声曰咳有痰嗽，声痰俱有咳嗽名，虽云藏府皆咳嗽，要在聚胃关肺中。

胃浊脾湿嗽痰本，肺失清肃咳因生，风寒火郁燥痰饮，积热虚寒久劳成。

参苏（饮）感冒邪伤肺，热寒咳嗽嚏痰涎，气虚用参实减去，二陈枳桔葛苏前，头痛加芎喘加杏，芩因热入麻干寒，虚劳胎产有是症，补心四物量抽添。（芎苏饮 杏苏饮 茯苓补心汤）

泻白（散）肺火郁气分，喘咳面肿热无痰，桑骨甘草寒麻杏，血分加芩热甚连，咳急呕逆青橘半，郁甚失音诃桔添，停饮喘嗽不得卧，加苦葶苈（泻白散）效通仙。

清肺（汤）肺燥热咳嗽，二冬母草橘芩桑，痰加蒌半喘加杏，快气枳桔敛味良。

喻氏清燥救肺汤，肺气虚燥郁咳方，参草麦膏生气液，杏杷降逆效功长，胡麻桑叶阿润燥，血枯须加生地黄，热甚牛黄羚犀角，痰多贝母与蒌霜。

寒实痰清透罗丹，咳时涎壅气出难，巴（豆）杏大牵皂半饼，热实痰稠泻肺丸。

积热伤肺宜（人参）泻肺（汤），喘咳痰多粘色黄，胸膈满热大便涩，凉膈枳桔杏参桑。

（钟乳）补肺（汤）虚寒喘咳血，皮毛焦枯有多年，生脉菀款桑皮桂，钟英（钟乳石 白石英）糯米枣姜煎。

（人参）养肺（汤）平剂肺气虚，劳久喘咳血腥宜，参草杏阿知母枣，乌梅罂粟（壳）骨桑皮。

咳嗽痰血清宁（膏）治，甘桔麦地桂龙元，苡米川贝薄荷末，血过于痰太平丸。

琼玉膏治肺虚劳，肺痿干嗽咳涎滔，生地膏蜜参苓末，不虚燥蜜杏酥膏。

哮喘总括

喘则呼吸气急促，哮则喉中有响声，实热气粗胸满鞭，虚寒气乏饮痰清。

喘急死症
喘汗润发为肺绝，脉涩肢寒命不昌，喘咳吐血不得卧，形衰脉大气多亡。

外寒喘哮华盖汤，（千金定喘汤）麻杏苏草橘苓桑，减苓加芩款半果，饮喘难卧枣葶方（葶苈大枣汤）。

火郁喘急泻白散，痰盛作喘萝皂丸，蒌仁海石星萝皂，气喘苏子降气痊。

气虚味麦参陈杏，虚寒黑锡肾气汤，日久敛喘参桔味（人参理肺汤），麻杏罂粟归木香。

肿胀总括

卫气并脉循分肉，内伤外感正邪攻，外邪客脉为脉胀，邪留分肉肤胀生。

脉胀筋起络色变，久成单腹未脱清，肤胀鼙鼙初不硬，缠绵气鼓胀膨膨。

肠覃石瘕

外惑于卫客肠外，肠覃月事以时行，外邪于营客胞内，石瘕经闭状妊盈。

皮厚色苍多是氣，皮薄色泽水湿成，气速安卧从上下，水渐难眠咳嗽征，石水少腹肿不喘，風水面肿胫足同，石水陰邪寒水结，风水阳邪热湿凝。

腹满水肿死症

腹胀身热及失血，四末清脱泻数行，肿起四肢后入腹，利旋满肿腹筋青，唇黑脐突阴囊腐，缺盆脊背足心平，脉大時绝或虚涩，胀肿逢之却可惊。

肤胀脉胀通身胀，单腹鼓胀四肢平，肤胀木香流气饮，脉胀加姜黄抚芎。

单腹鼓胀分气血，气实肠覃厚朴（散）榔，木枳青陈遂大戟，血实石瘕下瘀汤。

气虚胀病分寒热，中满分消有二方，寒胀参芪归苓朴，半夏吴茱萸连二姜，升柴乌麻青柏泽，草澄草蔻益木香，热缩六君知猪泽，枳朴芩连干姜黄。（寒胀中满分消汤　热胀中满分消丸）

水胀治法

上肿多风宜乎汗，下肿多湿利水泉，汗宜越婢加苍术，利用贴脐琥珀丹，外散内利疏凿饮，喘不得卧苏葶先，阳水热浚（川丸）湿神祐，阴水实脾肾气丸。

水肿两解疏凿饮，和剂茯苓导水汤，疏凿椒目赤小豆，槟榔商陆木通羌。

秦艽大腹苓皮泽，伏苓导水泽苓桑，木香木瓜砂陈术，苏叶大腹麦槟榔。

里实自然寻浚祐，里虚实脾（饮）四君香，木瓜附子大腹子，厚朴草果炒干姜，投诸温补俱无验，欲诸攻下又难当，须行九补一攻法，缓求淡食命多昌。

疟疾总括

夏伤于暑舍营内，秋感寒风并卫居，比时或为外邪束，暑汗无出病疟疾。

日作间作

疟随经络循伏膂，深入脊内注伏冲，横连膜原薄藏府，会卫之时正邪争，得阴内薄生寒栗，得阳外出热蒸蒸，邪浅日作日会卫，邪深间作卫迟逢。

疟昼夜作

卫不循经行脉外，阳会昼发阴夜发，邪退自然归阳分，病进每必入阴家。

疟早夜作

卫风平日会风府，邪传日下一节间，从头循下故益晏，下极复上早之缘。

疟疾治法

疟初气实汗吐下，表里俱清用解方，清解不愈方更截，久疟形虚补自尝。

疟初寒热两平者，桂麻各半（汤）汗方疗，汗少寒多麻倍入，汗多倍桂热加膏。

寒多寒疟而无汗，麻黄羌活（汤）草防寻，热多有汗为风疟，减麻添桂呕半均，先热后寒名温疟，白虎（桂枝汤）汗多合桂君，瘅疟但热柴白虎（汤），牝疟惟寒柴桂亲。（桂枝羌活汤　麻羌加半汤）

食疟痞闷噎恶食，草果小柴平胃（汤）宜，疟里便硬大柴（胡汤）下，消槟果朴量加之。

疟疾已经汗吐下，清鲜未尽寒热方，清脾（饮）白术青朴果，小柴参去入苓姜，气虚加参痰橘半，饮多宜逐倍姜榔，渴热知膏天花粉，食滞麦曲湿泽苍。

（久疟虚虐劳虐）久疟气虚脾胃弱，四兽益气等汤斟，劳疟鳖甲十全补，热除芪（肉）桂入柴芩。

诸疟发过三五次，表里皆清截法先，未清截虽发不已，已清不截正衰难，截虚柴胡截疟饮，小柴（加入）梅桃槟常山，截实不二（密）佗僧散，烧酒冷调服面南。

（痰疟上母）痎疟经年久不愈，疟母成块结癖瘕，形实控涎或化滞，攻后余法与前同。

疟在夜发三阴疟，桂麻柴物杏易桃，鬼疟尸注多恶梦，恐怖苏合效功高。（桂枝麻黄柴胡四物，去杏仁，加桃仁汤）

挥霍变乱生仓卒，心腹大痛吐利兼，吐泻不出干霍乱，舌卷筋缩入腹难。

霍　乱

霍乱风寒暑食水，杂邪为病正气方（养心正气散），藿苏陈半茯苓草，芷桔腹皮厚朴当，转筋木瓜吴茱萸入，暑合（二冬汤）香薷湿入苍，暑热六一甘露饮，寒极乌附理中汤。

噎膈反胃总括

三阳热结伤津液，干枯贲幽魄不通，贲门不纳为噎膈，幽门不放翻胃成，二证留连传导隘，魄门应自涩于行，胸痛便硬如羊屎，吐沫呕血命难生。

五汁大黄清燥热，丁沉君子理虚寒，便秘壅遏应利膈，吐逆不止汞硫（散）先，利膈（丸）小承参草术，归藿槟桃麻蜜丸，汞一硫二研如墨，老酒姜汁服即安。

气少血枯四君物，痰多气滞二陈流（二十四味流气饮），余者亦同呕吐法，竭思区尽待天休。

呕吐哕总括

有物有声谓之呕，有物无声吐之征，无物有声哕干呕，面青指黑痛厥凶。

呕吐半姜为圣药，气盛加橘虚蜜参，热盛姜连便闭下，寒盛丁萸姜六君。（小半夏汤　橘皮半夏汤　大半夏汤　花连半夏汤）

润燥止吐五汁饮，芦荠甘蔗竹沥姜，呕吐不下硫汞（散）坠，积痛作吐化滞良。

泄泻总括

湿泻　濡泻　水泻　洞泻　寒泻　飧泻　脾泻　肾泻

湿胜濡泻即水泻，多水肠鸣腹不疼，寒湿洞泻即寒泻，便溏清澈痛雷鸣，完谷不化名飧泻，土衰木盛不升清，脾虚腹满食后泻，肾泻寒虚晨数行。

伤食作泻即胃泻，噫气腹痛秽而粘，渴饮泻复渴饮泻，时泻时止却属痰，火泻阵阵痛饮冷，暑泻面垢汗渴烦，滑泻日久不能禁，大瘕今时作痢看。

（食泻　胃泻　火泻　滑泻　饮泻　痰泻　暑泻　大瘕泻）

泄泻死症

泄泻形衰脉实大，五虚哕逆手足寒，大孔直出无禁止，下泻上嗽命多难。

湿泻胃苓分清浊，寒泻理中附子添，飧泻升阳益胃治，信加芍药减黄连，脾泻参苓白术散，扁豆四君莲肉兼，苡仁山药缩砂桔，肾泻二神四神丸。

食泻实下虚消导，饮泻实者神佑斟，虚者春泽甘露饮，痰泻实攻虚六君，火泻草芍苓连葛（汤），暑泻红曲（青六散）六一匀，泻泽八柱（散）理中附，栗壳乌梅诃蔻寻。

口糜泄泻虽云热，上下相移亦必虚，心脾开窍于舌口，小肠胃病化职失，糜发生地通连草（泻心导赤散），泻下参苓白术宜，尿少茯苓车前饮，火虚苓桂理中医。

痢疾总括

大瘕小肠大肠泻，肠澼滞下古痢名，外因风暑湿蒸气，内因不谨饮食生，白痢伤气赤伤血，寒虚微痛热窘疼，实坠粪前虚坠后，湿热寒虚初久称。

噤口饮食俱不纳，水谷糟粕杂血脓，风痢坠重圊清血，休息时作复时停，热痢鱼脑稠粘秽，寒痢稀溏白清腥，湿痢黑豆汁浑浊，五色相杂藏气凶。（噤口痢　休息痢　风痢　寒痢　水谷痢　五色痢　热痢　湿痢）

痢疾死症
水浆不入利不止，气少脉细皮肤寒，纯血噤口呕藏气，身热脉大命难全。

初痢表热宜仓廪（汤），里热中心大黄连（汤），寒痢理中诃蔻缩，附白桂赤不须言。

初痢内外无大热，芩连枳木芍归槟，桂草尿涩滑石倍，利数窘痛入大黄。

痢疾下后调气血，宜用香连和胃汤，黄芩芍药香连草，陈皮白术缩砂膏，赤虚更加椿榆炒，白虚参苓共炒姜，噤口参连石莲子（参连开噤汤），贴脐（法）王瓜藤散良。

久痢寒热乌梅治，寒虚滑痢（真人）养藏汤，参术肉蔻归诃桂，芍药罂栗草木香。

水谷调中益气治，湿痢香连平胃（散）方，虚湿风痢胃风（汤）治，桂栗八珍减地黄。

五色休息治法

五色休息皆伤藏，涩早滞热蕴于中，补之不应脉有力，日久仍攻余法同。

疸症总括

面目身黄欲安卧，小便浑黄疸病成，已食如饥饱烦眩，胃疸谷疸酒疸名，女劳额黑少腹急，小便自痢审瘀生，黄汗微肿皆湿热，阴黄重痛厥如冰。

疸症治法

疸过十日而反剧，色若烟熏目睛青，喘满渴烦如啖蒜，面黑汗冷及天行。

表实麻黄茵陈（醇）酒（汤），里实茵陈（蒿）栀（汤）大黄，无证茵陈栀子柏（皮汤），尿少茵陈五苓汤。

谷疸热实宜乎下，不实宜用肾疸汤，茵陈胃苓减草朴，连栀防已菖秦方。

酒疸虚茵解醒汤，实用栀豉枳大黄（汤），黄汗一味蔓菁散，（加味玉屏风散）石膏茵陈芪术防。

女劳实者（石）膏（散）滑麦，女劳虚者肾疸（汤）医，升阳散火减去芍，加芩柏曲四苓俱。

积聚总括

五积六聚本难经，七瘕（癥）八瘕载千金，肠覃石瘕辨月事，疝癖之名别浅深，藏积发时有常处，府聚忽散无本根，癥类积疝瘕聚癖，肠满汁溢外寒因。

积聚难症

积聚牢坚不软动，胃弱溏泻不堪攻，奔豚发作状欲死，气上冲喉神怖惊。

积聚治法

积聚胃强攻可用，攻虚兼补正邪安，气食积癖宜化滞，温白桃仁控涎丹。

疝症总括

经云任脉结七疝，子和七疝主于肝，肝经过腹环阴器，任脉循腹里之原，疝证少腹引阴痛，冲上冲心二便难，厥吐瘕癥狐出入，溃脓癃秘木癫顽。

疝症同名异辨

血疝便毒溃鱼口，㿗癞气坠筋即疝，水疝胞病皆癃疝，冲似小肠腰痛连。

诸疝治法

治疝左右分气血，尤别虚湿热与寒，寒收引痛热多纵，湿肿重坠虚轻然。

中寒冷疝归芍附（当归温疝汤），桂索茴楝泽萸苓，外寒入腹川乌蜜（乌桂汤），肉桂芍草枣姜同。

外寒内热乌栀炒（乌头栀子汤），水酒加盐疝痛安，癞疝不问新与久，三层茴香（丸）自可痊。

醇酒厚味湿热疝，不谨房劳受外寒，苍柏香附青益草，茴索楂桃附子煎。

膀胱水疝尿不利，五苓茴楝与葱盐，瘕硬血疝宜乎下，大黄皂刺（汤）酒来煎。

血分寒疝女产后，脐腹连阴胀痛疼，羊肉（汤）一斤姜五两，当归三两水八升。

冲疝厥疝痛上攻，脐悸奔豚气上行，吴茱萸一味为君主，肉桂泽泻白茯苓。（夺命散）

气疝诸疝走注痛，青木香（丸）附吴茱萸良，巴豆拌炒川楝肉，乌药荜澄小茴香。

（茴香）楝实（丸）狐疝一切疝，楝肉茴香马蔺花，三萸（山茱萸　吴茱萸　食茱萸）二皮（青皮　陈皮）各一两，仍宜久灸大敦安。

头痛眩晕总括

头痛痰热风湿气，或兼气血虚而疼，在右属气多痰热，左属血少更属风，因风眩晕头风痛，热晕烦渴火上攻，气郁不伸痰呕吐，湿则重痛虚动增。

头痛眩晕死症

真头脑痛朝夕死，手足厥逆至节青，泻多眩晕时时冒，头卒大痛目瞀凶。

头风搐鼻热荜茇，湿盛瓜蒂入茶茗，风盛日久三圣散，内服芎芷石膏（汤）灵，芎芷石膏菊羌藁，苦加细辛风防荆，热加栀翘芩薄草，便秘尿红消黄攻。

风热便利茶调散，雷头荷叶苍与升，痰热滚痰（丸）芎作引，虚寒真痛附参芎（人参芎附汤）。

偏正头风芎犀丸，血虚四物薄羌天，气虚补中加芎细，气逆降气黑铅丹。

欲吐晕重风痰痛，芎麻汤下白丸康，虚者六君芪干柏，天麻曲麦泽苍同。

头晕头痛同一治，血虚物穗气补中，气血两虚十全补，上盛下虚黑锡（丹）灵。（荆穗四物汤）

眼目总括

目为五藏六府精，气白骨黑骨精瞳，血为眦络肉约束，里撷系属脑项中，经热腠开因风入，合邪上攻赤肿疼，轻者外障生云翳，重者积热头伤睛。

外障病症

火眼赤肿泪涩痛，硬肿多热软多风，睑栗烂弦鸡蚬肉，努肉赤脉贯瞳睛，血灌瞳人高突起，旋螺尖起蟹睛疼，拳毛风泪风痒极，赤膜下垂黄膜冲。

内障病症

内障头风五风变，珠白黄绿不光明，头风痛引目无泪，相注如坐暗室中，绿风头旋连鼻痛，两角相牵引目疼，时或白花红花起，同绿黑花为黑风，乌花不旋渐昏暗，黄风雀目久金睛，青风微稳不痒痛，青花转转目昏蒙。

暴发火眼通圣菊（菊花通圣散），外障等证减加方，风盛加羌防麻倍，热盛加连倍消黄，痛生翳膜多伤目，洗刀（散）更入细独羌，元参木贼白蒺用，草决蝉蜕蔓青葙。

内外障法

外障无寒一句了，五轮变赤火因生，内障有虚心肾弱，故如不病损光明，火能外鉴水内热，养神壮水自收功，五风内变诸翳障，眼科自有法能攻。

牙齿总括

牙齿骨余属乎肾，牙龈手足两阳明，齿长豁动为肾惫，牙疼胃牙风寒虫，不怕冷热为风痛，火肿喜冷得寒疼，寒不肿蛀喜热饮，虫牙蚀尽一牙生。

骨槽（风）龈颊肿硬疼，牙龈腐烂出血脓，牙疳（疮）肿硬溃血臭，皆因痘疹疾癖成。

清胃（散）血分火牙痛，生地归连升牡饶，气分宜加荆防细，积热凉膈入升膏。

温风（散）风牙归芎细，荜拔藁芷露蜂房，寒牙痛加羌麻附，半服含漱吐涎良。

诸牙（一笑丸）椒巴饭丸咬，玉池（散）藁芷骨槐辛，归芎大豆升防草，虫牙（或）葱（或）韭子烟熏（药）。

牙疳虽有专科治，然皆未晓累攻神，能食便软犹当下，雄黄（芜荑消疳汤）黄荟二莲芩。

口　舌

唇口属脾舌属心，口舌疮糜蕴热深，口淡脾和臭胃热，五味内溢五热浮，木舌重舌舌肿大，唇肿唇疮紧茧唇，暴发赤痛多实热，淡白时痛每虚因。

咽喉总括

胸膈风热咽喉痛，邪盛单双乳蛾生，热极肿闭名喉痹，语言难出息不通，痰盛涎饶喉间响，内外肿闭缠喉风，喉痹缠喉皆危证，溃后无脓肿闭凶。

咽痛消毒凉膈散，单双乳蛾刺血痊，喉痹缠喉（如意）胜金锭，急攻痰热（雄黄）解毒丸，昏噤牙关汤不下，从鼻吹灌度喉关，吐下之后随证治，溃烂珍珠散上安。

咽喉诸症七宝散，消皂蝎雄硼二矾，细研如尘取一匙，吹中患处效如神。

肩背总括

通气太阳肩背痛，（通气防风汤）羌独藁草蔓防芎，气滞加木陈香附，气虚升柴参芪同，血虚当归白芍药，血瘀姜黄五灵红，风加灵仙湿二术，研送白丸治痰凝。

心痛诸痛总括

心痛岐骨陷处痛，横满上胸下胃脘，当脐脾腹连腰肾，少腹小大肠胁肝，虫痛时止吐清水，痉即中恶寒外干，悸分停饮与思虑，食即停食冷内寒，水停痰饮热胃火，气即气滞血瘀缘，随症分门检方治，真心黑厥至节难。

攻湿积热求化滞（丸），攻寒积水艖急丹，火痛（清中汤）二陈栀连蔻，虫用乌梅饮控涎。

七情郁结流气饮，思虑悸痛归脾汤，内寒理中外五积，痉痛备急血抵当。

木来乘土腹急痛，缓肝和脾小建中（汤），血虚寒痛羊肉治，气虚理中加陈青。

刮诸郁痛乌栀子，（栀子汤）刮而复病入元明，已经吐下或虚久，急痛欲死求鸦鸣。

胸胁总括

栝蒌薤白白酒汤，胸痹胸背痛难当，喘息短气时咳唾，难卧仍如（栝蒌薤白）半夏（汤）良。

胸痛气血热饮痰，颠倒木金（散）血气安，饮热大陷小陷治，顽痰须用控涎丹。

胸痛左属瘀留血，轻金芎枳草（枳芎散）重攻，右属痰气重逐饮，片姜橘枳草（枳橘散）医轻，肝实太息难转侧，肝虚作痛引肩胸，实用疏肝柴芍草（柴胡疏肝散），香附枳陈与川芎，肝虚逍遥（加味逍遥散）加芎细，陈皮生姜缓其中，肝虚左金（丸）实龙（当归）荟（丸），一条扛起积食攻。

腰痛总括

腰痛肾虚风寒湿，痰饮气滞与血瘀，湿热闪挫凡九种，面忽红黑定难医。

腰痛悠悠虚不举，寄生青娥安肾丸，胡芦骨脂川楝续，桃杏茴苓山药盐。

腰痛属寒得热减，五积吴萸桃杜安，寒湿重著胜湿附（羌活胜湿汤），内实通经（丸）硫曲牵，风痛无常掣引足，经虚当用寄生痊，经实非汗不能解，续命汤加牛杜穿。

气滞闪挫通气散，木陈穿索草茴牵，血瘀不移如锥刺，日轻夜重活络丹。

湿热热注足苍柏（散），二妙牛杜已瓜芎，腰如物覆湿痰畜，煨肾（散）椒盐逐有物。

小便闭癃遗尿不禁总括

膀胱热结为癃闭，寒虚遗尿与不禁，闭即尿闭寒滴出，少腹胀满痛难伸，癃即淋沥点滴出，茎中涩痛数而勤，不知为遗知不禁，石血膏劳气淋分。

小便闭遗尿死症

呕哕尿闭为关格，若出头汗命将倾，伤寒狂胃遗尿死，尿闭细涩不能生。

治癃闭慰吐汗三法

阴阳熨脐葱白麝，冷热五熨尿自行，宣上木通葱探吐，达外葱汤薰汗通。

小便不通

热实不化大便硬，癃闭八正木香痊，阳虚不化夕厥冷，恶寒金匮肾气丸，阴虚不化发午热，不渴知柏桂通关，气虚不化不急满，倦怠懒言春泽煎。

石淋犹如鳞结铛，是因湿热炼膀胱，一切热淋八正（散）扁，通滑栀瞿草车黄。

血淋心遗热小肠，实热仍宜下之良，清热小蓟栀骨淡，（小蓟饮子）归藕通蒲草地黄。

膏淋尿浊或如涕，精溺俱出海草滑（海金沙散），热盛八正加苍术，虚用秋苓鹿角（霜丸）佳。

气淋肺热难清肃，八正（加味八正散）石苇木葵沉，内伤气虚不能化，五苓益气自通神。

劳淋内伤补中苓（补中益气合五苓散），肾气知柏过滔成，劳心清心黄地骨（清心莲子饮），芪苓车麦草参苓。

痰淋七气白丸子，热燥清热用滋阴，诸淋平剂琥珀（散）木，葵蓄通滑归郁金。

（坎离既济汤加萸肉五味子方）遗尿不禁淋尿白，桂附补中白果煎，补之不应或尿赤，生地知柏萸味攒。

大便燥结总括

热燥阳结能食数，寒燥阴结不食迟，实燥食积热结胃，食少先硬后溏脾，气燥阻隔不降下，血燥干枯老病虚，风燥久患风家候，直肠结硬导之宜。

燥结治法

热实脾约三承气，寒实备急共温脾（汤），大黄姜附桂草朴，寒虚硫半握药（法）医，虚燥益气消黄入，血燥润肠（汤）与更衣（丸），气燥四磨（饮）参利膈，风燥搜风顺气（丸）宜。

何书田医书四种

目 录

何氏四言脉诀

[清]何书田（其伟）著
[清]何鸿舫（长治）注

脉为血脉，百骸贯通，大会之地，寸口朝宗。
诊人之脉，令仰其掌，掌后高骨，是名关上。
关前为阳，关后为阴，阳寸阴尺，先后推寻。
胞络与心，左寸之应；惟胆与肝，左关所认；
膀胱及肾，左尺为定；胸中及肺，右寸可信；
胃与脾脉，属在右关；大肠并肾，右尺班班。
　　注：以上脏腑部位所主。
男子之脉，左大为顺，女子之脉，右大为顺，
男尺恒虚，女尺恒盛。
关前一分，人命之主，左为人迎，右为气口。
　　注：左手寸口为人迎，右手寸口为气口，人迎紧甚，伤于
风；气口紧甚，伤于食。
神门属肾，两在关后，人无二脉，必死不救。
脉有七诊，曰浮中沉、上下左右，七法推寻。
又有九候，即浮中沉，三部各三，合而为名。
每候五十，方合于经。五脏不同，各有本脉：
　　注：五脏各有本脉，即无病之脉。
左寸之心，浮大而散；右寸之肺，浮涩而短；
肝在左关，沉而弦长；肾在左尺，沉石而濡；
右关属脾，脉象和缓；右尺相火，与心同断。

若夫时令，又有平脉：春弦夏洪，秋毛冬石，
四季之本，和缓不忒。

　　注：此乃时令之本脉。

太过实强，病生于外；不及虚微，病生于内。
四时百病，胃气为本。凡诊病脉，平旦为准，
虚静凝神，调息细审。一呼一吸，合为一息。
脉来四至，平和之则；五至无疴，闰以太息；
三至为迟，迟则为冷；六至为数，数即热症；
转迟转冷，转数转热，迟数既明，浮沉须别。
浮沉迟数，辨内外因。

　　注：浮沉迟数四脉，为诸脉之原。

外因于天，内因于人，天有阴阳、风雨晦明；
人喜怒忧、思悲恐惊。浮表沉里，迟寒数热，
浮数表热，沉数里热；浮迟表寒，沉迟冷结。
浮脉法天，轻手可得，泛泛在上，如水漂木。
有力洪大，来盛去悠。无力虚大，迟而且柔。
虚极则散，涣漫不收。有边无中，其名曰芤。
浮小为濡，绵浮水面。濡甚则微，不任寻按。
更有革脉，芤弦合看。沉脉法地，如投水石。
沉极为伏，推筋着骨。有力为牢，大而弦长。
牢甚则实，愊愊而强。无力为弱，柔小如绵。
细直而软，如蛛丝然。迟脉属阴，一息三至。
缓脉和匀，春柳相似。迟细为涩，往来极滞。
结则来缓，止而复来。代亦来缓，止数不乖。
数脉属阳，一息六至。往来流利，滑脉可志。
有力为紧，切绳相似。数时一止，其名为促。

数如豆粒，动脉无惑。别有三脉，短长与弦：
不及本位，短脉可原，过于本位，长脉绵绵；
长而端直，状类弓弦。一脉一形，各有主病，
脉有相兼，还须细订：浮脉主表，腑病所居；
有力为风，无力血虚，浮迟表冷，浮数风热，
浮紧风寒，浮缓风湿，浮虚伤暑，浮芤失血，
浮洪虚火，浮微劳极，浮濡阴虚，浮散虚极，
浮弦痰饮，浮滑痰热。沉脉主里，为寒为积，
有力痰食，无力气郁，沉迟虚寒，沉数热伏，
沉紧冷痛，沉缓水蓄，沉牢痼冷，沉实热极，
沉弱阴亏，沉细虚湿，沉弦饮痛，沉滑食滞，
沉伏吐利，阴毒积聚。迟脉主脏，阴冷相干：
有力为痛，无力虚寒。数脉主腑，主吐主狂，
有力实热，无力虚疮。滑司痰饮，右关主食，
尺为蓄血，寸必吐逆。涩脉少血，亦主寒湿，
反胃结肠，自汗可测。弦脉主饮，木侮脾经，
阳弦头痛，阴弦腹疼，长则气治，短则气病，
细则气衰，大则病进。浮长风痫，沉短痞塞。
洪为阴伤，紧主寒痛。缓大风虚，缓细湿痹，
缓涩血伤，缓滑湿痰。涩小阴虚，弱小阳竭。
阳微恶寒，阴微发热。阳动汗出，为痛为惊，
阴动则热，崩中失血。虚寒相搏，其名为革，
男子失精，女人漏血。阳盛则促，肺痈热毒。
阴盛则结，疝瘕积郁。代则气衰，或泄脓血，
伤寒霍乱，跌打闷绝，疮疡痛甚，女胎三月。
脉之主病，有宜不宜，阴阳顺逆，吉凶可推：

中风之脉，却喜浮迟，坚大急疾，其凶可知。

伤寒热病，脉喜浮洪，沉微涩小，证反必凶；

汗后脉静，身凉则安；汗后脉躁，热甚必难；

阳症见阴，命必危殆；阴症见阳，虽困无害。

劳倦内伤，脾脉虚弱，汗出脉躁，死症可察。

疟脉自弦，弦数者热，弦迟者寒，代散则绝。

泄泻下痢，沉小滑弱，实大浮数，发热则恶。

呕吐反胃，浮滑者昌。弦数紧涩，结肠者亡。

霍乱之候，脉代勿讶，厥逆迟微，是则可嗟。

嗽脉多浮，浮濡易治，沉伏而紧，死期将至；

喘息抬肩，浮滑是顺。沉涩肢寒，均为逆证。

火热之症，洪数为宜，微弱无神，根本脱离。

骨蒸发热，脉数为虚，热而涩小，必殒其躯。

劳极诸虚，浮数微弱。土败双弦，火炎则数。

失血诸症，脉必现芤，缓小可喜，数大堪忧。

蓄血在中，牢大却宜，沉涩而微，速愈者希。

三消之脉，数大者生，细微短涩，应手堪惊。

小便淋闭，鼻色必黄，实大可疗，涩小知亡。

癫乃重阴，狂乃重阳，浮洪吉象，沉急凶殃。

痫宜虚缓，沉小急实，或但弦急，必死不失。

心腹之病，其类有九：细迟速愈，浮大延久。

疝属肝病，脉必弦急，牢急者生，弱急者死。

黄胆湿热，洪数偏宜，不妨浮大，微涩难医。

胀满之脉，浮大洪实，细而沉微，岐黄无术。

五脏为积，六腑为聚，实强可生，沉细难愈。

中恶腹胀，紧细乃生，浮大惟何，邪气已深。

鬼祟之脉，左右不齐，乍大乍小，乍数乍迟。
痈疽未溃，脉宜洪大，及其已溃，洪大始戒。
肺痈已成，寸数而实；肺痿之形，数而无力；
肺痈色白，脉宜短涩，浮大相逢，气损血失。
肠痈实热，滑数可必，沉细无根，其死可测。
妇人有子，阴搏阳别，少阴动甚，其胎已结；
滑疾不散，胎必三月；但疾不散，五月可必；
左疾为男，右疾为女；女腹如箕，男腹如釜；
欲产之脉，散而离经；新产之脉，小缓为应，
实大弦牢，其凶可明。奇经八脉，不可不察：
直上直下，尺寸俱牢，中央坚实，冲脉昭昭；
胸中有寒；逆气里结；疝气攻心；支满溺失；
直上直下，尺寸俱浮，中央浮起，督脉可求，
腰背强痛，风痫为忧。寸口丸丸，紧细实长，
男疝女瘕，任脉可详。寸左右弹，阳跷可决。
尺左右弹，阴跷可别。带脉之诀，尺外斜上。
关左右弹，至寸阴维。尺内斜上，至寸阳维。
脉有反关，动在臂后，别有列缺，不干症候。
经脉病脉，业已昭详，将绝之形，更当度量：
心绝之脉，如操带钩，转豆躁疾，一日可忧。
肝绝之脉，循刀责责，新张弓弦，死在八日。
脾绝雀啄，又同屋漏，一似水流，还如杯覆。
肺绝惟何，如风吹毛，毛羽中肤，三日而号。
肾绝伊何，发如夺索，辟辟弹石，四日而作。
命脉将绝，鱼翔虾游，至如涌泉，莫可挽留。

体象相类

浮　举之有余，按之不足。
　　府病、主风，主虚。

沉　按之有余，举之不足。
　　里病、有力里实，无力里虚。

迟　一息三至，去来极慢，阴盛阳亏。
　　有力为痛，无力虚寒。

数　一息六至，去来越度。
　　有力为热，无力劳损。

洪　浮而有力，来盛大而重按少衰。
　　主火，阳亢者阴必伤。

伏　行于骨间，重按不见，必推筋著骨，乃可见也。
　　寸主吐，尺主利。

革　浮而有力，且弦且芤，如按鼓皮。
　　虚寒湿也。

牢　沉伏之间，重按之便有力，实大而长，微弦且劲。
　　主瘤冷。

虚　浮而无力，大而迟且软也。
　　主伤暑，虚劳。

散　浮更无力，渐有若无，若杨花飘散。
　　虚极所致，脱象也。

濡　浮细且软，如帛在水中，重按不见也。
　　主阳虚，有湿。

弱　沉细且软，轻散不可见也。
　　主阳虚阴亏。

微　浮而细软，似有若无，欲绝非绝，模糊难见也。
　　主气血均虚。

细　沉而且软，指下分明，如蛛丝也。
　　主虚、湿。

芤　浮、沉二候易见，但中空无力如葱管然。
　　主失血。

实　三候皆长大有力，而紧，微弦。
　　主热、积。

缓　一息四至，来去甚匀，如春初杨柳舞风之象。
　　主湿，虚。

紧　数而有力，弦急绞转，左右弹手，伏如切紧弦也。
　　主寒、痛。

涩　迟细短滞，似止非止，状如轻刀刮竹也。
　　主血虚、寒湿、食滞。

滑　数而往来流利，累累然如珠走盘也。
　　主痰、食。

结　迟而时有一止，如徐行而怠，偶羁一步也。
　　主阴湛。

促　数而有时一止，如疾行而蹶也。
　　主阳盛。

代　动而中止，不能自还，止有定数也。
　　主气衰。

动　数而兼滑，两头俱俯，中间高起，如豆粒动摇也。
　　主阴血、阳汗、主妊娠。

长　首尾相称，往来端直，如循长竿。
　　主火、主气。

短　涩细而不能满，首尾俱俯，中间突起。

　　主气滞。

弦　轻虚而滑，如琴弦挺直，而略带一分紧急也。

　　主痰饮、主痛、主气逆、肝强。

二损一败，病不可治。七疾八极。九至为脱。

阴绝阳绝

夫人唇为飞门，齿为户门，会厌为吸门，胃为贲门，太仓下口为幽门，大肠小肠会为阑门，下极为魄门。此七门者一气贯通，若有壅遏，则气闭而绝矣。寸口之动脉应之，故寸关尺一脉贯通。若有间绝，则死。寸脉为上，上不至关为阳绝；尺脉为下，下不至关为阴绝。阳绝死于春夏，阴绝死于秋冬。

何氏药性赋

[清]何书田（其伟）著

温药性赋（一百三十三味）

人参益元气以和中，肺寒可服；生津液而止渴，热嗽须防。

人参甘苦微温，大补肺气，东垣曰：肺主气，肺气旺则四脏之气皆旺，精日生而形自盛。

熟地滋肾水而真阴以补，利血脉而骨髓能偿。

熟地甘微温，入足三阴经，治诸种动血。一切肝肾阴亏症，须用此壮水之药。又能补脾阴，治久泄。

白术补气和中，又扶脾而化湿；苍术强脾燥胃，能解郁而升阳。

白术甘苦，健脾为主；苍术香燥，能升发胃中阳气，为辟邪上品。

仙茅填精髓，令人阳壮；黄精补血气，使尔生长。

仙茅味辛有小毒，助命火，相火盛者忌。黄精甘平，补中填髓，润心肺。

何首乌益气敛精兼止疟；苍耳子散风发汗并医疮。

何首乌甘苦而温，补肝肾；苍耳子甘苦祛湿，兼治瘰疥。

苏合香解诸物毒邪，惊痫霍愈；蔓荆子治连目头痛，风肿消亡。

苏合香味甘性温，入心脾二经，开窍辟秽。

蔓荆子苦辛平入肝胃膀胱，凉血利窍，头痛麻痹能治。

麦芽化食消膨，开胃而除痰饮；远志行气散郁，益精而疗善忘。

麦芽味甘咸，入胃经；孕妇忌之。

远志能通肾气上达于心，其味苦辛，或有畏其棘喉者。用时须去心，服之令人烦闷。

祛风理血须荆芥；辟恶生肌用降香。

荆芥味辛入肺，退热散瘀，破结解毒，能祛风湿，利咽喉，清头目，为风家、血家、疮家要药。

降香辛温，散瘀定痛。

白扁豆补脾胃气虚，消暑而和呕吐；骨碎补起腰膝痿弱，活血而补折伤。木贼能发汗解肌，目疼宜服；鸡苏克下气理血，肺痿应噙。

木贼草味甘苦，为目科要药，以其有消积块，益肝胆之功，故能散肝经郁气。

鸡苏味辛微温，治吐、衄、崩、痢诸血；作生菜食，除胃间酸水。一名水苏、香苏、龙脑薄荷。

沉香理诸气而通天彻地，补相火以暖精补阳。

沉香苦辛温，入肺、脾、肾三经，降肺气、通脾气、温肾气。

芡实去湿益精，泄泻带浊无不可；龙眼养心长志，肠风下血有何妨。

芡实甘平，涩精固带而止泻，入脾肾二经；龙眼甘温，治一切思虑过度，劳伤心脾，及血不归脾之症。

豨莶善理风湿，治中风，何虑脚麻腰痛；牛膝能助元气，泻恶血，不愁足痿筋挛。淫羊藿补命门而益精气，金狗脊益气血而补肾肝。

豨莶草生用性寒，熟则热。

牛膝入肝肾二经，虽补筋骨，为孕妇所大忌。

仙灵脾即淫羊藿，温补肾阳而不燥，不致扰动相火。

狗脊苦以坚肾，甘能益血，入肝肾二经。

蛇床子强阳益阴，除阴痒囊湿；覆盆子固精明目，愈阳痿虚寒。杜仲补肝以扶肾，腰膝痿疼自已；薄荷搜肝而抑肺，头目风眩瞀安。

薄荷能发汗，疏热和中，宣滞解郁，消散风热，清理头目，体温而用凉。

海松子能开胃而润肺；莱菔子善理气而豁痰。

海松子即新罗松子，甘温润燥，治虚秘及咳嗽。李时珍以为"服食家皆用海松子，中国松子肌细力薄，只可入药耳"。

乳香托疮毒最易；花蕊消瘀血何难。散血定痛须山漆；破血消水用泽兰。

山漆即三七也，甘苦入肝。

泽兰味甘苦辛，入肝脾。苦泄热，甘和血，辛散郁，香气能舒脾。

五灵脂血瘀能泻，亦堪止女子经多；元明粉胃热能祛，兼可涤大肠

宿垢。

五灵脂泻瘀宜生用，止血则炒用。

皂角通关窍而入肝搜风；橄榄温肺胃而清咽醒酒。祛风湿须用海桐皮；发风疹当寻赤柽柳。

海桐皮苦平，入肝肾经，治风痹痛。

赤柽柳一名西湖柳、三眠柳。消痞积，解酒毒，其性味甘咸而温。

芜荑燥湿化食，虫积俱无；冰片通窍治痰，惊痫何有。治瘀而通经行血，茜草宜先；安胎而发汗解肌，紫苏莫后。

紫苏理肺下气，定喘降逆，而安胎气；去风散寒以治表，且能开胃宽中，益脾利肠。

当归头则止血上行，身则养血中守，尾则破血下流，全则活血不走，能令诸血各归其经，故为血中气药之首。

当归甘辛，入心、肝、脾三经；助心散寒，治妇人诸不足，一切血症而阳无所附者。

辛夷疗鼻渊，升清阳而能助胃；红花醒血晕，祛恶露而善调经。鹿角止痛安胎，虚羸可补；麝香辟邪通窍，惊痫能平。海参壮阳而疗痿，淡菜补脏而消瘿。

海参甘咸而温，养血之力胜于当归；生精之能，强于熟地。名红旗者尤有壮阳起萎之功。

淡菜甘温，亦治精血衰少之症，且消癥瘕疝癖、瘿瘤，能大补肝阴而平肝阳。二药叶天士每喜用之。

削年深之积滞，破血须干漆；祛日久之风痰，燥湿用南星。

干漆为漆之干者，辛温，祛瘀止痛，然胃虚者服之，亦能中漆毒。

南星苦辛入肝脾，孕妇忌之。

暖胃府，温肾经，丁香功足录；燥痰湿，行水气，半夏力堪凭。

丁香为止寒呃、虚泻之要药。

半夏体滑性燥，能走能散，为治湿痰之主药；又能行水气以润肾燥。

缩砂仁理脾胃而舒滞气；陈神曲治痰热而化食凝。香薷却暑减烦，能疗转筋；胡椒温中下气，兼医痰冷齿疼。

香薷辛入肺胃，散皮肤之蒸热，能解心腹之凝结。

胡椒辛热入胃、大肠，能快膈消痰，须阴寒重者方可用之；又动火伤气，害目损齿，或与绿豆同用，以制椒毒。

蒲黄生行血而熟止血，瘀无者勿用；苁蓉补绝阴而善兴阳，肠秘者能行。

苁蓉甘咸温，入肾经血分，补命门相火，而滑大肠。

胡芦巴壮命火元阳，并瘁脚气寒湿；白头翁治热毒血痢，亦疗头秃膻腥。

胡芦巴味苦大温，温阳逐水，又治寒疝。白头翁入阳明血分；苦能坚肾。

艾叶逐风湿而阳复，理气血而胎宁。敛肺涩肠，乌梅为最；散风胜

湿，羌活宜增。

艾叶苦辛，入三阴，通十二经。

乌梅酸能生津，而伏蛔虫。

羌活入手、足太阳、足少阴、厥阴、能泻肝气，搜肝风，治风湿相搏，肝经头痛；散肌表八风之邪，利周身百节之痛，为拨乱反正之药。

鹿茸助阳添精血；真珠安志定心神。葱白发汗解肌，使上下之阳气相浃；灵仙祛风行气，治腰膝之寒湿有灵。秦艽祛风湿，活血荣筋；僵蚕治风痰，行经散结。

秦艽苦能燥湿，辛以散风，治虚劳骨蒸之热。

僵蚕兼能息风解痉，利咽消瘰。又名佳蚕。

巴戟天益精补髓，而腰痛可除；宣木瓜消肿强筋，而脚弱能立。

巴戟天味辛，强阴而益精；又养心神，安五脏，补五劳、益志气。

木瓜味酸、和脾理胃，敛肺伐肝，化食止渴，气脱能收，气滞能和。

调中泻实满，厚朴为宜；发汗散寒邪，麻黄颇合。

厚朴宣湿，最善宽中理气。

麻黄为咳喘专药，又利膀胱，开鬼门所以洁净府也。

硼砂攻喉痹而去垢消痰；菖蒲明耳目而除痰去湿。

菖蒲开心气最佳，舌为心苗，神仙解语丹、转舌膏中皆用之，以治舌塞言艰。

槟榔降至高之气，胸自可宽；木香宣壅滞之机，肺亦可泄。

　　木香为三焦气分之药，能升降诸气，泄肺气，疏肝气，和脾气，乃一切气药之主。

和中止呕，宜用藿香；去湿搜风，必须独活。

　　藿香辛香入肺脾，快气和中，开胃止呕，祛上中二焦邪气。

　　独活苦辛入足少阴肾经气分，以理伏风。

金银花除热解毒，疗疮疡而补虚；大小蓟安孕保精，止吐衄而退热。

　　忍冬《本草纲目》说"甘温"，而陈藏器说是"小寒"。《名医别录》称其有"久服轻身，长年益寿"之功。

　　大、小蓟性味均甘温、均止上、下诸血之妄行。大蓟安胎，主崩中血下；《圣济总录》则有一条小蓟与益母草同用，堕胎下血文字，实是益母草活血祛瘀之故。

钟乳石强阴而益阳；伏龙肝调中而止血。

　　伏龙肝又能燥湿止吐，涩脾消肿。

杏仁解肌润燥，宣肺府之风痰；牵牛逐水消痰，通下焦之郁遏。川芎润肺燥而补肝虚，行血海而开血郁。

　　川芎辛温入肝肺，血中气药。升清阳，去肺风；舒诸郁，通肝气。

白芷除湿，香能开窍，阳明头痛可愈，皮肤搔痒有功。生姜逐寒邪而发表，炮姜除胃冷而理中，皮则和脾行水，煨则快气暖胸。

　　生姜辛温发散，行阳分，宣肺气，为仲景发散宣肺方中之重要佐使。开除郁气，调畅中都，促胃气而复醒，通神明以去秽，开痰下食，通脾消水。

炮姜去脏腑中沉寒痼冷，能使阳生阴长（按："阴长"系指行血通津之意），为妇科去瘀生新，引血归经之要药。

姜皮以皮行皮，去皮水而退肿，故为五皮饮（《中藏经》方）之主味。

煨姜和中止呕，温而能守，散力略减；能行脾胃之精液，而和营利气。

诃子泻气涩肠，兼敛肺而咽喉可利；藁本宣风去湿，并散寒而头痛堪松。

藁本散郁，太阳经头痛连目者必须用之。

桔梗提气血兮有力，载诸药以上从；疏肺气而治喉痹咽痛，利胸膈而疗鼻塞肺痈。

桔梗苦辛入肺，兼入心胃两经，开提气血，表散风邪，清理头目，宣开胸中滞气。《金匮》桔梗汤治肺痈吐脓如米粥，即为桔梗与甘草二药。

大枣调营卫不和，而滋脾生气；防风散经络积湿，而泻肝祛风。陈皮消痰导滞，留白则快膈调中，去白则除寒发表；茯苓行水安心，赤泻而丙丁可会，白补而壬癸相逢。

橘白性和不燥，即肺脾阴虚者，亦可取以和胃化湿。

赤茯苓泻心与小肠之热。

白茯苓甘平滋脾生阴，化痰消饮，伐肾邪，逐水利腰膝而退肿。

所谓安心者，自梁陶弘景《名医别录》始属之茯神，乃茯苓中贯松根者。其实仲景治心下有痰饮，心下痞、眩悸者，用苓桂术甘汤、小半夏加茯苓汤，用茯苓皆至四两，逐去心下水饮，正所以安心。即《神农本草经》主治"忧恚惊邪恐悸，心下结痛；久服安魂养神"，亦早言茯苓有安心之作用，且能定惊悸。

续断补肝肾，理筋骨，调血最利妇人；锁阳治痿弱，益阴精，兴阳有裨男子。款冬花润肺泻热而消痰；谷精草明目平肝而益齿。辟湿截疟，草果宜投；下气消痰，紫菀堪使。

草果一名草豆蔻，温涩而辛香，燥脾温胃，与知母配合，最能截疟，为达原饮之主法。

紫菀辛苦温润而不燥，新、久咳皆可用之。仲景常喜与款冬、麻黄、白前等同用；而雷少逸"温润辛金"法中，亦以此药治久咳痰燥者。

石榴皮涩肠以止痢，肛门脱可收；荔枝核散滞而辟寒，胃脘痛能止。沙苑有止遗补肾之功，山药有清燥滋脾之美。

沙苑蒺藜补肾强阴，益精明目；若刺蒺藜则散肝风，泻肺气而破血。

山药滋脾阴，为消渴之妙药。

白芥子利气而豁痰；续随子破血而行水。五加益精而风湿亦除；百部温肺而寒嗽自已。海螵蛸治寒湿，主治血枯；紫河车补元阳，可拯虚脱。

乌贼骨一般仅作止带下之用，是真管中之窥豹，未得其全貌也。《素问》治妇人血枯痛，用四乌贼一蔍茹丸，蔍茹辛寒有小毒，仅有破瘕痕、除恶血、去风热，杀虫疥之功，所以补其血枯者全在乌贼，故《素问》四倍其剂量而用之，可知其意。

苏子能解郁而消痰；苏梗可安胎而理气。使君子有杀虫之力，岂治疳而儿忧便浊乎；桑寄生有益血之能，故下乳而妇喜胎安矣。

小儿疳积，小便浑浊如泔水而澄脚，是一主要征象。

黄芪温表泻阴火，补中而脾胃能壮；乌药散风行病气，消食而霍乱可痊。

黄芪生用固表，无汗能发，有汗可止，温分肉、实腠理，补肺气，泻阴火而解肌热；炙用补中焦，益元气，温三焦，壮脾胃。

山茱萸补肾而温肝，兼助元阳充足；五味子敛肺而滋肾，并除火热烦煎。

五味子敛肺气，滋肾水、益气生津，补虚明目，涩精强阴，除烦热而定喘息。若风寒咳嗽，不可妄投也。

止心腹之疼，活血理气，堪使延胡索；理上焦之气，止呕健脾，必须佛手柑。细辛于肾燥风寒宜用；荷叶则升阳散瘀可堪。

细辛仲景于小青龙汤用之，最有深意：合生姜则散肺寒；合五味子则益肺体而助肺用；合半夏、干姜则温化寒饮；合麻黄、桂枝更大宣肺邪；合甘草则辛甘能化，合芍药则辛酸相制，灵活用之，方义甚广，效益自敷。

荷叶烧饭合药，助脾胃而升阳气，并治一切血症与雷头风痛。

白豆蔻散滞气而消宿餐，为肺脾之药；赤石脂下胞衣而固肠胃，有

收敛之权。传尸之劳，獭肝可治；大便之秘，蜂蜜休捐。

传尸劳乃迷信语，即传染之劳瘵也。蜂蜜生则凉能清热，温能补中，解毒润燥，止嗽治痢。古有诗人因中毒而常年啖蜜，遂解毒得生，人称之为"蜜翁翁"云。

肉豆蔻燥湿健脾，医寒气胃疼最效；紫石英养肝定志，治妇人不孕良然。是皆温性之妙药，摘其要者而编之。（温者，仲景"温药和之"之义也）

热药性赋（一十六味）

吴茱萸逐风痰，能疏肝而燥湿，开腠理，克下气而和中。

吴茱萸苦辛入肝脾，燥湿解郁，去痰杀虫；性热而能引热下行，一则味苦能降，一则同气相从也。利大肠壅滞，下产后瘀血，能除寒疗霍乱心烦腹痛，温胃止呕吐吞酸。与芍药配则泄肝和肝；与黄连配则酸苦泄逆，戊巳丸、左金丸，皆名方也。

硫黄补命门之真阳，大肠自利；荜拨散阳明之浮热，胃冷堪融。蓖麻子起不遂之偏风，通诸窍而拔毒；白附子治面腔之百病，引药势以上攻。升肺气，消寒痰，止泄推佛耳草为上；补命门，益心气，涩精以益智仁为崇。附子理六腑之沉寒，浮而不降，治三阳之厥逆，走而无穷。川乌散寒邪而泻寒积，破冷气而消冷风。医四肢风湿，最宜侧子；补肾命阳虚，当用天雄。

附子浮而不降，使服后浮火上炎；或入胃后上焦之热先发。近贤祝味菊先生用之甚有法度：既可与石膏、黄连、龙胆、知母

之类同用，清上温下；又与磁石、龙骨、石英、牡蛎之属质重
能镇之品，同趋下焦。使附子热性不致逗留于上，变浮而为
沉，以得其温补命门之用。

漫道川椒有毒，补火祛寒，兼消食而能除痛；莫云良姜太辛，散寒暖胃，并醒酒而可宽胸。

川椒入肺，发汗散寒，治风寒咳嗽；入脾暖胃燥湿，安蛔治心
腹冷痛；入右肾命门，补火大有功也。

欲补肾以下行，肉桂难舍；如上升而发表，桂枝可供。

肉桂气厚纯阳，入肝肾之血分，补命门相火之不足；益阳消阴，
治痼冷沉寒；疏通百脉，宣导百药，能发汗去营卫风寒；又益
肝风而扶脾土，引无根之火降而归元。

桂枝入太阴肺经、太阳膀胱，温经通脉，发汗解肌，调和营
卫，使邪从汗出，而汗自止。汗自止者，一则卫气增强而能自
固；一则得芍药敛营之力，此仲景桂枝汤法也。

巴豆开孔窍而水道悉利，除坚积而痼冷皆通。

巴豆开窍宣滞，去秽府（指大肠）沉寒冷积，最为斩关夺门
之将。

兹乃性热之药也，取舍宜辨其异同。

此等药性，治病大有用处，余并非浪行修改，盖虑初学者虽
熟读于胸中，恐滥用于笔底，则孟浪害人矣。须常思《内经》：
"大积大聚，其可犯也，衰其大半而止"；又曰"大毒治病，十
去其六；常毒治病，十去其七；小毒治病，十去其八；无毒治

病，十去其九"等语，慎而用之。"毒"字不一定指毒药，凡刚剂、大热之类皆是也。

平药性赋（六十二味）

甘菊性和平而四气咸备，益金水而二藏有加，降火熄风，散胃中烦热，平肝明目；去泪眼膜遮。

甘菊得金水之性，能益肺肾二藏，以制心火，而平肝木。木平则风熄，火降则热除，故能养血明目，而去膜翳。

党参和脾胃而补气虚，除烦渴以生津液；玉竹止嗽痰而润心肺，去湿热而补脾虚。

玉竹治风淫湿毒，一切脾虚不足之症。

散腰膝寒凝，清咽喉兮须大力；治诸风眩掉，疏痰气兮宜天麻。

大力子又名牛蒡子，泻热散结，除风热，宣肺气，理嗽痰，以其善入十二经，而解中有散也。又名恶实、鼠粘子。

棱、莪行气，下大肠之血积；商陆通水，消少腹之癥瘕。

山棱行血中之气，莪术破气中之血。

疗寒疝，补命门，茴香是也；通五淋，利小便，通草非耶。猪苓泄滞而湿痰能化，利窍而水肿堪瘳。滋肝益肾助元阳，莫舍枸杞；健脾行气消食积，须用山楂。

山楂散瘀化坚，孕妇须慎。又专消肉积及瓜果之积。

酸枣仁敛肝宁神，既能安眠于虚体；坚筋强骨，亦补心气于年高。

枣仁生用酸平而补肝心，炒熟酸温而香，亦能醒脾助气，除烦止渴。

龟板益肾补心，去骨蒸而除脚弱；鳖甲滋阴退热，理痃疟而治虚劳。

龟性灵智，通心入肾，滋阴走窍，开交骨而下胎。

镇心肝，安魂魄，治风热惊痫者金箔；清肺火，补肝肾，疗肺虚血痢者阿胶。

阿胶专利大小肠瘀血，而能止血。

菟丝子气独禀夫正阳，治五劳而泻停食进，补不助乎相火，滋三阴而精固淋消。茯神主益智开心，安神独尚；牛黄疗颠狂口噤，解热休抛。

牛黄清心解热，化痰安惊，通关窍，解恶邪，开郁滞。

止痛散瘀推没药；温脾补肾借胡桃。

胡桃肉能润而皮则涩，通命门，利三焦，润肠胃，悦肌肤。

麻仁治风秘而便难可润；郁李舒气结而肠滞可调。

郁李仁下气行水，破血润燥，治痫最需之。

白芨可止吐血，补肺而令叶损重生，萹蓄能愈热淋,杀虫而治蛔疼难忍。女贞子补肝还降火炎，益肾有裨虚损：柏子仁气香能透脾心,

性润堪滋肝肾。蔓青子泻热解毒，利水明目总堪收；赤小豆消肿排脓，行水散瘀须急问。解热消瘀止衄，称藕节者非诬；清心通肾固精，颂莲须者足信。化嗽痰，止衄血，补肺育肾，服冬虫夏草而奚疑；除胃热，消水膨，发汗解肌，进大豆黄卷而勿禁。

> 白芨最多粘汁，能使肺部破损处为之填满，以待肺部之日渐恢复，故书谓之"补肺损"。

> 冬虫夏草治久嗽之后及老人之咳最宜，以其能同补肺肾也。

石决明除风热而平肝，疗骨蒸盲障；桑螵蛸益精气而固肾，治阴痿梦遗。蛤粉走血分于肾经，略同牡蛎；百合润咳嗽于肺部，且止涕洟。

> 石决与天麻合用，最止眩痛。

> 蛤粉咸能软坚，治痰热及瘰疬最效。

> 百合固金，肺朝百脉，与地黄同用，能治肺热阴虚之神魄不宁，故为百合病之要药。

萆薢坚筋去风湿，温肾而下焦以固；石苇益精利水道，清肺而化源自滋。秘气固精，不可无金樱子；下气行水，端须仗大腹皮。马勃解热而治喉痹咽痛；琥珀宁心而能消瘀生肌。

> 琥珀入心、脾、肺、肝、膀胱。甘从上行，能使肺气下降，而通膀胱，从镇坠药则安心神；从辛温药则去瘀生肌；从淡渗药则利窍行水。

旋覆花下气消痰为要也；枇杷叶和胃降气可加之。破故纸补相火以通君火，缩便涩精，五劳七伤皆可治；胡黄连退劳热且清烦热，化疳去积，三消五痔盖能平。川石斛清胃滋津，疗痿痹为有力；湘莲

肉益肾补心，交水火于无形。

石斛平胃气，除虚热，安神定惊。其治痿痹，盖系热病阴伤之后，津不下荣之故。

湘莲能交水火而媾心肾，安静上下君相二火；涩精气，原肠胃。

石莲苦寒，清心除烦，开胃进食，去湿热，降秽浊，为噤口痢之要药。《局方》清心莲子饮用此除烦。

虎骨善制肝木，定痛追风，健而能达；燕窝大养肺阴，化痰止嗽，补而能清。阿魏杀细虫而消肉积；银屑安五藏而镇诸惊。棕榈灰去肠风而定崩止带；血余炭入血分而去瘀生新。倒靥痘疮，或须人齿；传尸劳热，有赖天灵。

李时珍收天灵盖入《本草纲目》，颇贻后人之讥议，此类用药，足以引入魔道。劳瘵传染之说可存，借尸骨之天灵盖而以鬼杀鬼，则迷信俗恶之甚矣。

裈裆安阴阳之易；乳汁开眼目之明。

乳汁润五藏，补血液，止渴泽肤；眼科用点赤涩多泪。

青礞平肝下气而质重；海浮清气化痰而体轻。

青礞石为治顽痰凝结之神药，质重可使作泄。

海浮石体浮入肺，软坚润下，清源止嗽，化上焦老痰结核。

以上皆平性之药，其余观本草诸经。

寒药性赋（一百二十二味）

柴胡主少阳厥阴，表里适半；治伤寒疟疾，升散两优。

柴胡苦入肝胆，主阳气下陷，能令清气上升；宣畅气血，散结调经；而平少阳、厥阴之邪热。银柴胡治虚劳肌热骨蒸，劳疟热从髓出。

大黄其用下而难守，其性沉而不浮；夺土郁而无壅，泻血热以靡留。黄柏补肾虚，降龙雷之火；除湿热，免瘫痪之忧。升麻手阳明风邪可散，足阳明齿痛堪瘳；引参、芪以上达，升阳气于下流。黄连泻心火，而血热可凉；厚肠胃，而痞满尽释。

黄连入心，泻火镇肝，凉血燥湿，开郁解渴，清胆热、降胃火以止呕逆。常用吴茱萸、生姜、半夏之类为颉颃，即仲景泻心法，亦即《内经》"反佐法"，交泰丸之意亦同。

黄芩清肺金，亦脾湿能去；止癖痢，而寒热皆休。

黄芩枯者入肺，清上焦之气火；实者入大肠，凉下焦之热，而泻大肠之火。丹溪曰："黄芩为上、下二焦之药"。

白藓皮去湿疗风，筋挛是赖；旱莲草补肾凉血，齿痛须求。灯心清心热而肺火亦润；柿蒂降胃气而呃逆无愁。白前、白薇形色相同，然白前降气，而白薇兼清血热。元参、苦参补泻相等，然元参滋阴，而苦参兼燥风湿。

元参入肾，泻无根浮热之火。

苦参少用则坚肾，多服则伤齿。

引吐通嚏，应是藜芦；利水软坚，宜为楮实。贯众解邪热，发斑药内须投；瞿麦利小肠，治淋方中可入。疗五脏之疾，莫舍乎蟾酥；杀五脏之虫，当收夫鹤虱。去血中伏火，紫葳花妙矣，然破瘀而大走，非妊娠所宜；清血分湿热，侧柏叶可也，然补阴以带涩，岂虚寒所宜。治心肝火旺而凉血，必仗茅根；泻上焦邪热而清心，休捐竹叶。栀子活血而治懊憹，并解小肠结热；桃仁缓肝而行经水，并使大肠血通。

栀子泻心肺之邪热，使之屈曲下行，由小便出，而三焦之郁热以解。治郁结有越桃散，即一味山栀也。景岳言："栀子气浮能泻心肺之火，味降能泄肝肾之火"。仲景合豆豉以为吐法，盖因其气味苦极，而易动吐也。

桃仁甘以缓肝气，而生新血；苦以治血滞，而通大肠血秘。

连翘降心火，疗疮疡，而泻诸经之热；地榆止月经，调血痢，而却下部之红。天花粉退热止渴，通经可用；栝蒌仁消痰降气，润肺有功。

栝蒌仁苦寒润下，解上焦之痹，使气下降，为治咳嗽要药。又能荡涤胸中郁热垢腻。

水银杀虫而除疥虱；矾石化痰而理喉风。朴硝开积聚，宿痰能化；硝石止烦渴，热毒皆融。

朴硝润燥软坚，下泄除热，其功同芒硝。然芒硝性稍缓，能荡涤三焦肠胃实热，推陈致新，治阳强之病。

车前子利水益精，女科以摧胎产；山豆根泻热解毒，外科以治疮痈。

山豆根泻心火而清肺金，去肺与大肠之风热。

胆矾去风热痰涎，更除咳逆；芦荟清肺胃郁火，亦杀府虫。

　　胆矾入胆经，散风木相火，又能杀虫。

热病至阳毒发狂，粪清休却；产后与损伤吐衄，童便可充。

　　粪清俗名金汁，汪石山曰："用棕皮棉纸上铺黄土，浇粪汁淋土上，滤取清汁，入新瓮内，碗盖定，埋土中一年，取出清若泉水，全无秽气，年久者弥佳"。而陶弘景则谓："近城市人以空罂，纳粪中，塞口，积年得汁，甚黑而苦，名为黄龙汤。疗温病垂死者皆瘥"。

　　童便能引肺火下行，从膀胱出，行其旧路，降火滋阴甚速。润肺清瘀，能治产后血晕、败血入肺、阴虚火嗽之症。

香附调经逐血，去皮肤瘙痒之疴，快气除膨，理两胁膀胱之气。

　　香附乃血中之气药，专入肝胆二经，兼行诸经之气，用以行气血之滞。盐水炒则入血分；醋炒则入气分，开六郁，利三焦。

蕤仁疏肝风而眼快，善清热以消痰；秦皮除肝热而目明，能收涩以治痢。冬葵子滑肠利窍，通关格而无难；夏枯草散结消瘿，缓肝火而不炽。滑石利六府窍涩之难；荠苨解百草药毒之戾。

　　荠苨一名甜枯梗，又名空沙参。

钩藤钩祛风而肝不燥，亦除热而心不惊；益母草行血而新不伤，亦养血而瘀不滞。天竺黄凉心兮利气豁痰；密蒙花润肝兮明目止泪。竹茹泻上焦烦热，胎气能凉；雷丸消肠胃壅留，蛊虫亦解。

　　竹茹开胃家之郁，清肺金之燥，凉血清热，又泄肝火。

祛湿清热，防己为宜；泻火祛瘀，丹皮为贵。

丹皮入少阴、厥阴，泻血中伏火，退无汗之骨蒸。

藕凉血而散瘀；梨润肠以滋肺。

梨止嗽消痰，清肺降火，实火宜生，虚火宜熟也。

苡仁调水肿而痊脚气、久服轻身，强筋骨以治拘挛，堪除湿痹。

苡仁甘淡，甘入脾胃，益土胜水；淡能渗湿泻水，所以健脾，故益土可以生金。补肺所以清金化痰热，扶土所以抑木治风湿。利水宜生用，补脾则炒用。

芫花治喘逐痰，其性通行而下水；蝉蜕除风散热，其质清虚而味寒。瓜蒂吐风痰，涌上膈宿食；冬瓜泻热毒，又其子补肝。

冬瓜子治肺胀喘急，非此不疗，故苇茎汤中，以苡仁、冬瓜子为要药。皮消水肿，则为五皮饮中要药，有利肺气以通水道之意。

知母定喘滋阴，泻肾火而肺经咸润；贝母清心补肺，化痰嗽而郁气渐宽。

知母贝母同用，名二母宁嗽丸，治肺热痰咳。贝母与栝蒌同用，则解郁之良法也。

穿山甲通经络于病所；猹鼠矢调阴阳之妄干。地肤利水通淋，并膀胱之虚热亦解；磁石益精补肾，兼骨节之酸疼胥安。川楝子疗疝瘕，利小便最善；代赭石镇虚热，养阴血何难。枳实破积消痰，有风雷之势；枳壳行气止喘，助传导之权。

二枳皆能破气，气顺则痰行喘止，痞胀消，刺痛息，所主略同。但枳实利胸膈力猛，枳壳宽肠胃力缓。

犀角清胃解毒，痘疹时疫多功，泻肝凉心，伤寒发斑有益。羚羊角辟三阴火毒之邪；海金沙除太阳湿热之积。

羚羊角入肺、肝、心三经，清肝明心，去风舒筋；泻肝心之邪热，散血下气降火，而解诸毒。

牡蛎涩精止汗，崩漏能医；葶苈定喘消痰，虚浮可抑。

牡蛎软坚化痰，收脱固肠，清热利湿、补水止渴，为肝肾血分之药。又固梦遗，止赤白带下。

葶苈性急，大能下气，行膀胱之水；肺中痰水贲急者，非此不除，故为仲景葶苈大枣泻肺汤之君药。一切泛溢之水，皆可治之。

若利小便而泻心火，无过木通；欲泄肺邪而定痰欬，必先桑白。

木通轻浮，上通心包，降心火，清肺热，生津液，下通大小肠膀胱，导诸经湿气由小便出。君火宜木通，相火宜泽泻，利水虽同，用则各别。

桑皮泻肺火，利二便，散瘀血，下气行水，止嗽清痰。

茵陈泄脾胃湿热，治阳黄与头旋；豆豉医寒热头痛，疗发斑和呕逆。

淡豆豉苦泄肺热，胜湿，发汗解肌，调中下气。

泻火散血，消二阴之痰滞，宜用射干；去湿疗风，通二便之癃闭，正须大戟。

射干能泻火，火降则血散肿消，治咽喉最为要药，"入二阴"者，指心、肝二经。

大戟苦能直下，专泄脏腑水湿；辛能横散，故发汗消痈；其寒又通二便之闭。

甘遂通经隧而水结自行；紫草凉血热而便门不涩。

甘遂能泻肾经，直达水气所结之处，以攻决为能。

葛根生津止渴，肌表之风热能祛；泽泻利水固精，肾藏之火邪亦辟。

葛根轻清升发，能致胃气上行，生津止渴；兼入肺经，开腠发汗，解肌退热，为治清气下陷泄泻之圣药。又退阳热，散火郁，解酒毒，利二便，杀百药毒。

泽泻入膀胱利小便，泻肾经之相火，其功利水行水为主。

海藻逐水消痰而去壅，清热为良；辰砂泻心辟邪而镇肝，癫狂自息。

海藻苦能泻结，咸能软坚，寒能涤热，消瘿瘤，功类海带、昆布。

辰砂清心、肝二经之热，质重能安魂魄。

前胡主胸胁痞满、多痰，既解表而下气，除心腹实热、头痛，亦推陈以致新。

前胡辛以畅肺散风寒，甘以入脾理胸腹，苦泻肝家之热，寒散膀胱之气，性阴而降，功专下气，气下则火降而痰消。又能除实热。

槐实润肝而风热克散；郁金开肺而心藏以清。

郁金入心包络，兼入肺经，凉心血，散肝郁，破血下气，能解
肺金之郁，故名之。

**丹参补心安神，去瘀而生血；沙参养肝清肺，制阳以补阴。人中黄
退热以解胃火；人中白降火而走肺金。**

人中黄清痰火，消食积，大解五藏实热。人中白降火散痰，治
肺瘀、衄血。

**芍药敛逆收阴，土中泻木，扶阳补血，痛痢能停。白安胎而止痛；
赤破血以行经。**

白芍入肝、脾血分，为手、足太阴引经药。泻肝火，固腠理，
和血脉，缓中止痛。

赤芍散肝火，消恶血，利小肠，散邪热，能行血中之滞。白补
而敛，赤散而泻。

**桃仁、胡麻并可通便、血闭须桃，而风秘须麻；竹沥、荆沥俱能治
痰，少食用竹，而多食用荆。**

竹沥消风降气，明目润燥，为治中风之要药。

荆沥除风热，化痰涎，开经络，利窍行气，为祛风化痰妙药。

**西洋参补肺而虚火下降；粉沙参治积而清肃下行。龙骨涩肠益肾；
龙齿安魂镇心。常山治疟，痰涎立吐；兜铃泻肺，热嗽顿宁。黑豆
补肾济心，兼祛风而散血热；青蒿滋阴降火，并清暑而治骨蒸。甘
草炙健脾胃而补三焦；生泻火热而解百毒，既能缓急和中，又能生
肌长肉。青皮疏肝泻肺，胸膈之气逆可平；青黛散火疏肝，下焦之
风热无伏。**

青皮引诸药走厥阴之分，下太阴之仓，破滞消痰，削坚舒痞，最能耗气。

青黛散五脏郁火，解中下焦蕴结风热。

石膏制火邪，生津液，缓脾而能发汗解肌；生地泻丙火，清燥金，凉血而治崩中吐衄。止呕和胃，可用芦根；行血祛风，堪将苏木。地骨皮治骨蒸有汗，亦泄风邪；天门冬清火燥灼金，尤安喘促。

天门冬入手太阴气分，清金降火，益水之上源，下通足少阴肾，滋阴润燥，定喘消痰；泻肌热，利二便，治一切阴虚有火之症。

龙胆草泻肝清胆，入下焦而湿热以除；麦门冬润肺清心，止消渴而脉绝亦复。青铅解毒而坠痰；青盐固齿而明目。此则药性之皆寒，惟在详参而熟读。

孕妇禁服歌

蚖、斑、水蛭及虻虫。乌头、附子、配天雄。野葛、水银并巴豆。牛膝、薏苡与蜈蚣。山稜、芫花、代赭、麝。大戟、蝉蜕、黄雌、雄。牙硝、芒硝、牡丹、桂。槐花、牵牛、皂角同。半夏、南星及通草。瞿麦、干姜、桃仁、通。硇砂、干漆、蟹爪甲。地胆、茅根多失中。

汤方简歌

[清]何书田著

六味地黄萸熟泽，茯苓丹皮怀山药。

大青龙汤麻桂姜，石膏甘枣杏有益。

生脉五味人参麦。四物熟地芎归芍。

导赤泻心芩连栀，犀参甘麦知茯滑。

达原饮中知母芩，槟榔草果朴甘芍。

小柴胡汤柴甘参，黄芩半夏姜枣吃。

大柴柴半大黄芩，实芍枣姜莫可却。

柴葛解肌柴葛羌，甘桔白芷黄芩芍。

葛根葱白葱葛根，川芎知母白芍药。

四苓散中茯苓主，猪苓白术兼泽泻。

竹叶石膏汤竹石，半夏人参甘草麦。

大半夏汤半蜜参。平胃陈甘苍术朴。

十枣甘遂戟芫花。建中桂饴甘芍确。

犀角大青犀大青，元甘栀升芩连柏。

六神通解用麻豉，石膏滑草芩苍术。

蒌贝养营蒌贝母，知花橘红归芍贴。

柴胡养营柴地芩，陈皮归芍知花适。

人参养营参归芍，知地陈甘五味麦。

参附养营归芍地，人参附子干姜食。

柴胡清燥柴陈甘，花粉知母黄芩摘。

四君参术苓甘草。异功加陈六添夏。

407

归脾人参术茯芪，远志木甘归芍枣。

猪苓汤中猪茯苓，泽泻滑石阿胶炒。

参胡三白参术柴，白芍茯苓有可考。

天水六一滑石草，加入朱砂益元号。

阳旦桂枝芍药芩，甘草生姜兼大枣。

黄芩汤用芩芍甘，小陷胸汤连蒌夏。

黄连解毒生山栀，黄芩黄柏黄连效。

化斑汤中石知甘，二陈汤陈半茯草。

承气养营归芍知，地黄大黄枳实朴。

凉隔芒硝大黄翘，山栀黄芩薄甘草。

藿香正气朴腹苏，甘桔陈芩芷半藿。

柴胡四物柴半参，芩芍芎归生地草。

清脾饮柴青皮朴，芩茯草果甘术夏。

补中益气参术芪，陈甘升柴归姜枣。

三黄泻心连大黄。《汤液》有芩《保命》草。

理中参术姜炙甘。橘皮半夏汤陈夏。

柴葛五苓柴葛猪，茯术泽泻桂枝可。

九羌羌防术细辛，白芷芎甘地芩剂。

大羌活汤羌芎芩，二术二防知连细，

再加生地独活甘。白虎石知甘可喜。

人参白虎知母参，石膏甘草加粳米。

黄龙汤黄朴芒硝，人参枳实甘归尾。

知柏八味同六味，生地加进熟地弃。

清燥汤中参麦芪，二苓二术二黄地，

陈皮神曲柴胡甘，泽泻升麻归五味。

炙甘草汤参麦门冬，甘地麻仁阿胶桂。

清燥养营知天花，归身甘芍陈生地。

越婢汤麻甘石膏。瓜蒂散赤小瓜蒂。

八珍参术茯苓甘，归芍熟地川芎利。

葛根芩连葛根煨，黄芩黄连甘草济。

麻仁丸用麻大黄，枳实朴芍杏仁治。

天王补心生地黄，人参元参丹参议，

茯枣二冬柏子仁，桔梗当归炒远志。

仓廪汤参茯甘芎，二胡二活桔梗枳。

调胃承气草硝黄。大加朴实小去芒。

桃仁承气桃仁桂，大黄芒硝甘草尝。

三消槟朴草果葛，知芍大芩柴甘羌。

三黄石膏芩连柏，栀豉麻黄石膏凉。

防风通圣归芍荆，大黄芎栀甘桔防，

连翘膏薄芩白术，芒滑麻黄葱白姜。

威蕤葳麻白薇杏，羌芎草菊膏木香。

犀角地黄犀生地，丹皮白芍自成汤。

败毒参茯芎薄桔，枳壳前柴甘独羌。

栀子豉汤栀豉用。茵陈蒿栀茵黄昌。

逍遥散用柴归芍，茯术甘薄加煨姜。

大陷胸汤黄硝遂。**抵当**水蛭虻桃黄。

大陷胸丸葶苈杏，大黄芒硝品不常。

附子汤附子白术，茯苓人参白芍良。

普济消毒芩连草，元人翘桔升无妨，

柴薄橘红大力子，板蓝马勃僵蚕商。

七宝美髯首茯膝，补骨枸杞归兔丝。

虎潜丸龟地牛虎，归芍锁阳陈柏知。

补天丸拔虚劳症，河车仲膝柏神龟。

人参固本汤补肺，二地二冬人参施。

大补阴丸知柏地，龟板狗脊莫可辞。

滋肾丸用桂知柏。补火丸中硫黄猪。

玉屏风散芪防术。麻黄汤麻杏甘枝。

补肺汤参芪紫菀，五味熟地桑白皮。

紫菀汤阿菀知贝，甘桔参苓五味宜。

四神丸味补吴肉。丁香柿蒂参姜为。

旋覆代赭参半草。苍耳散芷薄辛黄。

夺命巴芷葶南半。葱豉汤用葱白豉。

小青龙汤麻黄桂，芍细甘姜半味融。

葛根汤葛麻姜芍，甘草桂枝大枣宗。

参苏饮参前苏葛，半茯陈甘枳桔庸。

香苏饮中香附主，陈皮甘草紫苏从。

黄连汤用连姜桂，半夏参甘枣有功。

苏子降气苏前夏，厚朴当归甘橘红。

小续命汤二防桂，麻杏参苓草芍芎。

莲子清心参芪茯，柴芩骨麦车甘容。

皂荚丸皂筋皮去，炙酥枣和治肺痈。

左金丸连吴二味。甘桔汤中甘桔供。

清胃归连升丹地。控涎遂戟白芥子。

桂枝枝芍姜甘枣。四逆汤附干姜甘。

六　陈歌

枳壳陈皮半夏兮，麻黄狼毒及吴茱萸，

六般药物宜陈久，入剂方能奏效奇。

十八　反歌

本草明言十八反，半蒌贝蔹芨攻乌，
藻戟遂芫俱反草，诸参细芍叛藜芦。
注：诸参（苦参、元参、沙参、人参、丹参）

十九　畏歌

硫黄原是火之精，朴消一见便相争；
水银莫与砒霜见；狼毒最畏密陀僧；
巴豆性烈宜已甚，偏与牵牛不顺情；
丁香休教郁金会；牙硝难合京三棱；
川乌不驯犀牛角；人参最惧五灵脂；
官桂善能驱冷气，却逢石脂便相欺。
大凡修合当知此，君臣佐使切毋违。

孕妇禁服歌

　厚朴　茜草　赤箭　红花　苏木　麦芽　葵子　常山　砒
石　硫黄　蜈蛛　樗鸡　生姜——《本草纲目》乌喙　侧子　羊
踯躅　藜芦　槐根　茜根　茴茹　芮草　鬼箭　铅粉　石蚕　蝼
蛄　葛上亭长　蛇蜕　蜥蜴　飞生　䗪虫　蛴螬　猬皮　牛黄——
《产科备要》

诸经泻火药品歌

黄连独用泻心火，栀子黄芩泻肺火，
白芍善泻脾胃火，柴连同泻肝胆火，
知母能以泻肾火，木通可泻小肠火，
黄芩泻去大肠火，柴苓并泻三焦火，
黄柏泻却膀胱火，惟有命门莫泻火。
阴阳剂和休偏颇，虚火还合滋阴可。

引经报使药例

虽曰引经，不仅经络，实亦引入藏府，如手少阴经药是细辛，而入藏则须黄连；手太阳经药是藁本，而入府则须黄柏，可以推求：

手少阴心：黄连　细辛

手太阳小肠：黄柏　藁本

足少阴肾：独活　细辛　桂　知母

足太阳膀胱：羌活

手太阴肺：枯梗　升麻　葱白　白芷

手阳明大肠：白芷　升麻　石膏

足太阴脾：升麻　葛根　苍术　白芍

足阳明胃：白芷　升麻　石膏　葛根

手厥阴心包络：柴胡　牡丹皮

足少阳胆：柴胡　青皮

足厥阴肝：柴胡　川芎　青皮　吴茱萸——金刘完素《珍珠囊》

救迷良方

青浦何书田（其伟）氏辑

张　序

　　世人未吸鸦片时，亦能说人诫人，及至临场染指，则又多方解说。其入迷之故有四：或以应酬为趋时，或以白吃为便宜，或借为房中之药，或信为却病之方。自谓必不成瘾，乃始而掩饰，继而回护。终而沉酣，向之说人诫人者，未几而与之俱化矣。此由时势使然，非言语所能劝诫，虽百万广长舌亦无能为役，多见其不知谅也。此刻《救迷良方》为真能悔祸者聊备一筹。其实即有良方，岂能强不欲医者而使之服，况徒方乎。予之晓晓不置，惟恐他日一时不谨，使导我先路者反唇相讥，故书此以自警。鸿舫嘱校，因书以归之。

　　　　　　道光庚戌七月之望，南汇张文虎啸山识。

自 序

右军有言："死生亦大矣，岂不痛哉"。盖痛夫有生之难，而致死之甚易也。知其难而爱之保之，尚不免疾厄之夭折，况明明导以速死之路，而甘心蹈之，至丧身斩嗣而不顾，不痛之尤痛哉。今者鸦片之流害遍海内矣，嗜之而死，虽忆兆人奚足恤，然岂无将死未死，忽幡然悔惧，求延残息于顷刻者，是不可不有以苏之。我欲生即生，良方具在焉。若朝欲其生，夕又忘死，一念为人，而一念为鬼，则亦末如之何也已。

道光十三年癸巳季春月望日，闽中大君子命竹斋山人书于苏抚节署平政堂之西廯。

鹊丹（又名长生丹）

取南瓜根藤花叶及瓜，涤净捣烂，绞汁服之，夙瘾尽去，未结瓜者更佳，虽吞生烟，服之亦愈。

案《本草》："南瓜甘温无毒，补中益气"；又"截其藤，有汁极清如露。西洋人以治吞生鸦片者即此。故秘其方，诡也"，则亦可以治瘾矣。南瓜于初夏种子，五月藤蔓开花，六月结瓜，七月以后，瓜熟藤枯，不能济缓急之需。存心救苦难者，于盛夏时将瓜藤花叶取而捣汁，置瓮中窖藏待用可也。

又　方

潞党参一两　绵黄芪一两，蜜炙　熟地黄二两，砂仁末炒　当归身一两，酒洗　升麻三钱，蜜炙　野白术一两，米泔水浸透，蜜水炙　上肉桂五钱，去皮，锉末　金樱子六钱，去刺　粉甘草五钱，蜜水炙　白芍药一两，水炒　柴胡三钱　罂粟壳八钱　广陈橘皮五钱　五味子五钱　广木香五钱

上为细末。加烟灰五钱研细，炼密为丸，如桐子大，朱砂为衣。每服三钱，每次递减二分服之。九服可以断瘾。

戒鸦片烟第一真验良方序

今世之丧家败德者，称挟邪游、樗蒲戏而止矣。孰知烟之为害，更有甚于此二者。夫挟邪、樗蒲而不悟，祸斯及矣。设一悟而卒然去之，固自易易。若鸦片之为害，即使痛深悔悟，必有不可得而去者。而其欲去之心，即迁善之机，是宜为之设法补救。然历究古方，无解鸦片烟毒之药，鄙拟有是病即有是药，有是药即有克制之物。爰据医经，审求治理，考诸药性，参之古法，编辑成方。以之戒绝烟瘾，颇有效验。用特刻方传送。俾中毒者，弃烟瘾如敝屣，则某之厚望也夫。

原本缺姓氏，长治案：一本云杭州汪质庵著。冗杂，经先君子删节者。

瘾　论

盖人之喉管有二：一食管，一气管。食管为饮食所由入，通于肠胃，直达下部，出为便溺。而气管实司夫呼吸。与食管并生，下通肺心肝肾，吸则气因之而下坠，呼则气出而上越，呼吸之间脾居中主，受纳谷气，以荣乎血气。而烟之入也，则由气管，呼吸往来，积垢于五脏之中。与受纳饮食之肠胃食管，截然两开。

夫气管为清虚之府，本不能容受纤毫微末，故虽颗粒滴水误入其中，即为欬逆，必出之而后快。烟乃有气无形之物，随呼吸而渐积五脏之内，而鸦片其味涩，故滞。其性热，故毒。其色肖黑，故入肝肾。其臭香，故走而不守。一吸而能入于肉筋骨髓之内，一呼而出，又能达于皮毛毫发之梢。故一入五脏，则遍体内外上下无处不到，观有瘾之人，烟才下咽，则自顶至踵其舒畅有不可言语形容者，此其明验也。

始则由渐而常，继则由常而熟。及其熟也，脏腑赖烟而后快，精神赖烟而后爽，耳目手足赖烟而后安。一旦无烟浸润其间，则肾先苦之，肾苦则呵欠频频。肝因困乏，肝困则涕泪涟涟。脾亦生痰矣。

盖脾主信。脾之感也。如此则五脏交相困矣。五脏交困，众体无所秉令，轻则一身痿软，重则诸疾蜂起，则又何病之不作哉。嗟夫，此之所谓瘾也。既知所以起瘾之由，故知所以用药之法，其法变食为吞，在瘾之轻者，及体之壮者，即无法无方亦不难戒。今专为受瘾重、体气弱者立法。

医 论

受瘾之病，前论详矣。治瘾之术，以烟灰为君，附子为用，取其走而不守，能通行十二经也；佐以柴胡之左旋，升麻之右转；沉香直达下焦，四者相合，直通上下表里，顷刻而能遍于周身矣。盖食烟之人，中气鲜有不伤者，中气伤则谷食不化，身体因之而软弱，故用参芪以补肺气，白术以补脾气，陈皮木香以导行诸气，此皆所以固中州之根本也。

根本既固，再有当归、连、柏以凉血，而滋衰弱之阴气。且连、柏能杀附子之毒，以生一源之水，而制二相之火，使无梦遗等证。至气血两虚之人，难保无眩晕，然晕非天麻不止，故加以天麻。用甘草者，不但可补中，并可以益血而协和诸药也。方中和气补脾土，虽寒热并用，而药味不杂，亦不相悖，制方之义然也。

况此方断瘾之善，有妙不可言者，以诸药和吞于胃，行气于五脏，旁通于经络，俄顷之间，即能透彻顶踵，浃髓沦肌，无处不到，较之吸烟过瘾，尤为快畅。诸病不作，烟瘾不来。其中有沉香、木香芳馥之气，升降于其间。借附子氤氲之气，周旋于脏腑经络之类。日习积惯，旬日之后，脏气与烟拒格，不但不思吹吸，即闻之亦有苦味，若勉强三五筒，未有不作呕吐者。至是闻臭食苦，呕吐不纳，虽下愚亦知可以毅然悔悟而返矣。

更有补中益气、固精养血之药。每日去有烟灰之丸一粒，以减其瘾。加补正丸二粒，以补其正。使正气日足，邪气自无所容。纵至重之瘾，至弱之休，依法治之，未尝不可猝然一悟而去之易易也。

虽然，窃又有说焉：如服食有效，可已而不已，可戒而不戒，犹恋恋于灯前枕畔。则烟瘾易治，心瘾难医，甘成附骨之疽，死而后已，虽有换骨仙丹，亦末如之何矣，可不戒哉。愿天下有志者，一经洗清肠胃，视鸦片如不共戴天之仇，庶不负斯方之选矣。

忌酸丸（即断瘾丸）

名之忌酸者何，因乎药所忌也。何忌乎酸味，酸味与烟性相反也。考《本草纲目》诸药皆有所忌，吞鸦片者与酸物齐下，可使断肠，此方以烟灰为君，其性尚存，切忌酸物，故名曰忌酸，使人顾名思义，不致有所触犯云尔。

洋参五钱，生用　白术二钱　当归二钱五分　黄柏四钱　黄连四钱　炙草三钱　陈皮二钱五分　天麻三钱，无头晕者轻用　柴胡三钱五分，生用　木香二钱五分　升麻三钱五分　黄芪三钱，炙　沉香二钱五分　附子七分，生用，水浸上药共为细末，加鸦片灰七钱，入石白杵春如泥，面糊为丸，如桐子大。秤准分两若干，如有瘾一分计算，吞丸内有烟灰一厘二毫为度。若有瘾一钱，则吞丸有烟灰一分二厘为度。必以饭前吞下，否则不验。

初吞一二日，或加吞少许，令微有醉意，则便不思吸矣。吞定三五日后，每日按减一粒，加入补正丸二粒。挨次减却，纯服补正丸。旬日半月，烟瘾净尽，肠胃为清虚之府矣。

补正丸方开后：

洋参五钱，生用　白术三钱　黄芪三钱半，炙　炙草三钱　柴胡一钱半　升麻三钱　黄连四钱　黄柏四钱　当归三钱　沉香二钱　煨天麻一钱

上药共为细末，面糊为丸，桐子大。

附忌酸丸加减法：

梦遗者加龙骨、牡蛎粉；红白痢者加黄芩；诸痛者加重木香，再加延胡索；咳嗽者加紫菀、款冬花、枇杷叶去毛；咳嗽甚者加杏仁、阿胶；热痰者加川贝母、栝蒌壳；寒痰者加半夏、南星；下焦火旺、阳举而壮者，加重黄柏、知母；目眩者加丹皮、白菊花；小便短者加猪苓、泽泻；水泻者加茯苓、车前子；气短促而肾不纳者，加破故纸、蛤蚧尾。以上所加药品，并为丸，或煎汤作引送下，亦可。

忌酸丸方，如身体弱者，可去洋参，换沙参，并去炙芪，以台党参代之，亦可。无头晕者不必用天麻。身壮瘾轻者止用忌酸丸，不须补正丸，按日挨次减却亦可。

戒鸦片烟丸　此方不拘年分之长久，大瘾之已成，如能照法戒定，并无难过毛病。由来秘而不传，兹因广南洋行醉饮洋人，谋得此方，试验屡效：

沉香八分　肉桂一钱　川贝母一钱　洋参一钱　炮姜五分　白豆蔻一钱　木香八分　陈皮一钱　礞石一钱　建莲六分　丁香六分　半夏一

钱　粟壳一钱　川乌六分　如另加珍珠、犀黄各五分，其效更速。

上方共为细末，加用鸦片烟二钱，嫩化，和药末为丸。如太干不能成丸，再加饭汤少许，须用朱砂为衣，分丸四百粒。

如一分瘾者，每日饭前两丸。重瘾递加，瘾止药即止。服完后尚不能止，须用第二料，药料同，惟烟灰只可加用一钱五分，候瘾全退始止。倘愿再服此方，可不必加，只用原方药料为丸，每日服之，更为妥便。

或尚有些微烟瘾，未能净尽脱除，须用第三料，然烟灰只可加用五分矣。第世人好此者兴致甚浓，虽见此方，未必肯立志戒定。此方虽妙，仍属无益，烟之误事害人，不可胜言，水穷山尽，病入膏肓，始知此方之可宝，岂不迟哉。

又方二

西党参三钱　金樱子四钱，制净　罂粟壳一钱五分　黄芪二钱　怀牛膝三钱　当归三钱　广木香五分　杜仲三钱　橘红八分　白茯苓二钱　续断二钱　升麻五分　茯神三钱　红枣五枚　莲心十粒

头剂加烟灰五分，二剂加灰四分，三剂加灰三分，四剂加灰二分，五剂加灰一分。每日早起空心煎服，次煎晚间服。

丁香二钱　檀香二钱　枯矾二钱　伏盐五钱　白芷二钱　苍术二钱　草乌二钱　白豆蔻一钱　槐实五钱　橘红二钱　杜仲二钱　半夏二钱　古月一钱，长治案：古月即胡椒，问广人知之　白术三钱　五味二钱　川乌二钱

共为细末。每药一两，对鸦片灰四分，将米汤化开，然后将药末冲下，炼为丸，如黄豆大，朱砂为衣。每一分瘾，取二粒；或五日或二十日减一粒亦可。此方断瘾最灵。

新得戒烟良方

此方自海上传来，试之屡验，故附录：

生甘草一斤　赤砂糖一斤　川贝母去心，研细末，四钱　鸦片烟灰四钱，轻者三钱，重者四、五钱

上四味，以清水十余碗，入铜锅（瓦罐更好）煎一二时，至极浓为度，约四五杯。将渣沥出，取汁置瓷器内，搁静室无人行处。每朝以开水温，服一酒杯；晚间临卧时，再温服一杯。药尽不能断瘾，仍照方煎服，无有不效者。

卷中所录诸方，以鹊丹为第一，次则新得戒烟良方，药仅四味，亦甚简易，余方并存，以备采用。

附录三方

其一：

雷丸　鹤虱　杜仲　云苓　银花　旋覆花　淮山药　潞党参西芪

以上九味除参、芪外，余皆等分

煎汤，外加烟灰一钱和丸。瘾有一钱者服丸一分。药服完后，瘾自断除。

其二：

制首乌三两　当归身二两　怀生地三两　肥玉竹二两　天竺黄一两　白茯神辰砂拌，二两　枣仁炒研，二两　真西芪酒炒，二两　龙齿煅，

三两　焦远志八钱　新会皮一两　十大功劳二两　加歉芝麻二两　上味
为末，以桂圆肉三两煎汤，泛为丸，梧子大，辰砂三钱为衣。每晨
开水下三钱。

其三：

西潞党参一钱　川厚杜仲二钱　旋覆花一钱　炙甘草七分　炙芪
二钱　姜半夏三钱　明党参二钱　乌元参二钱　广橘红二钱　黑炮姜钱
半　甘杞子二钱　云茯苓二钱　炒枣仁二钱　赤砂糖二钱　魁红枣五
钱　益智仁钱半　肚皮痛者加上肉桂一钱　气急者加上沉香一钱

潘　跋

道光甲辰重九，访鸿舫何兄于荨门彭氏寓斋，谈次，出其先尊
公书田先生所辑《救迷良方》，喜为得未曾有，爰假归录副。方论言
言金玉，真大医王之黄昏汤也，惜溺此者食而甘之何。

小浮山人潘曾沂识

钱　跋

青浦何氏，世精轩岐之术，著作甚多。此《救迷良方》乃书田
翁晚年所治烟瘾方也。侯官林尚书尝刻于楚省，再刻于粤东，而此
间反少传本。翁哲嗣鸿舫（长治）以际予，爰并刊之。

道光三十年庚戌六月金山钱培名附识